中医治疗皮肤病临证用药备要

■ 周澜华 主编

学苑出版社

图书在版编目(CIP)数据

中医治疗皮肤病临证用药备要/周澜华主编.—北京:学苑
出版社,2022.12
ISBN 978-7-5077-6561-8

Ⅰ.①中… Ⅱ.①周… Ⅲ.①皮肤病–中医治疗法 Ⅳ.①R275.9

中国版本图书馆 CIP 数据核字(2022)第 234552 号

责任编辑:付国英
出版发行:学苑出版社
社　　址:北京市丰台区南方庄 2 号院 1 号楼
邮政编码:100079
网　　址:www.book001.com
电子信箱:xueyuanpress@163.com
电　　话:010-67603091(总编室)、010-67601101(销售部)
印 刷 厂:廊坊市都印印刷有限公司
开本尺寸:787×1092　1/16
印　　张:26
字　　数:410 千字
版　　次:2022 年 12 月第 1 版
印　　次:2023 年 2 月第 1 次印刷
定　　价:128.00 元

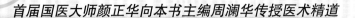
首届国医大师颜正华向本书主编周澜华传授医术精道

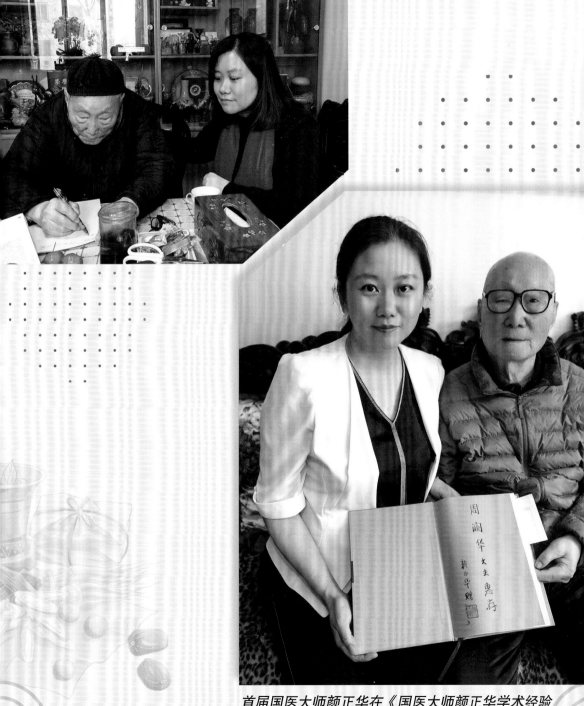
首届国医大师颜正华在《国医大师颜正华学术经验
集成》扉页题词赠与周澜华大夫

颜老、常章富教授、周澜华仁师生（顺序从右至左）在交流研讨

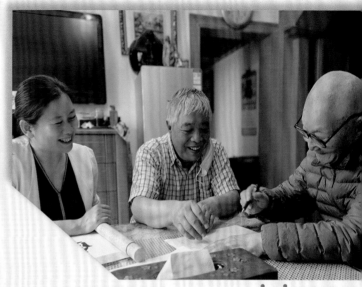

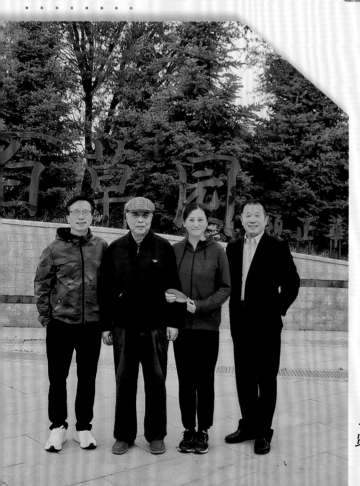

本书主审常章富教授（左二）与周澜华（左三）、杜文明（左四）、祝希春（左一）在北京世界园艺博览会"百草园"研究本草

编　委　会

序

　　本书主编周澜华，毕业于湖南中医药大学中西医结合临床医疗专业，是年特招入伍在空军总医院（北区）皮肤科工作。期间考入第四军医大学研究生院，跟随西京医院皮肤科原主任刘玉峰教授深造皮肤病的西医诊疗，并从事皮肤病免疫相关的研究。研究生学成后又回到我院皮肤科继续临床工作深受患者好评，被授予"十佳医师"称号。后又在中国人民解放军总医院第一医学中心（原301医院）皮肤科工作多年，有丰富的中西医结合治疗各种皮肤病的临床经验，尤擅长于面部损容性皮肤病的中西医结合治疗。同时，她在远程皮肤医疗、网络学术授课、皮肤病科普方面也做了很多有益的工作，曾参加国家自然科学基金项目课题的研究。

　　周澜华现任北京京城皮肤医院（三级皮肤病专科医院）副院长，致力于皮肤病中西医结合新疗法的研究与改进，使患者有了更多治疗方案，治愈率及好转率都有了提高。为使部分名老专家治疗皮肤病的经验得以传承，让更多的同仁和患者受益，她组织院内外同仁编写了《中医治疗皮肤病临证用药备要》一书。本书从皮肤病的三因述说到中医辨证再及中医内外治法都较详尽，对治疗皮肤病确有疗效的汤剂、丸剂、外用药也进行了收录整理，特别是成药类及外用剂也适合有资质的西医师选用。本书的亮点是加入了皮肤科常用中药及编者的临证经验，尤其是收集了各地医院的皮肤科验方，便于读者临证参考和收藏。

　　本书适合中医、中西医结合皮肤科临床医师与基层中医师、全科医生及广大在校医学生阅读，对中医诊疗皮肤病临床经验的交流及中医、中西医皮肤学科的建设具有重要意义。

　　故为之序。

　　原中国人民解放军空军总医院皮肤医院院长

　　刘　玮

　　2022 年 9 月 25 日

前　言

　　中医皮肤病学原属中医外科范畴，起源于远古，成熟于明清，近年才逐步分离独立，亟待完善提高。本书主编周澜华学及中西，针对学科目前存在的主要问题，组织同仁，本着既继承又补缺、既理论又实践、以中医为主旁及现代医学知识的原则，编撰了《中医治疗皮肤病临证用药备要》一书。本书分总论与各论，总论从中医皮肤病学简史入手，分述了中医皮肤病学的生理病理、治则治法、临床验方、常用中药等；各论详细介绍中医常见皮肤病85种，论述以中医为主、辅以现代医学，按病因病机、临床表现、实验室检查、诊断依据、辨证治疗及注意事项等依次展开。全书一气呵成，论述科学，理验并举，文字精练，用词严谨，条理清晰，结构严谨，是中医、中西医结合皮肤科专业医生、医学本科生、研究生难得的一部参考书，也是基层医生临床实用的一本必备案头书，值得一读！

北京中医药大学

孟河医派第五代传人　常章富

2022年9月26日写于北京惠新里

编 写 说 明

本书分上编总论、下编各论、附录三部分。

一、总论分7章，分别是中医皮肤病学简史、皮肤病的生理与病理、皮肤病的中医病因、皮肤病的中医辨证论治、皮肤病的中医治则与治法、皮肤病常用的中医验方、皮肤病常用中药。

（一）中医皮肤病学简史：简要回顾了中医皮肤病学从周朝至21世纪的数千年发展史。

（二）皮肤病的生理与病理：运用整体观念，从皮肤与气血、脏腑、经络的关系的角度，以"有诸内，形诸于外"的观点，阐述了皮肤的生理特点；从皮肤受邪与发病的关系，皮肤与发斑、发疹的理论关系，阐述皮肤病的病机，从阴阳失调的角度阐述了皮肤病的病理。

（三）皮肤病的中医病因：从外因、内因、不内外因三方面详述了中医皮肤病的病因。

（四）皮肤病的中医辨证论治：从临床实用的角度指出中医辨证时要注意的要点；从八纲、卫气营血、气血、脏腑、皮肤损害、自觉症状、经络循行多角度来分析皮肤病，从内治、外治详细阐述皮肤病的治疗。

（五）皮肤病的中医治则与治法：从整体观念和辨证论治的理论体系、辨证与辨病相结合、局部与整体和外治与内治的辨证关系，总结了治疗皮肤病的中医治则及十大具体方法。

（六）皮肤病常用的中医验方：中医常用内服验方 41 首，外用验方 56 首。

（七）皮肤病常用中药：简论 195 味皮肤病常用中药的来源、性味、归经、功能主治、使用注意等。

二、各论，分 17 章列述，介绍了 85 种常见皮肤病的病名、病因病机、临床表现、实验室检查、诊断依据、治疗、注意事项。

（一）疾病简介：简述疾病的定义、临床特征、中医常用病名，以及现代医学的相当病名。

（二）病因病机：简述中医的病因病机。

（三）临床表现：简述疾病的好发人群、好发部位、主要临床症状、查体、主要试验室异常指标。

（四）实验室检查：简述异常的血常规、尿常规、生化、免疫、组织病理等实验室检查指标。

（五）诊断依据：阐述疾病的临床诊断要点。

（六）治疗：按先内治法、后外治法进行论述，少数无须内服药者不列。

1. 内治法，按常见的证型、症状、治法、方药、成药顺序述列。

（1）证型：不求其全，以临床常见和实用为原则。

（2）症状：先列该证的主症，再列兼有症状，最后列舌脉象。

（3）治法：以中医术语表述，要准确无误。

（4）方药：以括号兼药名形式直书原方的出处与药物组成；组成只列药名，用量则据情而定。少数证型的方药后又列加减项，加入了笔者多年的临床经验。

（5）成药：即指内服中成药，恰当选列所治病证的中成药，以供参考。

2. 外治法，每病均列一至数条，特别是少数唯以外治者。按该证习用的外治方，每方分条列述其药物组成、用量、制法、用法等。

（七）注意事项：从日常护理、饮食调节等方面列出与治疗有关的注意事项。

三、附录，共三则。

（一）本书收载疾病的正名、别名、习用名索引。

（二）本书收载的常用皮肤病验方索引。

（三）本书收载的常用外用中药索引。

（四）主要参考书目。

周澜华

2022 年 9 月

目　　录

下编　各论　　143

中医治疗皮肤病临证用药备要

附录　　　　　　　　　　　　　　　　　379

上编　总论

第一章　中医皮肤病学简史

皮肤病属外科学的范畴，历代中医文献中均记载有大量皮肤病的文献资料。有关皮肤病的记载可上溯到远古时期，早在公元前14世纪前的甲骨文中就有"疥"和"疕"（指头疡或疮疡）的记载。

周朝，据《周礼·天官冢宰》记载有"食医""疾医""疡医"（外科医生）"兽医"。在"疾医"项下又记载"春时有痟首疾，夏时有痒疥疾，秋时有疟寒疾，冬时有嗽上气疾"。战国先秦时期，马王堆汉墓出土的《五十二病方》载有治"加（痂）""干骚（瘙）""尤（疣）""瘑（蝎伤）"等皮肤病的验方。

此后，公元前221年《黄帝内经》中有"痤""痱""皶""疠风""大风"等多种皮肤病的论述，对皮肤病的生理、病理、病因病机等均有阐述，是中医皮肤病学的理论基础。如内脏与毛发生长的关系，《素问·上古天真论》记有"女子七岁肾气盛，齿更发长；……四七，筋骨坚，发长极，身体盛壮；五七，阳明脉衰，面始焦，发始堕；六七，三阳脉衰于上，面皆焦，发始白……"。病因记载有《素问·生气通天论》云"汗出见湿，乃生痤痱"；《素问·至真要大论》云"诸风掉眩，皆属于肝""诸痛痒疮，皆属于心"等。其阴阳学说、脏腑学说、经络学说及治则等均与皮肤病的发生发展与辨证论治息息相关。

东汉，《神农本草经》记载的365种中药中有许多治疗皮肤病的药物，如外用药有丹砂、矾石、硫黄、雄黄、水银、石膏、大黄等。张仲景《伤寒论》和《金匮要略》提出辨证与辨病相结合，在《伤寒论》的六经辨证，在《金匮要略》的杂病证治，有许多的成方仍是当今诊治皮肤病的有效方剂，如治"狐惑病""阴阳病""浸淫疮"等的验方。

三国两晋南北朝，据王焘《外台秘要方》记载《刘涓子》《肘后方》

等，关于皮肤病的论述与治疗许多验方，仅治面皯疱方就有十五首。隋代巢元方著于公元610年的《诸病源候论》对许多皮肤病的病因、症状有详细论述，如风隐疹、风瘙痒、毛发疾病、胼胝、肉刺、手足皲裂、黑痣、狐臭、丹毒、诸癞等。特别是该书卷三十五对漆疮的论云："漆有毒，人有禀性畏漆，……亦有性自耐者，终日烧煮，竟不为害也。"指出了漆的接触性皮炎与个人体质有关系。又如，在疥候中云"湿疥者，小疮皮薄，常有汁出，并皆有虫，人往往以针头挑得，状如水内病虫"，与已知疥疮由疥虫所致完全相同。再如，蛲虫候提出蛲虫可引起皮肤瘙痒，等等。

唐代，公元650年孙思邈《千金方》除对巢氏《诸病源候论》所记载的皮肤病有所增加外，把中医外科病列述于二十二、二十三卷中，收载了当时所用的各种方药和疗法。除内服药外，还有外敷粉剂、酊剂、醋剂、湿敷、熏法、洗浴剂，以及汞剂、砷剂、硫黄、矾石等外用药。三十年后，孙思邈《千金翼方》又在以前论述基础上进行了修订与补充。目前，这些行之有效的方药，有不少还在临床上被应用。孙氏对麻风病也有记载与研究，曾亲手治数百余例麻风病。

约百年后的公元752年，王焘汇集秦汉至唐初的临床经验方撰成《外台秘要方》，全书四十卷，收集补充了此前的大量中医皮科文献资料，值得研究继承。

自此之后，宋翰林医官院王怀隐等的《太平圣惠方》、朝廷组织人编撰的《圣济总录》又记载了许多皮肤病与治疗验方。外科包括皮肤科，得以蓬勃发展，著名的外科专著代有问世。如元代齐德之的《外科精义》、明代王肯堂的《外科准绳》、薛己的《外科发挥》《外科纲要》、陈实功的《外科正宗》、清代祁坤的《外科大成》、吴谦等的《医宗金鉴·外科心法》、顾世澄的《疡医大全》等，均详细记载了各类皮肤病的病因、症状、治疗等。尤其是《医宗金鉴·外科心法》，是清代御医集历代中华外科之精华而成，很有参考价值。

此外，明代薛己的《疮疡机要》、沈之问的《解围元薮》和清代肖晓亭的《疯门全书》是麻风病的三部专著，是中医对麻风病学的重要贡献。明代陈可成的《霉疮秘录》是我国第一部论述梅毒的流行病学、病因、各种皮肤症状和治疗方法的著作，是时已采用汞剂、砷剂和其他中药治疗梅毒，值得研究。

明清两代，中医学又有了新的发展，这就是温病学说的创立。吴又可的《瘟疫论》、叶天士的《温热论》、吴鞠通的《温病条辨》、王孟英的《温热经纬》相继问世，推进了中医对温热病的新认识和治疗，影响了中医对皮肤病的病因认识和治疗，大大提高了内服中药对皮肤病的疗效。

清代中后期，西医逐渐传入我国，中国医学除中医外又逐渐增加了西医，形成了中医及西医两个体系，直至新中国成立。中医与西医相互学习，使中西医都有很大的发展。皮肤科学中，中医、西医相互渗透，相互借鉴，共同治疗皮肤病。辨病与辨证相结合，用现代医学的试验方法研究中医的理、法、方、药，都取得了很大成就。中医皮肤病学专著与中医西医结合治疗皮肤病的专著大量问世，影响较大的有中国医学科学院皮肤病研究所的《皮肤病中医治疗手册》，北京中医医院的《赵炳南临床经验集》，上海第一医学院华山医院的《中医皮肤病诊疗手册》、天津市南开医院的《中西医结合治疗常见皮肤病》、庄国康等的《疮疡外用本草》、程运乾的《中医皮肤病学简编》，中医研究院的《朱仁康临床经验集》和赵炳南、张志礼的《简明中医皮肤病学》和刘辅仁、张志礼的《实用皮肤病学》、张曼华的《中医皮肤病诊疗》、徐宜厚的《中医皮肤病诊疗学》，以及张曼华、徐德清的《中医皮肤病学精华》，金起凤等的《中医皮肤性病学》、欧阳恒等的《新编中医皮肤病学》等等，不但为我国的中医皮肤病学研究与发展，同时也为中西医皮肤病学的研究与发展做出了贡献。

1990年出版的《皮肤病研究》，全面总结了新中国在中西医结合各方面的成就，进一步促进了中西医的深入发展。队伍的培养和机构的建立也有很大的发展，北京赵炳南皮病研究中心、天津长征医院中西医结合皮肤病研究所等的建立，大大促进了中医皮肤病学、中西医结合皮肤病学的研究与发展。乘着改革的东风，各地先后建立了中医皮肤病专科医院或门诊，中医皮科事业蒸蒸日上，中医皮科专业队伍迅速扩大，中医皮科学迅速发展。

经过多年的发展，迨至21世纪，中医皮肤科学已经形成较完整的理论体系，成为一门独立的学科。2009年，由瞿辛等编撰的新世纪全国高等中医院校创新教材《中医皮肤性病学》的问世，系统论述了皮肤病的病因辨证、皮损病证、辨证论治、外治疗法、美容疗法等。从此，将中医皮科的发展推向了一个新阶段。

第二章　皮肤病的生理与病理

皮肤是机体的重要组成部分，它包围着整个机体，其营养和功能密切地与机体内的气血、脏腑功能有关。通过经络通道，脏腑的营养与气血物质维持着皮肤的形态与功能。同样，皮肤通过"卫外"的功能，直接保卫与调节机体内部脏腑、气血、经络的功能顺利运行，使机体外有皮、脉、肉、筋、骨，内有肺、心、脾、肝、肾脏腑，内外相互形成一个有机整体，保持着正常的生理功能。

如果皮肤功能失调，可直接或间接地影响气血、脏腑、经络的功能而发病。反之，气血、脏腑、经络等的疾病，也可通过皮肤发病，或通过皮肤症状而反映出来。所以皮肤的病理变化，不仅是皮肤功能失调的所致，往往是气血、脏腑、经络或整体功能失调的表现。所谓"有诸内，形诸于外"就是这个道理。

一、皮肤与气血关系

从广义上讲，气血代表着机体的阴阳。气为阳，血为阴。气代表着机体一切功能等无形的活动，而血代表着机体的各种形态的有形物质的变化。皮肤的功能与形态变化也同样受气血阴阳的作用。

《灵枢·本脏》："人之血气精神者，所以奉生而周于性命者也。经脉者，所以行气血而营阴阳，濡筋骨，利关节者也。卫气者，所以温分肉，充皮肤，肥腠理，斯开阖者也。"这说明人之气血、精神是维持生命活动的重要物质基础，经脉的功能是运行气血，调节阴阳，濡养筋骨，滑利关节；卫气的作用是温煦肌肉，荣泽皮肤，滋养腠理，司汗孔的开闭。

《灵枢·营卫生会》："人受气于谷，谷入于胃，以传与肺，五脏六腑，皆以受气，其清者为营，浊者为卫，营在脉中，营周不休，……如环无端。"《灵枢·邪客》："营气者，泌其津液，注之于脉，化以为血，以荣四末，内注五脏六腑……，卫气者，出其悍气之慓疾，而先行于四末、分肉、皮肤之间，而不休者也。"《素问·痹论》："卫者，水谷之悍气也，其气悍疾滑利，不能入于脉也，故循皮肤之中，分肉之间，熏于肓膜，散于胸腹。"

以上说明营气、卫气的性质与功能，营在脉内为阴，卫在脉外为阳，两者相互作用，营养机体内外，维持机体功能，尤其是卫气布于皮肤分肉之间，对皮肤、肌肉的生理与病理有重要作用。所以，《灵枢·本脏》云："卫气和则分肉解利，皮肤调柔，腠理致密矣。"

总之，皮肤的营养生理功能与气血有密切关系。气血通顺与气血的充沛，皮肤正常形体与功能得以维持。"发为血之余"，也进一步说明气血与皮肤的重要关系。反之，气血发生病理改变，可能使皮肤发生各种疾病，常见的有：

1. 气血运行失常：产生皮肤疼痛；皮肤色素异常；附属器官功能异常，如无汗、皮脂分泌异常；肢体发凉，肤色改变；皮肤及附属器官的萎缩、硬化的改变。

2. 气血两亏：导致皮肤、附属器官功能异常或形态发生萎缩、硬化或变形等疾病。肤色减退，怕冷，毛发生长与指甲不良。容易受邪而发生各种急性或慢性感染等。

3. 气血易受邪：发生荨麻疹、瘙痒症、多汗及卫气不固而致营卫不和的各种皮肤病。

4. 血虚生燥：发生皮肤干枯、肥厚、皲裂、肌肤甲错、疣状、鳞屑改变等。毛发也可脱落、发黄与发白等改变。

二、皮肤与脏腑关系

《素问·上古天真论》云："女子七岁肾气盛，齿更发长。二七天癸至，任脉通，太冲脉盛，月事以时下，故有子；三七天肾气平均，故真牙而长极。四七筋骨坚，发长极，身体盛壮。五七阳明脉衰，面始焦，发始堕；六七三阳脉衰于上，面皆焦，发始白。七七脉虚，太冲脉衰少，天癸竭，地道不通，故形坏而无子也。丈夫八岁肾气实，发长齿更。二八肾气盛，天癸至，精气溢泻，阴阳和，故能有子。三八肾气平均，筋骨劲强，故真牙生而长极。四八筋骨隆盛，肌肉满壮；五八肾气衰，发堕齿枯。六八阳气衰竭于上，面焦，发鬓斑白。七八肾气衰，筋不能动，天癸竭。八八则齿发去。"说明人体功能和形体改变与五脏六腑的功能关系密切，皮肤的生长、毛发的生长等均与脏腑功能有密切关系。

脏腑是人体生命活动和形体生长的重要物质基础。论阴阳，心为阳中之阳，肺为阳中之阴，肾为阴中之阴，肝为阴中之阳，脾为阴，胃为阳。以脏腑论，则脏为阴，腑为阳。以五脏配五行，木火土金水与肝心脾肺肾相应，脏腑阴阳性质与五行脏腑相生相克的关系，均与皮肤的生理、病理有关，现仅举一些明显的关系阐述于下：

《素问·六节脏象论》云："心者，生之本，神之变也；其华在面，其充在血脉，为阳中之太阳，通于夏气。肺者，气之本，魄之处也；其华在毛，其充在皮，为阳中之太阴，通于秋气。肾者，主蛰，封藏之本，精气之所出也；其华在发，其充在骨，为阴中之少阴，通于冬气。肝者，罢极之本，魂之居也；其华在爪，其充在筋，以生血气，其味酸，其色苍，此为阳中少阳，通于春气。脾、胃、大肠、小肠三焦、膀胱者，仓廪之本，营之居也，名曰器，能化糟粕，转味而出入者也；其华在唇四白，其充在肌，其味甘，气色黄，此至阴类，通于土气。"说明皮肤的光泽、皮肤的营养、头发的生长、皮肤颜色的变化等均与脏腑有关。尤其是肺主皮毛，与皮肤的生理、病理关系更为密切。

脏腑虚实、寒热、阴阳、表里改变，可反映至皮肤，常是皮肤病的发病原因、病理改变和发展的重要因素。急性红斑皮炎类皮肤病，是肺之寒热所致，可以是风寒证或风热证。大凡红斑性皮肤病往往是气血两燔证，由心血炽热所致；肝郁血瘀可以是酒皶、黄褐斑、痤疮的主要致病因素；肾水上泛，可以是泛发性色素沉着（阿迪森氏病）的主要原因；脾胃虚寒、水湿内停，可以是慢性湿疹、荨麻疹等皮肤病的主要病因。

总之，脏腑是皮肤的生理与病理改变的重要原因。

三、皮肤与经络关系

《素问·皮部论》云："欲知皮部，以经脉为纪者，诸经皆然""凡十二经络脉者，皮之部也""皮者脉之部也"。说明皮肤是经脉分布的部位，凡十二经均分布于皮肤。

又说："邪客于皮，则腠理开，开则邪入客于络脉，络脉满则注于经脉，经脉满则入客于脏也。故皮者有分部，不与，而生大病也。"《灵枢·本脏》云："经脉者，所以行血气而营阴阳、濡筋骨、利关节者也。"说明经脉乃是运行血气、营养皮肤、肌肉、筋骨与关节。同时也说明皮肤经络受病，由腠理→络脉→经脉→脏腑的传变过程。

很多皮肤病的分布部位与经脉有关，脏腑的病理改变也从经络反映于皮肤。最明显的例子是带状疱疹，分布于肝经，肝经的湿热之邪由肝胆经络反映为红斑、丘疹与水疱等皮疹。

四、皮肤受邪与发病关系

《灵枢·百病始生》云："风雨寒热，不得虚，邪不能独伤人。"《素问·评热论篇》云："邪之所凑，其气必虚。"《素问·皮部论》云："是故百病之始生也，先生于皮毛；邪中之则腠理开，开则入客于络脉，留而不去，传入于经；留而不去传入于腑，廪于肠胃。"说明经络气机失常，不能发生卫外作用时，病邪便可乘虚而入，通过络脉、经脉传入脏腑，是疾病由表及里、由浅入深的传变过程。

《伤寒论》将受风寒之邪引起的疾病分成三阳（太阳、阳明、少阳），三阴（太阴、少阴、厥阴）等。始于太阳，可传少阳、阳明，进而传三阴，是机体受邪，由表及里的传变道路，谓之传经，是分析疾病表里、深浅、轻重的中药证候分类。

叶天士《外感温热论》云："大凡看法，卫之后方言气，营之后方言血""温邪上受，首先言肺，逆传心包。肺主气属卫，心主血属营"。说明温热之邪致病，可以从肺（卫、表）传气（阳明）及营（心、肝）及血（肝、肾），即卫气营血传变道路，也是分析热病深浅的重要证候分类。

伤寒温病的理论虽然都是外感病的辨证大法，但也可以用于杂病。治疗皮肤病中的重要分法也是根据伤寒温病的辨证进行分析而施治，临床上收到很好的疗效。特别是红斑皮炎皮肤病的辨证论治，主要以"卫气营血"辨证，结合脏腑、病因辨证施治，收到良好疗效。常用的荆防清热汤、凉血消风汤、麻桂各半汤等，即是按伤寒、温病辨证论治的规律总结出来的有效方剂。

五、皮肤病与发斑、发疹的理论关系

关于皮肤"发斑""发疹"等的认识，始于张仲景《伤寒杂病论》，完善于叶天士《温热论》。

《金匮要略》云："阳毒之为病，面目青，身痛如被杖""狐惑之为病……蚀于喉为惑，蚀于阴为狐"。叶天士《外感温热篇》云："凡斑疹初见，……点大而在皮肤上者为斑，或云头隐隐，或云碎小粒者为疹""如淡红色者，四肢清，口不甚渴者""脉不红数，非虚斑即阴斑。或胸见数点，面赤足冷，或下痢清谷，此阴盛格阳于上而见，当温之。""若斑色素，小点者，心包热也；点大而紫，胃中热也；黑紫而光亮热盛毒盛，……若里而隐隐，四旁赤色，火郁内伏，大用清凉透发，……然斑属血者恒多，疹若气者不少，斑疹皆是邪气外露之象"。再者，有一种白痦小粒，如水晶色者，此温热伤肺，邪虽出而气液黏也，必得甘药补之。或未至久延，伤及气液，乃温郁卫分，汗出不彻之故，当理气分之邪。

综上所述，可归纳下列数点：

1. 斑有阴、阳之分，阴斑宜温补之，阳斑多属营血热毒，宜凉血解毒。

2. 疹为高出皮而小点，多为气分热邪所致。

3. 斑与疹的出现，是病邪外露的表现。叶天士《外感温热篇》云："神情清爽，为外解里和之意；如斑出而昏者，正不胜邪，内陷为患，或胃津内涸之故。"

4. 口腔外阴溃疡之狐惑病，乃阴阳、寒热交错之病，治宜寒热凉温药并用。

这些理论基本上符合皮肤病临床的病证论治规律，有较好的疗效。

六、皮肤病的病机

《素问·至真要大论》中的"病机十九条"概述了疾病发生的病机，有五条属于肝（诸风掉眩）、肾（诸寒收引）、肺（诸气膹郁）、脾（诸湿肿满）、心（诸痛痒疮）。有两条属上与下（诸厥固泄皆属于下，诸痿喘呕皆属于上），其他十二条均属于六淫，属火的五条（诸热瞀瘛；诸禁鼓慄，如丧神守；诸逆冲上；诸躁狂越；诸病胕肿，疼酸惊骇）；属热的有四条（诸胀腹大；诸病有声，鼓之如鼓；诸转反戾，水液混浊；诸呕吐酸，暴注下迫）；其他为湿（诸颈项强）、风（诸暴项直）、寒（诸病水液，澄澈清冷）。

上者指上焦、心肺，下者指下焦、肝肾。所以概括地说，十九条病机不外五六腑、火热湿风寒等六淫之邪。脏腑的致病也不外是内热、内风、内寒、内湿、内燥等病机。虽然是十九条病机中提到皮肤病的不多，但临床上均已出现诸条症状，例如红斑狼疮、皮肌炎、药物性皮炎、天疱疮与多形性红斑等均可发生上述诸条的表现。另一方面，五脏六腑的功能失调与六淫之邪均可产生各种皮肤病。所以这十九条病机与皮肤病也有密切的关系。这种把复杂的症状提出纲领，作为辨证求因的典范，对皮肤病的病证论治也有很大的启发。

七、皮肤病与调节阴阳

阴阳学说是中医用来指导临床实践与观察事物的方法。《素问·生气通天论》云："生之本，本于阴阳。"阴阳是事物对立统一的矛盾的两个方面，它们具有互根、消长与转化的规律，以上所说的气血、脏腑、经络、伤寒、温病和病机的变化，均随阴阳学说而发展与发生，此不赘述。

人体的生理活动中，阴阳保持相对的平衡。《素问·生气通天论》云："凡阴阳之要，阳密乃固。两者不和，若春无秋，若冬无夏，因而和之，是为圣度。故阳强不能密，阴气乃绝；阴平阳秘，精神乃治；阴阳离决，精气乃绝。"说明阴阳调和，保持相对平衡，是养生与治病的重要法则。

皮肤病的发生、发展，主要是机体阴阳失调的表现。阳亢可面赤身热，阴盛则肤色发黑，或阴虚痨损之颧红，午后潮热。阴阳失调又可表现为左右皮肤出汗、无汗、寒热之不同，或上下肢皮肤感觉异常，或上热下寒等不协调的症状。

总之，阴阳调和是维持正常皮肤生理的基础，阴阳失调是皮肤病理状态的重要因素。治病的主要方法是调和阴阳，使皮肤生理功能恢复正常。

第三章　皮肤病的中医病因

中医皮肤病的病因有外因、内因、不内外因，外因包括风、寒、暑、湿、燥、火、湿热生虫、湿热生毒；内因主要为七情（喜、怒、忧、思、悲、恐、惊）伤及脏腑功能失调而成病，其他原因有痰、瘀血等；不内外因有饮食不节、外伤、劳逸失常等，分述如下。

一、皮肤病的外因

在皮肤病的病因中，以风、湿、热、毒为常见，但寒、暑、燥、虫也时有所见。

（一）风

风邪轻扬，易伤头身。风善行数变，故皮疹此起彼落，疹形多变。风主动，皮肤瘙痒无度，起病突然，或游走性疼痛，游走性皮疹等。风为百病之长，易与其他病邪合而发病，如风寒、风热、风湿等均为皮肤病常见的病因。

风邪，分外风与内风。外风是人体腠理不密，卫外不固，风邪乘虚而入，客于肌肤之间，不得疏泄而致营卫不和、气血运行不畅而发病；内风多由热极、血热、肝火太盛而生或是阴虚阳亢、血燥生风等所致。皮炎湿疹类皮肤病，急性者多由外风引起，慢性者多由内风所致。

（二）寒

寒为阴邪，最易伤阳气。寒邪外来，卫阳受损就会出现恶寒、怕冷、怕风等症状，是急性荨麻疹、瘙痒症等皮肤病常见原因之一。寒邪客于经络而气血凝滞，可引起疼痛、肢端血液循环不良、肢体冷热不对称或无名肿痛斑片，如冻疮、过敏性紫斑、某些血管炎等病，可以由外寒诱发或加重。长期处于冷库等寒冷环境的工作人员或过食寒凉食物，可伤及体内的阳气，从而发生皮肤病，如 Hebra 氏红糠疹病人怕冷症状严重，往往是脾肾阳气受损所致，必须用温补脾肾之阳才能痊愈，此为外寒损及内部，致使产生内寒的例子。

内寒是由各种原因，先天或后天，外寒或体内疾病等导致脾肾阳虚。其不但可使卫阳不足，易受外邪，还可由内寒阳气不足而导致肌肤气血凝滞。寒湿凝聚是导致很多皮肤病的原因，如雷诺氏症、硬皮病、某些血管炎等。

另外，外寒与内寒是相互影响的，如卫阳不足则易受外寒，外寒久之亦可伤及体内阳气而成内寒，治疗时宜辨证顾及。不仅要治疗皮肤病的症状，更重要的是有时需要温补肾脾，使脏腑功能恢复，有利于整个机体的健康。

（三）暑

暑为热邪，乃夏日主气。夏日肌肤腠理开，汗出较多，潮湿往往使股癣、手足癣、花斑癣加重，也是夏季瘙痒症、掌跖水泡型湿疹、汗疱疹等病的病因。暑多夹湿，暑邪也常是红色汗疹（痱子）、暑疖、足癣继发感染的原因。夏日阳光也易伤及皮肤，造成日光性皮炎、多形日光疹、光化肉芽肿等疾。治宜清热、化湿、消暑、止痒，常用凉血消风汤、气血两燔方均可收效。

（四）湿

湿为阴邪，湿性重浊、黏滞，易伤阳气，阻碍气机，故湿邪不易速去，病程缠绵难愈。外湿，由阴雨连绵，久居潮湿，或露宿涉水淋雨，或水湿作业所致，可以是各种湿疹、手足癣、股癣、疥疮等皮肤病的发病因素。

内湿，由脾虚水湿运化失常，或肾阳衰微，膀胱气化失常，致使水湿留于体内发病。发于肌肤者，可以是各种皮肤病。表现为水疱、大疱、糜烂、水肿、渗出或瘙痒性红斑丘疹水疱性皮损。

湿之为病，主要分湿热与寒湿。湿热之为病，往往病起急剧，皮肤发红、肿胀、怕热、汗出或遇热痒重，伴口渴、尿赤、舌苔黄腻、脉滑数或濡数等。寒湿者可以是慢性病，皮肤潮红不显、渗出清稀液体、怕冷、脾虚腹胀、喜热饮、脉濡、舌胖淡等症状。

（五）燥

燥为秋日主气。秋季时令，天气干燥。人感外界燥邪而发病，可有瘙痒、红斑、丘疹、风团或鳞屑皮肤病。或因久病，耗伤津液，血虚生风，燥从内生，故除上述症状外，可有毛发干枯、毛发稀少脱落、皮肤甲错、干燥、鳞屑、肥厚、皲裂等症状。

燥之性质不同，可分凉燥与温燥。凉燥偏于寒性，红肿不明显，怕凉，遇凉则痒重，干性血痂性丘疹，头晕、心悸、失眠、盗汗、脉细、舌淡红而少苔。多见于慢性皮肤毛发疾病、鱼鳞病及毛周角化症等，治当养血润燥、温寒祛风。而温燥则多见于急性皮肤病或慢性皮肤病之急性发作，多属阴虚内热之证，治宜养阴清热、凉血祛风法，如银屑病、剥脱性皮炎、毛发红糠疹等。

（六）火

火为夏日主气，火与热只是程度不同，热极而化火，所以火与热邪的临床表现基本上相同。

温热之邪可由卫分外受，或由风、寒、湿、燥邪在一定条件下，在体内转化成热邪。内热脏腑气血功能失调，或由情志过度而化火，故有"五气皆能化火""五志皆能化火"之说。

热，分实热与虚热。实热可分六淫之热、脏腑之热与气血之热等，一般表现为发热、口渴、尿赤、大便秘结。皮肤病多为急性发作，症见红肿明显、怕热、热则痒重。虚热多为慢性皮肤病，津液内伤而呈阴虚内热或虚痨久病之虚热证。

皮肤病之热证，往往与风、湿、毒邪等杂而发病，采用温病之卫、气、营、血辨证规律进行诊治，往往收到良好效果。

（七）毒

邪盛谓之毒，如火毒、热毒、湿毒等都因火热与湿邪过盛而引起。常常是某些急性或严重皮肤病，或慢性反复发生的皮肤病的病因，如丹毒、疔毒、湿毒的急性湿疹等，宜用大剂量的清热解毒药，或杀虫解毒药治疗。如大头瘟（头部丹毒）宜用清瘟败毒饮治之，慢性湿毒疮（静脉曲张性溃疡等）可投生肌化毒散，以轻粉、雄黄、硫黄等解毒杀虫药外用等。

（八）虫

湿热生虫，除蛲虫病与疥疮确可找到蛲虫、疥虫引起皮肤病外，一般指瘙痒剧烈的病人，犹如虫之钻孔，十分难忍，故也认为是由虫所致，采用祛湿清热、杀虫解毒药治疗。特别是外用宜投雄黄、硫黄、红粉、砒霜、松香、密陀僧等药为治，可收一定效果。

（九）疫疠

疫疠是一种传染性很强的致病原因，中医称之为"异气""戾气""疠气"和"毒气"。《素问·刺法论》谓"五疫之至，皆相染易，无问大小，病状相似"。明代，《瘟疫论》明确提出传染途径为"自口鼻而入"，说明中医对传染病的病因有一定的认识。

二、皮肤病的内因

内因指七情而言，就是喜、怒、忧、思、悲、恐、惊。这些情志活动，直接与脏腑功能有关，所谓"喜伤心，怒伤肝，思伤脾，悲伤肺，恐伤肾""惊则气缩，忧则气结"，指出情志激动过度，可使体内气血不和，阴阳失调，经络阻塞，脏腑功能紊乱，从而影响皮肤的生理功能和病理发展过程。如斑秃、神经性皮炎、瘙痒症等可由精神刺激而发病，或使病情加重。

七情中气机变化有"百病生于气""喜则气缓""怒则气上""思则气结""悲则气消""惊则气乱"等，说明七情变化致病的机制。

三、皮肤病的不内外因

除自然天时或外界环境的因素为外因，属于人体内部致病因素为内因。不属于外因、内因的其他因素，如劳倦、伙食、创伤、虫兽所伤、房事不节等，均称为不内外因。

（一）劳倦

劳倦是指体力脑力劳动过度，引起脏腑营养的消耗而损伤元气（正气）或气血，从而发病。房事不节也是指精液损失过多，有损于肾脏功能，从而致病或促使衰老过程加速。如皮肤衰老多皱、色素沉着、毛发变黄或变白、色泽枯焦，甚至早年脱发。斑秃或全秃病，往往与过分用脑有关。另外，生育也使机体受损，可诱发红斑性狼疮的发作。

（二）饮食

饮食不节，过食生冷或饮食不足等，均可损伤脾胃，脾阳不振，水湿停滞，是皮肤病的原因，尤其是各类湿疹、瘙痒症与疹痒等皮肤病人，常常是脾湿所致。

过食高粱厚肥、油煎食物，容易生内热、生痰，皮肤疔毒疖痈及某些皮肤瘙痒症等与之有关。脂溢性皮炎、酒皶、痤疮等也与饮食有关，过食碳水化合物与油脂，可使病情加重。

偏食可致皮肤营养不足的疾病。

某些食物过敏引起的荨麻疹、丘疹状荨麻疹等，平日更应避免该类食物。

关于饮食禁忌，除过敏的食物禁忌外，一般应根据寒、热、虚、实来辨证，提出禁忌与宜食的食物。如热证的患者，宜避免辛温食物、酒、辣子、羊肉、牛肉等；寒证或湿证患者，宜避免寒凉的鱼蟹、海鱼、冷饮、冷食等。

（三）血瘀

六淫、七情均可形成气血凝滞、经络不通而造成肌肤血瘀证，如紫斑、瘀斑、红肿结节、肿瘤、色素沉着、白斑、疼痛、复发性溃疡、硬化、盘状或固定性皮损、疣状肥厚、静脉曲张、肌肤干燥、毛发萎黄脱落、瘙痒性顽固性皮损等，均可由瘀血所致，采用活血化瘀法治疗可收到良好效果。但治疗时，必须审其形成原因，辨别虚实、寒热、表里，恰当进行辨证论治。

（四）痰

痰是湿邪煎熬而成，或由寒凝而致，可阻于经络，或内伤脏腑，发于肌肤，可发生各种皮肤病，如儿童异位性皮炎（小儿湿疹），可并发哮喘、过敏性鼻炎，有的病人采用治疗痰饮的小青龙汤有效。痰核，是指皮下结节，如淋巴结核、某些结节性血管炎等，可采用化痰消坚药为治，但必须整体辨证论治。

（五）先天禀赋

《灵枢·天寿刚柔》云："人之生也，有刚有柔，有弱有强，有短有长，有阴有阳。"说明人的个体差异与父母遗传因素有关，不能强求一致。《诸病源候论·疮病诸候》云："漆有毒，人有秉性畏漆，……亦有自性耐者，终日烧煮竟不为害也。"说明漆的接触性皮炎与个体差异有关。

（六）其他

外伤、虫咬、某些过敏性物质等。

第四章　皮肤病的中医辨证论治

　　中医治疗皮肤病的方法是首先辨证论治。中医的辨证论治，辨证类似于现代医学的诊断，所不同者不单纯是一个病名诊断，而且还包括对疾病的病因和病例的分析。论治相当于现代医学的治疗，所不同的是不仅单纯提出治疗方法，而且还包括治疗疾病的原则和指导思想。概括来讲，辨证论治就是运用中医的理论和方法，对疾病进行综合的分析和推理，以判明疾病的性质、病位和病所，从而制定出治疗的指导思想、原则和方法。我们在临证中如何辨证呢？首先，应用中医基本的诊断方法，进行望、闻、问、切，对患者的病情和表现进行详细的了解，搜集好第一手资料。然后，再用中医病证论治的理论，如八钢、卫气营血、脏腑、气血、皮肤损害等，对疾病进行全面的分析和归纳，找出皮肤病和机体的内再联系和各种病变之间的相互关系，这样就可以得出一个比较系统的概念。在日常工作中对皮肤病的辨证，应注意以下几个问题：

　　一要四诊合参，全面地看问题，不能只孤立地去看一个症状、脉象或皮疹。

　　二要注意重要症状的来龙去脉，如病人主诉起皮疹，就一定要弄清是先痒后起皮疹，还是先起皮疹后痒。另外，对皮疹与外界环境的关系，或与内服药物及饮食的关系等，也必须弄清楚。

　　三要注意分析个别重要症状和疾病的关系，如皮疹暗红、脉沉细，二者联系起来看，可能是属于气血虚而因其气滞血瘀；反之，若皮疹暗红、脉细数，则可能是由热毒耗伤阴血而引起阴虚血热所致，从这些症状之间的关系常常可判断出寒热虚实。

　　四要注意辨证与辨病的关系，在中医中的某一个证，常可以在现代医学的好几个病中出现；中医的一个病，又常可以包括现代医学的好几个病。反之，现代医学的一个病，在中医中又常分为好几个不同的病来描述。故而，我们必须仔细辨别，千万不可生搬硬套、对号入座！

一、皮肤病的中医辨证基础

中医认为，皮肤病虽发于外，但常和内脏有密切关系，所以不可孤立地只从表面现象辨证，应从下列几个方面进行。

（一）八纲辨证分析皮肤病

八纲是阴、阳、表、里、虚、实、寒、热，常作为中医辨证论治的基本法则。中医对任何一个病都可以用八纲来概括，无论疾病的类别，不属于阴，便属于阳；论疾病的深浅，不属于表，便属于里；论正邪的盛衰，不属于实，便属于虚；论疾病的性质，不属于寒，便属于热。八纲实质上是四个对立面，其中阴阳两纲又可概括其他六纲，即热、实、表属阳，寒、虚、里属阴。因此，八纲辨证实际上使用矛盾的对立统一法则来分析病，是符合辩证唯物主义思想的。

根据临床常见皮肤病的证归纳可知，一般皮肤病中急性病、泛发全身的病、自觉痒痛明显、变化快的病，多同时伴有烦躁、发热、面赤、口干、口渴、大便干、小便黄，脉浮、滑、数，多属阳证、实证、热证、表证，如急性湿疹、丹毒等。相反，一些慢性病、湿润渗出性病、肥厚性病、疮疡破溃久不收口的病，自觉症状较轻微或不明显的病，多同时伴有口淡、口黏腻、饮食欠佳，或不思饮食、胸腹痞满、大便不干或先干后稀，脉沉缓、沉细或沉迟，舌质淡，舌体胖大或有齿痕，苔腻，多属阴证、虚证、寒证、里证，如皮肤结核等。

（二）卫气营血辨证分析皮肤病

卫气营血辨证是由清代叶天士所倡导的、常用于外感热病的一种辨证方法。卫、气、营、血，是古人用来代表温热病发展过程中深浅轻重不同的四个阶段。叶天士说："大凡看法，卫之后，方言气；营之后，方言血。"是指病邪由卫入气，由气入营，由营入血，标志着转归的程序。在皮肤病中，有一些起病很急，有全身症状，如发烧、舌红或绛，脉洪大或细数，皮肤大片潮红或起脓疱，严重时内脏亦受侵犯，如药疹、急性荨麻疹、恶性大疱性多形红斑、疱疹样脓疱病、急性天疱疮、系统性红斑狼疮、剥脱性皮炎（红皮病）、脓疱型银屑病等。临证均应采用此种辨证方法来论治。这种辨证方法虽然在理论上说是四个层次，但就实际临床意义来讲，卫与气常不易截然分开而混合出现，营与血亦然。但在卫气与营血之间，还是有明显界线的。

（三）气血辨证分析皮肤病

中医认为，气血是指人体脏腑活动的机能和物质基础。气有促进生长，温煦肌肤，抵御外邪，固涩血脉的功能；血可以内并五脏六腑，外达皮毛筋骨肉，对全身起着濡养滋润的作用。因而在临床上脏腑和皮毛筋骨肉发生病变，常可影响到气血的变化。而气血的病理变化，常可影响到脏腑和皮毛筋骨肉。若从皮肤病的发生和发展来追溯与气血的关系，不外乎分为气滞、气虚、血虚、血瘀、血燥、血热等几个方面，具体如下：

1. 气滞。气滞是指人体的气机运行不畅，常表现在某一局部，或某一脏腑。临床表现有胸闷、疼痛、色素变化，如皮肤病的面部黄褐斑，其中有时就是因肝郁气滞、气血不和而引起；有部分慢性荨麻疹，可出现肝失调达、气机不畅的现象。另有一些慢性肥厚性结节性皮肤病变，如神经性皮炎、慢性湿疹、硬红斑、结节性血管炎等，可由气滞血瘀引起；带状疱疹后遗神经疼痛，也与气滞血瘀有关。

2. 气虚。气虚是脏腑机能不足的表现，常因久病、年老体弱、饮食失调，或由一些消耗性疾患所造成的。卫气虚弱则易使肌表失其固秘作用，或皮毛不充而产生很多皮肤病。如湿疹除了急性发作者外，多数因脾气虚、运化失职、体内蕴湿不化所致；慢性荨麻疹很多因肺气虚，使卫外不固、风邪客于肌肤所致；有的脱发是因肾气虚、使皮毛不固所致；又如系统性红斑狼疮、系统性硬皮病等一些全身性疾患，亦常出现气虚的症状。总之，凡有少气懒言、倦怠乏力、腹胀、饮食欠佳、舌质淡胖、脉沉缓或细等症状的皮肤病，大都与气虚有关。

3. 血虚。血虚是指血不足，不能濡养脏腑皮毛。或脾胃虚弱，生化之源不足；或心气虚不能生血；或失血；或七情过度暗耗阴血引起。血虚的患者常有面色㿠白、萎黄、唇淡、头晕眼花、心悸失眠、手足麻木、妇女经量少或闭经，舌质淡、脉细等。皮肤病有上述症状出现者，应考虑与血虚有关，多见于全身性系统性皮肤病。

4. 血瘀。血瘀是血脉运行不畅引起的疾病，造成的原因多种，如外邪客于血脉、湿热阻络、气虚、血虚等。在皮肤科常见的肌肤甲错、有形斑块、结节、硬结、定点疼痛，舌质暗、紫，脉沉滑或弦滑等，都与血瘀有关。如银屑病、结节病、肉芽肿类疾病、扁平苔藓、皮肤肿物等均属此类。另外，紫斑病、红斑性狼疮、血栓闭塞性脉管炎亦多见此证。

5. 血热。血热是指热郁于血分，由外感邪热或脏腑积热化火而引起。血热在皮肤的表现为皮肤潮红、㿠肿、出血斑，在全身可因血热炽盛而引起烦躁，甚则狂躁，发热以夜间盛，口渴而不欲饮，乃至吐血、衄血，女子经血提前而量多，舌红绛苔白，脉数或细数。皮肤病中如大疱型多型红斑、药疹、急性银屑病、剥脱性皮炎（红皮病）、重症玫瑰糠疹、紫癜病等均属此类。

6. 血燥。其因血虚化燥，或由久病或热性病耗伤阴血而化燥，或因脾胃虚弱、吸收不好、后天化生障碍而发生血燥，常表现为皮肤干燥、脱屑、裂口、肥厚，舌质淡，脉沉细而缓等。

总之，气血辨证的各种证型在临床上常常不易单独分开，以兼见较多，如气滞血瘀、气虚血燥、气血两虚等等，故在临诊时应随证辨解。

（四）脏腑辨证分析皮肤病

脏腑辨证，是根据脏腑的生理功能、病理表现，对疾病进行归纳分析的方法，以此可以判断病变的部位和性质，病邪的盛衰及脏腑之间因疾病而产生的变化等，概括如下：

1. 急性泛发性、带有热象的皮肤病，如急性湿疹、带状疱疹、急性皮炎、过敏性皮炎、中毒性红斑、疖、痈等，多由心肝火盛或肝胆湿热所致。

2. 慢性角化性、肥厚性、湿润性、顽固结节性等类皮肤病，如慢性湿疹、痒疹、疱疹样皮炎、天疱疮、静止期银屑病、毛囊炎角化症、真菌病等，多见于脾虚湿滞、蕴湿不化或脾经湿热下注。

3. 色素性皮肤病，如黑变病、黄褐斑、皮肤异色症等，以及一些全身性皮肤病，如白塞氏综合征、结缔组织病（红斑性狼疮、皮肌炎、硬皮病等）、脱发等，多见于肝肾阴虚。

4. 先天性皮肤病，多见于先天肾精亏虚，或后天脾胃虚弱及失调。

5. 神经性瘙痒性皮肤病，如神经皮炎、皮肤瘙痒症、荨麻疹、扁平苔藓等，多见于心火亢盛或心脾两虚、心肾不交等。

6. 急性瘙痒性皮肤病，如急性荨麻疹、急性湿疹、泛发性神经性皮炎、皮肤瘙痒症等，多见于肺胃有热、脾或大肠经有湿，或肺气虚、腠理不密、卫外不固。

7. 颜面红斑丘疹类病，如痤疮、酒皶鼻、多形日光疹等，多见于肺胃蕴热或脾肺湿热上蒸。

8. 营血障碍及维生素缺乏类皮肤病，多与后天脾胃失养有关。

（五）皮肤损害辨证分析皮肤病

皮肤损害主要有以下十一种，据此分析皮肤病如下：

1. 斑疹。红斑压之褪色，多属于气分有热；压之不褪色，多属于血分有热；大片游走性红斑，多属于风热；潮红漫肿，多属于湿热；斑色紫暗，多属于郁热在里而致血瘀；白斑，多见于气滞或气血不调。

2. 丘疹。丘疹色红自觉灼热瘙痒者，多属于心火旺盛或外感风热；慢性集簇性丘疹淡红色或呈正常皮色者，多属于脾虚湿盛、湿气蕴结肌肤；丘疹血痂性者，多属于血热或血虚阴亏；丘疹色红表面附有鳞屑者，多属于血热受风。

3. 水疱。水疱多属湿，基底潮红者，多属于湿热；大水疱者，多属于毒热；皮色不变的深在性水疱，多属于脾虚蕴湿不化。

4. 脓疱。表浅脓疱，浸淫四窜者，为染毒；在大片、潮热的基础上出现密集之小脓疱，甚或融合成片者为毒热。

5. 风团。游走不定、时隐时现者，属风热；色红者，属风热；色白者，属风寒；色深红、上有血疱者，属血热；色紫暗者，属血瘀；皮色不变者，属血虚受风。

6. 结节。红色结节、灼热疼痛者，属血热；紫色硬结者，属血瘀；肤色不变的结节，属气滞或痰湿；表面高出皮面的硬结节，属顽湿聚结。

7. 鳞屑。干性鳞屑，属血虚风燥或血燥肌肤失养；湿性或油腻性鳞屑，属湿热蕴结或湿热上蒸。

8. 糜烂。糜烂面渗出者，多为湿盛；渗出结黄痂者，为湿热；结脓痂者，为湿毒；慢性湿润性皮损，多为脾虚蕴湿或寒湿。

9. 痂皮。浆痂者，属湿热；脓痂者，属毒热；血痂者，属血热或气虚血亏者。

10. 溃疡。急性溃疡红、肿、热、疼者，为热毒；慢性溃疡平塌不起、疮面肉芽暗淡者，为血虚或寒湿；疮面肉芽有水肿者，为蕴湿。

11. 分泌物。稀薄者，为气虚；黏稠者，为毒盛。

（六）自觉症状辨证分析皮肤病

1. 痒。痒是由风、湿、热、虫等多种不同病因而引起，亦有因血虚而引起者。据此分析皮肤病如下：

（1）风痒。发病急，无一定部位，常游走，变化快，时做时休。

（2）湿痒。有水疱、糜烂、渗出，常绵绵不愈，反复发作；或皮肤肥厚，色素沉着。

（3）热痒。皮肤潮红焮肿，灼热刺痒或痒痛相兼。

（4）虫痒。往往有一定的区域或框廓，遇温热或夜间痒甚，不用杀虫之外用药很难止痒。

（5）血虚痒。痒的面积较大，常多见四肢或躯干，皮肤干燥。用热水汤洗后，次日痒更甚。

2. 痛

（1）痛有定处，多属血瘀；痛无定处，多属气滞。

（2）痛呈游走性，多属风湿痹阻。

（3）局部焮红、肿痛，多属热；皮色不变，痛或酸痛，多属寒。

（4）虚痛喜按，实痛拒按。

3. 木。麻为血不运，木为血不行，故麻木为乃气血运行不畅、血脉阻塞不通。

（七）经络循行分析皮肤病

皮肤病的发病部位可以帮助我们辨证。一般说：

1. 发病于上肢伸侧的皮肤病多属于肺经、大肠经、三焦经，发于上肢屈侧的病多属于心包经。

2. 发于口鼻颜面和下肢伸侧者，多属于胃经；发于下肢内侧者，多属于脾经；发于下肢外侧者，多属于肝经。

3. 发于背部者，多属于督脉；发于前胸正中者，多属于任脉；发于两侧及季肋部者，多属于肝胆经。

这些都是粗略定位，仅供辨证参考。

二、皮肤病的论治基础

皮肤病虽发于外，而多数与人体内部有密切关系，因此论治皮肤病时，一定要内外结合，这也是中医治病的整体观念，现分两大部分介绍如下：

（一）内治

皮肤病的病因复杂，论治要从产生皮肤病的病因和皮肤损害的表现着手，大概有以下几个基本法则：

1. 止痒。痒，是皮肤病最突出的一个症状，也是难解决的问题，中药又没有专门止痒的药，因此只能从中医理论来分析论治。年轻人最常见的皮痒多数与风、湿有关，老年人最常见的皮痒多数与血虚、风燥有关。

（1）疏风除湿止痒：多见于急性瘙痒性皮肤病或渗出性皮肤病，有风、湿见证的特点时可用。但应注意，风有风热、风寒的差异，所以在治疗时既要注意祛风除湿，又要注意风湿的属性。常用的代表方剂，如荆防败毒散加减（荆芥、防风、连翘、金银花、马齿苋、薄荷、地肤子、浮萍等），功能祛风寒湿止痒，多用于风热；麻黄方（麻黄、荆芥穗、干姜皮、防风、蛇床子等），功能祛风湿热止痒，多用于风寒；全虫方加减（全蝎、苦参、白鲜皮、秦艽等），功能祛风除湿止痒，多用于顽固性风湿蕴结、久治不愈的痒。

（2）养血润肤止痒：用于血虚风燥，或血燥肌肤失养引起的慢性皮肤瘙痒，多见于慢性皮肤瘙痒，特别是年老体弱者，常用代表方剂如养血润肤汤加减（当归、赤白芍、首乌藤、刺蒺藜等）。

2. 清热凉血泻火。主要用于有热性病表现的急性皮肤病，可分为气分热、血分热、脏腑热等。在皮肤病临床上常见有急性发作症状，如潮红、水肿、丘疹、红斑等。代表方剂如《医方集解》龙胆泻肝汤加减（龙胆草、黄芩、栀子、生地黄、车前草等），功能泻肝胆湿热，治急性过敏性皮肤病；凉血活血汤（白茅根、赤芍、生地黄、丹参、生槐花等），功能清热凉血活血，治血热引起的急性发斑性皮肤病，如紫癜、急性银屑病等。

3. 活血化瘀、软坚散结。常用于气滞血瘀、气血郁滞所引起的结节性或硬结性皮肤病，亦可因慢性炎症引起的皮肤肥厚或肉芽肿类疾患，代表方如活血祛瘀汤加减（桃仁、红花、三棱、莪术、丹参、夏枯草等），功能活血化瘀、软坚散结，治一切结节性皮肤疾患。

4. 健脾除湿、利水消肿。常用于内湿或外湿引起的皮肤病。一般说，皮肤病的湿常见有脾虚蕴湿、湿热内蕴、水湿内停、湿浊不化等，故治疗时应注意各方面的见症。常用代表方剂有《丹溪心法》胃苓汤加减（苍术、白术、茯苓、猪苓、泽泻等），功能健脾除湿，适用于脾虚运化失职、水湿停滞，或湿从内生、皮肤水肿渗出、糜烂者；《杨氏家藏方》萆薢分清饮加减（萆薢、茯苓、车前子、茵陈、黄柏等），功能清利湿热，适用于水热互结、水湿壅盛、湿从热化、皮肤肿胀渗出者；《三因极一病证方论》五皮饮加减（冬瓜皮、茯苓皮、大腹皮、桑白皮等），功能利水消肿除湿，适用于水湿停滞、皮肤肿胀、糜烂渗出的皮肤病；芳香化湿汤加减（藿香、佩兰、大腹皮、车前子、桂枝、白蔻仁等），功能温化水湿、芳香化湿，适用于湿浊不化而引起的皮肤病。

5. 清热解毒杀虫。中医所谓之毒，含义甚广，既包括火热毒盛而引起的毒热、火毒之外，又包括外界致病因素，如细菌、病毒、真菌、寄生虫等感染，统称为毒。故一些感染所致的皮肤病，均可按此法治疗。代表方如清热解毒汤（金银花、连翘、蒲公英、败酱草、野菊花、赤芍、大青叶等），功能清热解毒、活血止痛，适用于一切毒热、火毒、虫毒等引起的红肿热痛性皮肤病。

6. 温经散寒通络。因阳气衰微、寒凝气滞所引起的皮肤病，常表现为皮肤冷硬、四肢不温，或疮疡溃后久不收口、疮面暗淡，或形成窦道者。代表方如《外科全生集》阳和汤加减（肉桂、附子、黄芪、丹参、桂枝、鹿角胶等），功能益火助阳、温经通络。

7. 滋阴助阳。中医所谓阴虚，是指促进人体生长发育的物质基础不足；所谓阳虚，是指推动人体生命活动的动力不足。在一些泛发全身等或侵犯内脏的系统性皮肤病，常常会出现阴虚、阳虚或阴阳两虚的症状，如系统性红斑狼疮、白塞氏综合征、剥脱性皮炎、严重天疱疮等。治疗阴虚的代表方剂如《温病条辨》沙参麦冬饮或《小儿药证直诀》六味地黄丸合方加减（沙参、麦冬、石斛、天花粉、生地黄、熟地黄、茯苓、生山药、山萸肉等）。治疗阳虚的代表方剂如《金匮要略》肾气丸与《景岳全书》右归饮加减（肉桂、附子、山药、山萸肉、熟地黄、炒杜仲、仙茅、仙灵脾等）。

8. 调和阴阳、益气补血。中医认为阳为气，阴为血，阴阳失调，必致气血失和。一些慢性消耗性疾病，常造成气血虚弱，气血虚弱又常导致阴阳不调，二者相辅相成。临床上一些慢性泛发性全身或消耗性皮肤病，亦常常出现这类症状，除了表现虚弱外，常出现一系列上火下寒、上实下虚、水火不济、心肾不交等证候，此时即可以益气补血、调和阴阳为治。常用的代表方剂如《太平惠民和剂局方》十全大补汤加减（黄芪、党参、白术、当归、首乌藤、鸡血藤、钩藤、黄精、玉竹等）。

以上八个治疗方面在临床常不是孤立的，它们之间有着密切的联系。因矛盾着的双方，其主要和非主要的方面，往往是相互转化的，因此事物的性质也在随着其变化。所以在临床应用时，亦应根据具体情况，有时可用一个法则，有时又必须几个法则同用。有时在疾病的初期用一个法则，到后期又换另一个法则。如此千变万化，临证必须细心辨证论治才能取得满意的效果。

（二）外治

皮肤病在皮肤表面都有一定的损害，因此除了整体治疗外，皮肤局部用药亦占相当重要的位置。外用药使用得当，则可缩短病程，加速治愈。外用药使用不当，不仅会延缓治愈，有时发生刺激现象，甚至会使病情加重或恶化。

外用药通常包括两部分，一是起积极治疗作用的药物，称为主药，如治湿疹采用的黄连膏，其主药是黄连；另一个是基质，就是药膏的剂型，如粉剂、软膏即是。所以在临床选药时，不仅要注意选用有针对性的有效成分，而且更要根据不同皮肤伤害选用适合的剂型，这样才能取得满意的疗效。比如渗出性皮肤病，采用水剂湿敷最有效，若误用了软膏，就会使病情恶化。如此，下面重点介绍几种常用剂型的作用和应用。

1. 粉剂（散剂）。即单一或多种药物研成极细的粉末，如黄连面（粉）、黄芩面、炉甘石面，均属单一粉剂；化毒散、如意金黄散、祛湿膏等，均属复合型粉剂。粉剂的作用可吸收水分，使皮肤干燥，减少外界对皮肤的摩擦，可保护皮肤，放散局部蓄热，而达到清凉、消炎、镇静、止痒的效果。粉剂可大面积扑撒，使用方便，但因其与分泌物混合易结成痂皮，有利于细菌的生长繁殖，故对渗出多的有菌疮面不宜投用。

2. 混合振荡剂（洗剂）。即用水和不溶性的粉剂混合而成，整个剂型的含粉量约为30%，用时须摇匀。如炉甘石洗剂、雄黄解毒散洗剂、颠倒散洗剂等均属此列。洗剂可借助水分的蒸发而有清热、凉爽、止痒的作用，此剂型水性不油腻，适合于较大面积的使用，但由于渗透性不强，故不适合用于深在性皮损。

3. 软膏（故称油膏）。即用固体油类作为基质的一种剂型。常用的基质可有矿物性（凡士林）、动物性（羊毛脂、蜂蜜等）和植物性（花生油、香油等），有时单一使用，有时混合使用。此种剂型渗透性强，适合于深在性、肥厚性皮肤损害，因不吸收分泌物，故在渗出多的皮损面不适合应用。本剂型可润泽皮肤、软化痂皮，对疮面有保护作用，并可刺激肉芽生长，为中医的传统剂型之一。常用的清凉软膏、黄连软膏、黑豆馏油软膏等，均属此类。

4. 油剂（药油）。油剂可分为两种，其一是用中药本身提炼成油，如大风子油（玉树油）、蛋黄油等；其二是用植物油炸炼中药后去渣而得，如甘草油、紫草油等。油剂一般渗透性、刺激性小，可清洁皮肤或疮面，亦可润泽皮肤、软化皮肤，同时还可以用来调药面外用。

5. 水剂。即用中药煎煮后滤过备用，可直接用作冷敷、热敷、沐浴，亦可浓缩后直接外涂。湿敷只适用于急性糜烂性或肿胀性皮肤病。湿敷的作用主要是通过皮肤血管的收缩或扩张而达到清热、消肿、消炎抑制渗出；又可以通过冷热刺激而减少末梢神经的冲动、从而达到镇静止痒目的。湿敷的辅料要有一定的厚度（4～6层纱布）；湿敷时要保持一定的温度（冷湿敷10℃左右，热湿敷40℃～50℃）；湿敷垫应保持一定的湿度（一般冷湿敷宜20分钟到半小时更换一次，热湿敷宜1～2小时更换一次）；湿敷的辅料要密切接触皮肤；每次湿敷间隔休息时，应局部涂一些油剂，以免皮肤干裂。

中药水剂沐浴，只适用于慢性皮肤病或广泛性皮肤病基本治愈时作为后疗法。直接涂擦，只适用于亚急性或慢性皮肤病，常用的如马齿苋水剂、苦参水剂、苍肤水剂、龙胆水剂、龙葵水剂等。

6. 熏剂。中药点燃后用烟熏局部皮损，以达治疗的目的，可止痒、消炎、软化浸润，适用于慢性肥厚性皮损。可以直接把药撒在炭火上使其点燃后熏，亦可用草纸把药卷成纸卷熏，熏的距离以不感到火灼热为宜，每次15～20分钟，每日1～2次为好，熏完后局部表面有一层黄色油烟，不应擦掉。

一般说，根据中药的不同成分还可有特殊的作用，如癣症熏药可有除湿祛风、杀虫止痒的效果；回阳熏药有益气、养血、回阳、生肌的作用，常用于慢性气管炎及疮疡久不收口者甚好。

7. 硬膏剂（膏药）。硬膏剂是用脂肪、蜂蜡、阿胶等物质，加入药粉和炸过中药的药油，混合熬炼而成。硬膏剂的深入渗透作用较强，作用持久，贴在皮肤上可借助体温的温度变软，可完全阻碍皮肤水分的蒸发，有软化角质、软化浸润结节和保温作用，常随熬炼时所炸的药物而有特殊的作用，如市售拔毒膏、拔膏棍等，均属此类。

8. 药酒（浸剂）。此剂型可以内服，亦可以外用，是中药浸泡在白酒（内服）或75%酒精（外用）内，经过一定时间后外用或内服。其使用方便，清洁刺激性较水剂强，有止痒、杀虫、活血、通络、消肿、止痛的作用。常随浸泡药物而有不同的作用，如百部酒、红花酒、复方土槿皮酒。

第五章　皮肤病的中医治则与治法

皮肤病的中医治疗也遵循中医的整体观念和辨证论治的理论体系，辨证与辨病相结合。通过临床实践，不断总结治疗皮肤病的中医治疗原则及具体方法。

一、治疗原则

（一）整体观念

人体是以脏腑经络为核心的有机整体，是以五脏为中心通过经络的作用而实现。它体现在脏腑与脏腑、脏腑与形体各组织器官之间的生理、病理各个皮肤病虽然主要发生在皮肤解表，但其发生与发展和机体内的气血、脏腑功能密切相关。所以治疗皮肤病，首先要有整体观念，着眼于调节机体的阴阳气血等方面的功能。很多皮肤病可因整体的功能恢复而痊愈或减轻。例如肝郁气滞的病人，除病人有肝气旺、两胁胀痛、月经失调，经血紫暗有血块，脉弦、舌质紫暗外，可有黄褐斑、痤疮、酒皶、盘状红斑狼疮、慢性荨麻疹等皮肤病表现，采用疏肝清热、活血化瘀法治疗，可收到较好疗效，不但皮肤病可以痊愈或减轻，且全身的肝气亢盛、月经失调等症也得以治疗。

扶正祛邪就是从整体出发，改变正邪相互斗争两方面力量的对比，使正气得复，邪气得驱。扶正，就是用辅助正气得药物和其他疗法以增强体质，提高抗病能力达到战胜疾病，恢复健康的目的。这种"扶正祛邪"的原则，适用于正气虚为主的病证，也就是"虚则补之"。祛邪，就是使用药物及其他疗法以祛除病邪，达到邪去正复的目的，这种"祛邪以扶正"的原则，适用于邪胜为主的病证，也就是"实则泻之"。也有正气虚而邪气盛的病人，需要"攻补兼施"，以补正气之不足，攻邪气之亢盛。

在应用扶正祛邪这一法则时，要认真细致地观察邪正消长和盛衰，根据正邪在矛盾中所处的地位，灵活地运用。

（二）辨证论治和辨病论治相结合

辨证论治，是应用四诊的方法将所得资料按八纲对病位、病因进行综合分析，而得出中医的"证"的诊断，进而定出治疗法则和方法，对各种病均可应用，这是疾病的共性。

辨病论治，是根据病因、症状、查体和实验室检查，按西医的方法，做出皮肤病的诊断，以决定治疗方案，采取相应治疗措施，有一定的"特殊性"，是疾病的"个性"。

辨证论治和辨病论治是取中西医之长，是疾病的共性与个性相结合，对疾病认识与疗效的提高是个关键。中医的辨证论治中参考西医的病因病理变化、发病机制等，可大大提高治疗效果。西医的辨病论治中如能结合中医的"邪正相争"的机体病理反应的不同阶段，可提高对疾病的认识和疗效。

（三）局部与整体，外治与内治的辩证关系

上述两原则，主要是谈以调整机体内部功能与调和阴阳。以内治为主的治疗，这对疾病是适用的，但不是不需要皮肤病的外治法。相反，局部与整体、外治与内治是一个辩证关系。皮肤病有许多中西医外用的药物与治疗方法，这些外治法改善了局部皮肤状况，减少了对机体的不良刺激，有助于内治，使疾病早日康复。还有不少皮肤病，疾病发生在浅表与局限性损害，往往只采用外治法就可以治愈。这比内治法简易又

有效。所以，局部与整体，外治与内治是辩证关系，需视病情而定。

二、中医的常用十大治法

治法和治疗原则是不同的，治疗原则是指导治法的，而治法是属于一定治疗原则的。如汗法就要掌握因时、因地、因人制宜的原则，攻下法、补虚法就要根据邪正盛衰而掌握祛邪与扶正的原则等。

治法，包括治疗大法和治法两个方面。治疗大法也叫基本治法，它概括了许多具体治法中共性的东西，在临床有普遍的指导意义。常用的治疗大法有汗、吐、下、和、温、清、消、补等八法，具体治法是针对具体病症进行治疗的具体方法，属于个性的东西，如祛风解表法、凉血散风法等。皮肤病的治疗也采用中医的八法，根据皮肤病常用的治法与方药，可归纳为十大法：

（一）祛风解表法

应用发散表邪的药，具有散风、解表、止痒等作用，治疗一些急性皮肤病，如皮肤有红斑、丘疹或风团、瘙痒等风证。风证中又分为风寒证和风热证。

风寒证用辛温解表的麻黄、桂枝、荆芥、防风、紫苏、白芷、细辛、葱白等，适用于风寒性皮肤病；风热证用辛凉解表的桑叶、菊花、浮萍、薄荷、牛蒡子、蝉蜕、升麻等，适用于风热性皮肤病。无论是辛温解表药，还是辛凉解表药，主要用其辛散之"散"，以达到抵御风邪或祛邪外出之目的。

（二）凉血化斑法

应用凉血清营的药，具有凉血、清热、化瘀的作用，治疗营血有热的泛发性红斑或红斑皮炎类皮肤病，如泛发性皮炎、药物性皮炎等。该类病人多合并气分有热的口干引饮，常用药有生地黄、玄参、麦冬、赤芍、丹皮、紫草、牛黄、水牛角等，以凉血清热；生石膏、知母、银花、滑石、生葛根、竹叶等，以清气分之热。

（三）清热利湿法

应用清利肌肤湿热的药，具有清利湿热、清热燥湿、淡渗利湿、祛风解毒的作用，治疗皮肤湿热证。皮疹可见红斑、丘疹、水疱、渗出、糜烂，或大水疱性皮疹等。常用药有土茯苓、茵陈蒿、苦参、黄芩、黄柏、栀子、龙胆草、地肤子、白鲜皮、泽泻、车前子、木通等。

（四）清热解毒法

应用性寒凉的清热解毒药，具有清热泻火、清热燥湿、清热凉血、清热化斑、清热养阴、养血润燥等作用，以清除热邪。本法在皮肤病应用十分广泛，应根据热病发展不同阶段及邪在脏腑部位，辨证应用不同的药物，以达到清热解毒的作用。既用于皮肤有脓疱、渗出、溃烂、痈疖与红肿疼痛等化脓性皮肤病，也用于顽固性的反复不愈的皮肤病。常用的药有金银花、连翘、野菊花、蒲公英、紫花地丁、臭败酱、蚤休、大青叶、马齿苋、黄连、山豆根、鱼腥草、蟾酥、雄黄等。

（五）养血润燥法

应用补血的药，具有补血养阴、润肤止痒等作用，治疗血虚阴亏的皮肤病患，症见皮肤局部甚或整体干燥、肥厚、角化、皲裂、鳞屑、血痂性丘疹，剧烈性瘙痒慢性难愈或毛发脱落、枯槁等皮肤病。常用药有熟地黄、当归、白芍、阿胶、何首乌、首乌藤、鸡血藤、丹参、益母草等。

（六）健脾祛湿法

应用健脾温中养胃的药物，具有补气健脾、利湿的作用，治疗脾虚滞困、水湿泛发性皮肤病，症见水疱、渗出、糜烂、肿胀、肥厚等，甚或迁延不愈，常用药有党参、茯苓、白术、苍术、桂枝、陈皮、半夏、厚朴、薏苡仁、猪苓、泽泻、白豆蔻、砂仁等。

（七）活血化瘀法

应用活血化瘀的药，具有活血养血、活血化瘀、破瘀散结的作用，治疗气滞血瘀的皮肤病，症见皮肤紫红斑疹、色素沉着或白斑、红肿结节、慢性溃疡、皮肤硬化或苔藓样变、肿瘤、固定性或盘型皮损、疼痛性皮疹、任何性皮肤功能障碍与一切顽固疑难之皮肤病，脉沉取有力，舌有瘀斑或舌质紫红。常用的活血化瘀药有三类：一为养血活血类，有生地黄、赤芍、白芍、川芎、当归尾、丹参、益母草等，这类药不但有活血化瘀作用，还有养血、补血作用，故比较平和，即使气血亏损的患者也可以应用；二为活血化瘀药，有桃仁、红花、郁金、延胡索、五灵脂、姜黄、牛膝、川牛膝，鸡血藤、乳香、没药、蒲黄、三七等；三为破瘀散结药，有三棱、莪术、水蛭、虻虫、穿山甲、皂角刺等。

活血化瘀药虽是治血瘀证的主药，但临床上必须分清表里寒热虚实来应用，才能发挥更好的疗效。

（八）补气养血法

应用补气养血的药，具有补气养血的作用，治疗气血亏虚有慢性或严重的皮肤病者，如结节、红斑、皮肤结核病、结缔组织皮肤病等。常用的补气药有人参、黄芪、党参、白术、茯苓、红枣、黄精、甘草、刺五加、红景天等；养血药有熟地黄、当归、阿胶、白芍、制何首乌、鸡血藤等。

（九）温阳祛寒法

应用温里药，具有温阳补火祛寒的作用，用于脾肾阳虚的皮肤病患者，症见畏寒、手足发凉或青紫，如冻疮、雷诺氏症、冷性荨麻疹等，常用的药有附子、肉桂、鹿茸、巴戟天、仙茅、仙灵脾、干姜、炮姜、良姜、花椒、蛇床子等。

（十）补益肝肾法

应用补肝肾药，具有补肝益肾的作用，适应于肝肾亏虚的皮肤病患者，症见四肢痿软、行走困难、腰痛、头晕、虚烦不眠、口舌生疮、老年瘙痒、长期低热，脉细数少力或浮弦无力、舌嫩苔腻，如白塞氏病、红斑狼疮、皮肌炎等，常用药有熟地黄、山萸肉、巴戟天、肉苁蓉、炒杜仲、补骨脂、女贞子、菟丝子、枸杞子、玄参、鳖甲、龟甲、川续断、桑寄生等。

第六章　皮肤病常用的中医验方

中医皮肤科验方数以万计，此次仅从近年临床常用的验方择选百十例，按内服与外用分列于后供医者、药者及爱好中医药的读者参考。

一、常用的内服验方

中医皮肤科内服验方数以千计，今仅从近年临床常用方中择选五十余首，并进行简释，按剂型分汤剂与丸剂分列于后：

（一）汤剂

1. 荆防汤（天津长征医院方）

组成：荆芥、防风、蝉蜕、黄柏、连翘、生石膏、苦参、白鲜皮、黄芩、升麻、甘草。

功能：祛风清热，解毒利湿。

主治：风热证。症见全身性瘙痒性丘疹性皮疹，口干、怕热、热则痒重、心烦不安，脉濡或浮滑少力、舌尖红、苔黄白。泛发性急性皮炎，包括丘疹状湿疹、屈侧湿疹、泛发性神经性皮炎、接触性皮炎、丘疹性荨麻疹、急性荨麻疹、婴儿湿疹、瘙痒症及多形红等斑见上述证候者。

加减：大便秘、舌苔黄燥者，加川军（大黄）；舌红脉弦滑者，加生地黄。

方解：荆芥、防风、蝉蜕祛风解表；黄芩、连翘清上焦之热；生石膏清中焦之热；苦参、白鲜皮清利湿热；升麻解毒透疹；甘草和中。黄芩、黄柏苦寒，生石膏大寒辛凉，故脾胃虚寒者慎用。

2. 荆防方（赵炳南经验方）

组成：荆芥穗、防风、僵蚕、金银花、牛蒡子、丹皮、浮萍、生地黄、薄荷、黄芩、蝉衣、甘草。

功能：疏风解表，清热止痒。

主治：风热证。症见全身性瘙痒性丘疹性皮疹，口干、怕热，热则痒重，心烦不安，脉濡或浮滑少力、舌尖红、苔黄白。泛发性急性皮炎，包括丘疹状湿疹、屈侧湿疹、泛发性神经性皮炎、接触性皮炎、丘疹性荨麻疹、急性荨麻疹、婴儿湿疹、瘙痒症及多形红斑等见上述证候者。

加减：若见恶寒重、发热轻，风团成白色者属于风寒，去薄荷，重用荆芥，加干姜皮；若兼见吐泻腹痛等胃肠症状者，可加服周氏回生丹，每次7～10粒。

方解：荆芥、防风、薄荷、蝉蜕为主要药。荆芥穗驱散风邪，防风能散入骨肉之风，薄荷既善解风热之邪，又能疏表透疹解毒，蝉蜕凉散风热、开宣肺窍，善于透发；牛蒡子、浮萍、僵蚕作用稍缓，作为第二线药物，牛蒡子疏散风热、解毒透疹，浮萍解表透疹，僵蚕祛风散结协助主药以速达表热之邪。金银花、黄芩解毒清肺热，以泻皮毛之邪。丹皮、生地黄理血和血，甘草解毒、调和诸药。

3. 凉血消风汤（天津长征医院方）

组成：生地黄、玄参、白芍、生石膏、知母、白茅根、牛蒡子、荆芥、防风、金银花、升麻、甘草。

功能：凉血清热，解毒祛风。

主治：气血风热证。全身性红斑皮炎类皮肤病，症见风热、口干、瘙痒、怕热、喜冷饮、尿赤、便秘，舌红、苔白燥或黄燥，脉洪滑或弦滑有力。药物性皮炎、泛发性湿疹、自身敏感性皮炎、玫瑰糠疹、传染性湿疹样皮炎等见上述证候者。

加减：红斑严重者，加广角粉或水牛角粉1 g冲服。

方解：重用生地黄清血分热，生石膏清气分热，玄参、白芍佐生地黄凉血清热，知母、金银花佐生石膏清气分热，白茅根清热凉血，牛蒡子清热利咽，荆芥、防风解表祛风，升麻解毒透疹，甘草和中。此为凉血清热之峻剂，脾胃虚寒者慎用。

4. 气血两燔方（天津长征医院方）

组成：生地黄、玄参、白芍、生石膏、知母、粳米、白茅根、升麻、甘草。

功能：凉血清热，透疹祛风。

主治：气血炽热证。急性全身性红斑或紫斑皮肤病，症见风热、口干、瘙痒、怕、热喜冷饮、尿赤、便秘，脉洪滑或滑数、舌绛红、苔白燥。全身急性红斑性皮肤病，包括药物性皮炎、斑疹伤寒、猩红热、麻疹高热期等见上述证候者。

加减：重者加广角粉或水牛角粉 1 g 冲服。

方解：此方为犀角地黄汤（清血分热）和白虎汤（清气分热）合方，加用白茅根、升麻以透表发疹，甘草和中，本方也是清热之峻剂。

5. 解毒凉血汤（赵炳南经验方）

组成：犀角、生地炭、银花炭、莲子心、白茅根、天花粉、紫花地丁、栀子、蚤休、生甘草、川黄连、生石膏。

功能：清营、凉血、解毒。

主治：气血炽热证。全身性红斑或紫斑症见全身壮热、发热夜甚、口渴行饮、心烦少寐，舌绛红、脉细数。毒热入营血的感染性皮肤病见上述证候者。

加减：重者加广角粉或水牛角粉 1 g 冲服。

方解：犀角清热凉血、解毒定惊；生地炭、银花炭，既清血分之热毒，又养阴；紫花地丁、蚤休清热解毒；白茅根、莲子心养阴凉血清心；栀子、黄连清三焦毒热而重在于清心热，甘草解毒、调和诸药。生石膏先煮水后去渣，再煮群药，以增强清热之力。

6. 加减胃苓汤（天津长征医院方）

组成：桂枝、白术、苍术、半夏、陈皮、泽泻、猪苓、茯苓、黄芩、栀子、甘草。

功能：健脾除湿，祛寒止痒。

主治：脾胃寒湿证。全身渗出性或浮肿性皮肤病。症见怕冷、口干、不欲饮、迁延难愈、腹胀、便秘，脉濡、舌胖淡、苔白腻。全身性慢性瘙痒性皮肤病，包括泛发性湿疹、痒疹、Hebra 氏红糠疹、瘙痒症、泛发性神经性皮炎等见上述证候者。

加减：胃寒严重者，加淡附子。

方解：桂枝温中通阳，苍术、白术、陈皮、半夏健脾燥湿，泽泻、猪苓、茯苓淡渗利湿，甘草健脾和中，用黄芩、栀子以制上述诸药之燥湿太过。

7. 健脾除湿汤（赵炳南经验方）

组成：生薏苡仁、生扁豆、山药、芡实、枳壳、萆薢、黄柏、白术、茯苓、大豆黄卷。

功能：健脾，除湿，利水。

主治：脾胃寒湿证。全身渗出性或浮肿性皮肤病。症见怕冷、口干、不欲饮、迁延难愈、腹胀、便秘，脉濡、舌胖淡、苔白腻。渗出性皮肤病、下肢浮肿、下肢溃疡，包括慢性湿疹、静脉曲张综合征的渗出糜烂、足癣等见上述证候者。

加减：胃寒严重者，加淡附子。

方解：生薏苡仁、生扁豆、芡实、茯苓、白术健脾利湿，黄柏、萆薢清热利湿，大豆黄卷健脾除湿。

8. 湿热方（北京中医学院方）

组成：土茯苓、茵陈、生薏苡仁、黄芩、栀子、茯苓皮、金银花、生地黄、玄参。

功能： 清热利湿，祛风止痒。

主治： 湿热证。全身泛发斑片鳞屑样皮疹，症见基底红肿浸润、渗出、糜烂、结痂、瘙痒、胸闷，脉滑或缓滑、舌质红、苔腻。渗出性皮肤病、下肢浮肿、下肢溃疡，包括慢性湿疹、静脉曲张综合征的渗出糜烂、足癣等见上述证候者。

加减： 大便秘结者，加用大黄。

方解： 土茯苓、茵陈、生薏苡仁、茯苓皮清利湿热，黄芩、栀子、金银花清热解毒，生地黄、玄参凉血清热，以佐清热解毒之功。

9. 麻桂各半汤（山东中医学院附属医院方）

组成： 麻黄、桂枝、赤芍、苦杏仁、生姜、大枣、甘草。

功能： 调和营卫，祛风散寒。

主治： 风寒证。全身性丘疹或风团性皮炎，症见怕冷、腹痛、全身性紧缩感、口不干、发热无汗，脉浮紧、舌苔白。急性荨麻疹、瘙痒症、痒疹等见上述证候者。

方解： 麻黄宣肺解表，桂枝温经散寒、解表，苦杏仁降气、宣肺、化痰，赤芍活血通络，桂枝、生姜、大枣、甘草健脾养胃、调和营卫。

10. 麻黄方（赵炳南经验方）

组成： 麻黄、苦杏仁、干姜皮、浮萍、白鲜皮、陈皮、丹皮、白僵蚕、丹参。

功能： 开腠理，和血止痒。

主治： 血虚寒湿证。症见慢性全身性风团、皮肤干燥、瘙痒、怕寒喜暖，舌淡红、苔薄腻、脉弦细。急、慢性荨麻疹、老年瘙痒症等见上述证候者。

方解： 麻黄、苦杏仁、干姜为主药宣肺、开腠理、推邪外出，佐以浮萍、白鲜皮祛表邪、散寒湿，丹参、丹皮、白僵蚕养血润肤、和血止痒，陈皮、干姜同伍能理气开胃、醒脾化湿，干姜皮与麻黄相配能缓和麻黄的辛温透发之性，以免大汗伤正。

11. 加减四妙勇安汤（天津长征医院方）

组成：生地黄、玄参、金银花、连翘、当归、鸡血藤、甘草。

功能：养阴清热，化瘀解毒。

主治：阴虚毒热血瘀证。症见下肢急性红斑结节、紫斑、疼痛、发热、咽干，舌红、苔黄白、脉滑数。结节性红斑、结节性血管炎、过敏性紫癜、白塞氏病、血栓性静脉炎与血管炎性疾病等见上述证候者。

加减：病重加倍，气虚加黄芪、桂枝。

方解：生地黄、玄参养阴清热，金银花、连翘清热解毒，当归、鸡血藤活血化瘀通络，甘草建中，以助清热解毒活血之功。

12. 活血散瘀汤（赵炳南经验方）

组成：苏木、赤白芍、红花、桃仁、鬼箭羽、三棱、莪术、木香、陈皮。

功能：活血，散瘀，定痛。

主治：气滞血瘀证。症见气隔血聚爆胀、下肢红斑结节、疼痛，舌淡红、苔薄白、脉滑数。变应性血管炎、浅表性静脉炎、皮下淤血等见上述证候者。

方解：苏木、桃仁、红花、赤白芍、鬼箭羽活血化瘀，三棱、莪术化瘀软坚，木香、陈皮理气，气行则血行。

13. 加减十全大补汤（山东中医学院附属医院方）

组成：苏木、赤白芍、红花、桃仁、鬼箭羽、三棱、莪术、木香、陈皮。

功能：补气养血，活血祛湿。

主治：气血两虚血瘀滞证。症见全身无力、面色苍白、下肢浮肿、手足厥冷、下肢红斑结节性皮疹、头晕气短等，脉沉细、舌胖淡。慢性结节性红斑、结节性血管炎、冻疮、女子下肢红疳病等见上述证候者。

方解：黄芪、桂枝温阳、补气通络为主，半夏、陈皮、苍术、茯苓、甘草健脾燥湿，当归、生地黄、红花、鸡血藤补血活血，升麻解毒透表。本方可治一切气血两亏、气滞血瘀之证。

14. 白塞氏方（李景尧方）

组成： 附子、肉桂、半夏、陈皮、干姜、赤芍、红花、三棱、莪术、瓜蒌、茯苓、甘草、当归尾。

功能： 温补脾肾，活血化瘀。

主治： 脾肾虚寒血瘀证。症见口腔、外阴反复出现溃疡，面色苍白、食少无力、畏寒、下肢出现红斑结节，脉沉细无力、舌暗淡紫色，或有瘀斑。

方解： 附子、肉桂温补肾阳，干姜陈皮、半夏、茯苓、甘草温脾健胃祛湿，当归尾、赤芍、红花、三棱、莪术活血化瘀。故此方有温补脾肾、利湿化痰、活血化瘀之功，不限于治疗白塞氏病。

15. 治瘊汤（钟龄氏方）

组成： 熟地黄、赤芍、白芍、红花、丹皮、桃仁、牛膝、何首乌、杜仲、赤小豆、白术、穿山甲。

功能： 养血化瘀，脱瘊止痒。

主治： 血虚血瘀证。症见皮肤干燥、刺瘊或扁平瘊、又厚鳞屑性皮炎、脉滑、舌紫红，或有瘀斑。寻常疣、扁平疣、瘢痕疙瘩、瘙痒症、硬皮病、银屑病等属血虚血瘀者。

服法： 白酒为引，1小杯2小杯均可，连服7～8剂，无效停药。

方解： 熟地黄、白芍、何首乌养血润燥，赤芍、丹皮、桃仁、红花活血化瘀，牛膝引药下行，杜仲入肾，白术、赤小豆健脾利湿，穿山甲化瘀通络，白酒引药行于一身之表。

16. 硬皮病方（天津259医院方）

组成： 何首乌、鸡血藤、延胡索、乳香、没药、泽兰、金银花、丹参、夏枯草、玄参、郁金、血竭。

中医治疗皮肤病临证用药备要

功能：活血化瘀，清热解毒。

主治：血瘀血热证。症见皮肤无名肿胀、发硬、色素沉着、皮肤光亮萎缩，脉细数有力，舌质紫暗、苔黄。

加减：气血两亏者，加黄芪、桂枝、当归、白芍等；阳虚者，加附子、肉桂等。

方解：补何首乌肝肾、益精血，鸡血藤补血活血、舒筋活络，丹参、郁金凉血活血、行气解郁，泽兰血竭活血化瘀，玄胡索、乳香调气活血止痛，金银花、夏枯草清热解毒，玄参养阴清热。本方可用于体壮邪实、有瘀血积聚化热者。

17. 过敏紫癜方（天津长征医院方）

组成：黄芪、党参、白术、茯苓、当归、赤芍、红花、牛膝、鸡血藤、甘草。

功能：健脾利湿，活血通络。

主治：脾虚血瘀证。症见面色苍白、食少、四肢无力、下肢浮肿、反复出现下肢瘀斑、紫斑、口腔反复发生溃疡，脉滑少力、舌淡或胖淡。过敏性紫癜、慢性口腔溃疡、慢性咽炎、各种血管炎等见上述证候者。

方解：党参、茯苓、白术、甘草健脾益气的四君子汤，黄芪补气升阳，当归、赤芍、红花、鸡血藤养血活血，牛膝引药下行、活血化瘀。此方可治一切气虚下陷、脾不统血之气滞血瘀证。

18. 红斑狼疮方（保定中医院验方）

组成：党参、黄芪、沙参、生地黄、玄参、丹皮、赤芍、当归、桃仁、红花、郁金、川黄连、莲子心、血竭、甘草。

功能：补气养阴，活血清热。

主治：气阴两虚血瘀证。症见下午潮热、气虚乏力、口干、盗汗、面有红斑、迁延不愈、脉沉细或滑而少力、舌淡红或紫、苔黄腻。全身性红斑狼疮、播散型皮肤型红斑狼疮、白塞氏病等见上述证候者。

方解：党参、黄芪健脾益气，沙参、生地黄、玄参、丹皮养阴、凉血、清热，赤芍、当归、桃仁、红花郁金、血竭活血化瘀，川黄连、莲子心清心热，甘草和中。此方可治一切气阴两虚、血瘀化热之证。

19. 疏肝活血汤（天津长征医院方）

组成：柴胡、薄荷、黄芩、栀子、当归、赤芍、红花、莪术、陈皮、甘草。

功能：疏肝清热，活血化瘀。

主治：肝郁血滞证。症见面有盘状红斑，红斑皮炎，风团、口苦、胁痛、月经提前、经血色黑有块、心烦易怒，遇日光加重，脉弦滑，或脉弦有力，苔薄黄。盘状红斑狼疮、日光性皮炎、脂溢性皮炎、酒齄、慢性湿疹、光滑性肉芽肿、远心性环状红斑等见上述证候者。

方解：柴胡、薄荷、黄芩、栀子疏肝清热，当归、赤芍、红花、莪术活血化瘀，陈皮理气和胃，甘草和中。

20. 永安止痒汤（山西中医医院方）

组成：麻黄、苍术、僵蚕、荆芥、防风、薄荷、桃仁、当归尾、赤芍、红花、甘草。

功能：祛风活血，利湿止痒。

主治：血瘀兼风证。症见瘙痒性皮炎、怕冷、久治不愈，脉浮有力，舌胖淡、苔薄白。各种顽固性瘙痒性皮肤病、瘙痒症、神经性皮炎、湿疹、荨麻疹、痒疹等见上述证候者。

方解：麻黄宣肺祛风，荆芥、防风辛温解表祛风，苍术健脾燥湿、祛风解表，僵蚕平肝祛风，薄荷性凉解表散风，以上各药能祛各脏腑之风，桃仁、红花、赤芍、当归尾活血化瘀，甘草和中。

21. 痒疹方（天津长征医院方）

组成：生地黄、金银花、土茯苓、荆芥、防风、红花、赤芍、三棱、莪术、刺蒺藜。

功能：清热解毒，活血化瘀。

加减： 大便秘者，加大黄。

主治： 血热血瘀证。症见四肢伸侧有疣状结节或孤立丘疹，或为盘状皮损，奇痒、可有化脓性结痂、角化、迁延难愈、口干、心烦、失眠，脉沉有力，舌红，苔黄。结节性痒疹、各种痒疹（孕妇忌用）、钱币状湿疹、银屑病、皮肤淀粉样变等见上述证候者。

方解： 生地黄凉血养阴清热，土茯苓清利湿热，金银花清热解毒，荆芥、防风祛风胜湿，生地黄、红花、赤芍、三棱、莪术活血化瘀，刺蒺藜祛血肿之风。此方可治一切血热血瘀证。

22. 桂枝红花汤（天津长征医院方）

组成： 桂枝、牛膝、干姜、细辛、威灵仙、当归尾、赤芍、红花、鸡血藤、甘草。

功能： 温通祛寒，活血化瘀。

加减： 内寒重者，加附子。

主治： 寒凝血瘀证。症见慢性肢端或下肢无名肿痛、结节、手足发冷、怕凉，脉沉细有力，舌胖淡、苔薄白。结节性血管炎、脂膜炎、痒疹、冻疮、雷诺氏病等见上述证候者。

方解： 桂枝、干姜、细辛均能辛温通络，归尾、赤芍、红花、鸡血藤均能活血化瘀，牛膝引药下行、活血化瘀，威灵仙祛风除湿、解毒消肿，甘草和中。此方为治下肢通阳活血之方，加麻黄可温通一身阳气。

23. 养血祛风汤（天津长征医院方）

组成： 荆芥、防风、蝉衣、熟地黄、当归、何首乌、黄芩、栀子、白附子、刺蒺藜、菟丝子、茯苓皮、蜈蚣、甘草。

功能： 养血润燥，祛风止痒。

主治： 血虚生风证。症见慢性瘙痒性皮肤病、溢脂脱发、脂溢性脱发、头晕、头皮瘙痒脱屑，或头皮麻木脱发，脉细数、舌淡红。脂溢性脱发、斑秃、慢性瘙痒性皮肤病等上述证候者。

方解： 熟地黄、当归、何首乌养血润燥，黄芩祛肝胆之热，栀子清三焦之湿热，荆芥、防风祛一身之风，蝉衣、蜈蚣平肝息风，刺蒺藜祛血中之风，白附子祛经络治风痰，菟丝子补肾，茯苓皮健脾利湿、引药达皮，甘草和中。

24. 血燥方（北京中医医院方）

组成： 熟地黄、何首乌、当归、麦冬、天冬、蜂房、白芍、白鲜皮。

功能： 养血润燥、祛风止痒。

主治： 血燥证。症见全身斑片或大片鳞屑性皮疹肥厚、皲裂、咽干、五心烦热、日久迁延、奇痒，脉细滑、舌红少苔。银屑病静止期（以女性较好）、其他皮肤干裂、脱屑、瘙痒性皮肤病等见上述证候者。

方解： 熟地黄、何首乌、当归、麦冬、天冬、白芍养血润燥，蜂房润燥祛风，刺蒺藜祛血中之风。

25. 天疱疮方（天津长征医院方）

组成： 地肤子、白鲜皮、防风、桔梗、金银花、连翘、蒲公英、紫花地丁、黄芩、栀子、生地黄、当归、丹皮、赤芍、甘草。

功能： 养血润燥，祛风利湿，清热解毒。

主治： 毒热风湿证。症见全身性大水疱、红斑、瘙痒、发热、口干、便秘，脉细滑、舌红苔黄。天疱疮、类天疱疮疱疹样皮炎等各种水泡病等见上述证候者。

方解： 地肤子、白鲜皮祛风利湿，防风祛一身之风，金银花、连翘、蒲公英、紫花地丁、黄芩、栀子清热解毒，生地黄、当归、丹皮、赤芍和血清热，桔梗引诸药上行、利咽化痰，甘草和中。此方可治疗毒热炽盛的湿热实证。

26. 顽癣方（验方）

组成： 紫荆皮、金银花、蒲公英、蛇床子、防风、苦参、川黄连、马尾连、苍耳子、生薏苡仁、蛇床子、红花、丹皮。

功能： 祛风利湿，清热解毒。

主治：风湿毒热证。顽固性肥厚、鳞屑性皮疹、奇痒、口干、便干，脉弦滑或滑、舌红苔黄。顽固性银屑病，一般需服1～2月以上，其他顽固性瘙痒性皮肤病也可应用。

方解：紫荆皮、蛇床子、苍耳子、蛇蜕、防风祛风除湿，金银花、蒲公英、苦参、川黄连、马尾连清热燥湿、解毒消炎，生薏苡仁健脾利湿、清热，丹皮、红花活血化瘀。此方可治疗祛风湿清热之大方，虚证者慎用。

27. 五味消毒饮 （《医宗金鉴·外科心法要诀》）

组成：金银花、连翘、蒲公英、紫花地丁、野菊花。

功能：清热解毒，凉血散风，消痈。

主治：毒热证。症见脓疱、毛囊炎、渗出性皮炎、浸淫、传播、瘙痒、风热或不发热，脉滑、苔薄黄。丹毒、脓疱疮、毛囊炎、传染性湿疹样皮炎和各种继发感染性皮肤病等见上述证候者。

方解：野菊花清热解毒、疏风平肝，金银花、连翘清热解毒、疏散风热，蒲公英清热解毒、消痈散结，紫花地丁清热解毒、凉血消肿。

28. 祛湿健发汤 （赵炳南经验方）

组成：炒白术、泽泻、猪苓、萆薢、车前子、川芎、赤石脂、白鲜皮、桑椹、干地黄、熟地黄、首乌藤。

功能：健脾祛湿，滋阴固肾，乌须健发。

主治：肾虚脾湿证。症见皮脂溢出、脱发、瘙痒、纳呆、乏力，舌淡、苔白腻或滑腻、脉细少力。脂溢性脱发症见上述证候者。

方解：炒白术、泽泻、猪苓、萆薢、车前子，健脾祛湿利水而不伤阴，因车前子还有养阴作用；干地黄、熟地黄、桑椹、首乌藤补肾养血，以助生发；川芎活血祛风，且能引药上行；白鲜皮除湿散风止痒，以治其标；赤石脂能收敛，旨在减少油脂分泌。诸药协同，使之湿从下走，阴血上充，皮毛腠理密固，标本兼顾。

29. 扶正消毒饮（天津长征医院方）

组成： 黄芪、当归、野菊花、金银花、连翘、蒲公英、紫花地丁。

功能： 养血益气，清热解毒。

主治： 正虚毒热证。症见反复性感染性皮疹、渗出、糜烂，脉弱、舌质淡。慢性疖肿、慢性复发性毛囊炎、囊肿性痤疮、穿凿脓肿毛囊周围炎、脓疱性酒齄等见上述证候者。

方解： 五味消毒饮加补气升提之黄芪、养血调血之当归，以扶正气、助清热解毒之功用。

30. 加减升麻葛根汤（天津长征医院方）

组成： 升麻、葛根、杭白芍、荆芥、防风、浮萍、甘草。

功能： 解表透疹，清阳明里热。

主治： 阳明风热证。症见怕冷、口干、泄泻、全身瘙痒性风团、丘疹、水疱、皮疹，脉滑少力、苔薄白。急性荨麻疹、丘疹样荨麻疹、丘疹状湿疹、瘙痒症等见上述证候者，对痢特灵引起的急性荨麻疹有一定疗效。

方解： 升麻解表透疹、清热解毒，葛根清阳明热、解肌表之邪，杭白芍酸敛肝气、养阴清热，荆芥、防风辛温解表透疹，浮萍辛凉解表透疹，甘草和中以助胃气、调和营血。此方为表里和解之剂。

31. 脾肾阳虚方（天津长征医院方）

组成： 附子、白术、茯苓、山药、熟地黄、山萸肉、当归尾、赤芍、红花、泽泻、紫河车、肉桂、黄连、黄芩、党参、荠菜花。

功能： 温补脾肾，活血利尿。

主治： 脾肾阳虚停湿证。症见怕冷、皮肤水肿、小便少、大便溏、腹胀、纳呆、腰酸疼，脉滑少力或沉细、舌暗红、苔薄白。狼疮性肾炎、混合结缔组织病、过敏性紫癜等见上述证候者。

方解： 附子、肉桂温补肾阳，党参、白术、茯苓、山药健脾利湿，红花、赤芍、当归尾等活血化瘀，黄芩、黄连苦寒燥湿、佐温补之太过，紫河车、熟地黄、山萸肉补气血精阳、以助附桂，泽泻、荠菜花清凉利湿、以防温补太过。

32. 肝肾阴虚方（天津长征医院方）

组成：熟地黄、山萸肉、泽泻、茯苓、当归、丹皮、杭白芍、菟丝子、女贞子、枸杞子、菊花、麦冬。

功能：滋补肝肾，清热明目。

主治：肝肾阴虚证。症见长期低热、头昏、目赤、疼痛、咽干、五心烦热、口腔反复出现溃疡、月经不调，脉细数、舌边尖红、少苔。白塞氏病、红斑狼疮、瘙痒症等见上述证候者。

方解：熟地黄、山萸肉、麦冬、杭白芍、丹皮滋补肾阴、退虚热，当归、杭白芍补血养肝，菟丝子、女贞子、枸杞子滋补肝肾之阴，山药、茯苓健脾益气，菊花祛风清肝热。此方为滋补肝肾、清热明目之剂。

33. 地黄饮子（《黄帝素问宣明论方》）

组成：熟地黄、肉苁蓉、巴戟天、山茱萸、石斛、麦冬、茯苓、炮附子、肉桂、石菖蒲、远志、薄荷、五味子、生姜、大枣。

功能：滋肾阴，温肾阳，开窍化痰。

主治：中风喑痱证。症见语气不出、下肢痿软，或瘫痪，或手足皆不能运转，但不知痛处，脉微弱。红斑狼疮病、红斑狼疮累及神经系统所致下肢麻木、水肿、截瘫等。

方解：此方配伍特点在于温肾滋阴药与开窍化痰药同用，是为了针对中风一病的特殊证候而设。方中熟地黄、山茱萸补益肾阴、壮水以济火，巴戟天、肉苁蓉、炮附子、肉桂温补肾阳、更能引火归元，石斛、麦冬滋水清火、并制附子、肉桂之刚燥，石菖蒲、远志开窍化痰、配合茯苓以渗湿；佐五味子收敛浮阳以固脱，生姜、大枣调和营卫，薄荷搜除余邪。

（二）丸剂

1. 神应养真丸（天津长征医院方）

组成： 熟地黄、当归、白芍、川芎、何首乌、菟丝子、女贞子、羌活、木瓜。

功能： 养血补肾，祛风生发。

主治： 血虚肾亏证。症见早年脱发、斑秃、脂溢、头皮发痒、头屑多、腰痛、头晕、脉沉细、舌质淡红。脂溢性脱发、斑秃、慢性瘙痒性皮肤病等见上述证候者。

制服法： 以炼蜜为丸，早晚各1丸。

2. 白驳丸（边延令、魏水言处方）

组成： 紫草、降香、重楼、白药子、白薇、红花、桃仁、龙胆草、刺蒺藜、海螵蛸、苍术、甘草。

功能： 清肝活血、祛风消斑。

主治： 血瘀生风证。症见皮肤有白斑，伴瘙痒或无瘙痒。白癜风等见上述证候者。

制服法： 蜜丸，每丸重9g，日2丸。

3. 当归丸（天津长征医院方）

组成： 当归、川芎白芍、生地黄、熟地黄、防风、白芥子、荆芥、何首乌、玉竹、黄芪、甘草。

功能： 养血润燥，益气祛风。

主治： 血燥证。症见皮肤干燥、鳞屑、皲裂，或萎缩、瘙痒、无热象者，脉细、舌质淡红。慢性荨麻疹、银屑病、瘙痒症、皮肤干燥、皮肤萎缩等见上述证候者。

制服法： 蜜丸，每丸重9g，日2丸。

4. 润肤丸（北京中医医院方）

组成：桃仁、红花、熟地黄、独活、防风、防己、丹皮、川芎、全当归、羌活、生地黄、白鲜皮。

功能：活血润肤，散风止痒。

主治：牛皮癣、鱼鳞病、皮肤淀粉样变、毛发红糠疹、脂溢性湿疹、皲裂性湿疹。

制服法：共为细末，水泛为丸，如绿豆大。每次6g，日2次。

5. 除湿丸（北京中医医院方）

组成：威灵仙、猪苓、栀子仁、黄芩、黄连、连翘、归尾、泽泻、紫草、茜草根、赤苓皮、白鲜皮、丹皮、干生地黄。

功能：清热凉血、除湿利水、祛风止痒。

主治：急性湿疹、牛皮癣、婴儿湿疹、单纯糠疹、多形红斑。

制服法：共研细末，水泛为丸，绿豆大，每次6g，日2丸。

6. 化瘀丸（天津长征医院方）

组成：柴胡、薄荷、栀子、归尾、红花、赤芍。

功能：疏肝活血，化瘤消斑。

主治：肝郁血滞证。症见面部色素沉着、四肢皮肤有紫红色结节性皮疹、慢性紫红色斑片、脉弦、苔薄黄，或舌有瘀斑。黄褐斑、女子颜面黑变病、银屑病、酒皶、痤疮、多发性神经纤维瘤等见上述证候者。

制服法：蜜丸，每丸6g，日2丸。

7. 清热丸（经验方）

组成：荆芥、防风、蝉衣、黄芩、黄柏、连翘、生石膏、苦参、白鲜皮、川大黄、升麻。

功能：祛风清热，利湿解毒。

主治：风热证。症见瘙痒性皮疹、口干便秘、心烦不安、脉濡或浮滑。慢性紫红色斑片、脉弦、苔薄黄，或舌有瘀斑。瘙痒症、荨麻疹、泛发性湿疹、性神经性皮炎等见上述证候者。

制服法： 蜜丸，每丸 9 g，日 2 丸。

8. **斑秃丸**（经验方）

组成： 熟地黄、黄精。

功能： 滋阴养血生发。

主治： 斑秃、脂溢性脱发。

制服法： 每日空腹服 1 次。

二、常用的外用验方

中医皮肤科外用验方数以千计，仅从近年临床常用的择选五十余首分列于下：

1. **酒皶粉**（《中西医结合皮肤病学》）

组成： 京红粉、轻粉、元明粉各等量。

制备： 研细末。

功效： 解毒消肿，杀菌止痒。

主治： 酒皶、痤疮、传染性湿疹样皮炎、脓疱疮。

用法： 用猪油调敷。

2. **陀柏散**（《中西医结合皮肤病学》）

组成： 密陀僧 9 g，黄柏 6 g，冰片 3 g。

制备： 研细末。

功效： 清热除湿，止痒祛风。

主治： 各种湿疹（以下肢的湿疹疗效较好）。

用法： 用花生油调敷。

3. 复方陀柏散（中西医结合皮肤病学）

组成： 密陀僧 9 g，黄柏 6 g，冰片 3 g，轻粉 3 g。

制备： 研细末。

功效： 清热除湿，解毒祛风。

主治： 腋臭、各类湿疹有继发感染者。

用法： 用花生油调敷。

4. 银松散（《中西医结合皮肤病学》）

组成： 银珠 3 g，松香 9 g，冰片 6 g。

制备： 研细末。

功效： 解毒杀菌，消炎止痒。

主治： 匐行性皮炎、掌跖脓疱病、脓疱病或水疱性湿疹等。

用法： 加花生油调敷。

5. 银松膏（《中西医结合皮肤病学》）

组成： 银珠 3 g，松香 9 g，冰片 6 g。

制备： 研细末。

功效： 解毒杀菌、消炎止痒。

主治： 匐行性皮炎、掌跖脓疱病、脓疱病或水疱性湿疹等。

用法： 加花生油调涂；或加蓖麻仁 9 g，捣烂调成膏剂涂。

6. 丁香散（据《医学正传》引朱丹溪方改，原为唾津调敷）

组成： 丁香 3 g，人乳适量。

制备： 丁香捣碎成末，人乳自采。

功效： 消炎润肤。

主治： 乳晕湿疹、乳头皲裂。

用法： 二者混合，调成粉末乳液外搽。

7. 丁香酊（《中医皮肤病学简编》）

组成： 丁香 15 g，70%酒精适量。

制备： 先将丁香放入玻璃容器，70%酒精加至 100 mL。

功效： 杀霉菌，止瘙痒。

主治： 体癣。

用法： 浸泡一周后，外搽患处。

8. 黛柏散（《中西医结合皮肤病学》）

组成： 青黛3 g，黄柏6 g，冰片3 g。

制备： 研细末。

功效： 消炎杀菌，除湿止痒。

主治： 急性渗出性皮炎、脓疱疮等。

用法： 花生油调敷。

9. 轻茶散（待考）

组成： 轻粉3 g，龙骨6 g，儿茶6 g，冰片3 g。

制备： 研细末。

功效： 清热除湿，杀菌止痒。

主治： 渗出性湿疹。

用法： 花生油调敷。

10. 白斑散（《山东中医学院方》）

组成： 细辛6 g，白芷3 g，雄黄3 g。

制备： 研细末。

功效： 祛风杀虫。

主治： 白癜风。

用法： 用醋调匀外敷。

11. 玉蓉散 （《中西医结合皮肤病学》）

组成：绿豆粉 90 g，白菊花 30 g，白附子 30 g，白芷 30 g，食盐 15 g，冰片 1.5 g。

制备：研细末过箩备用。

功效：祛风利湿、消斑润肤。

主治：黄褐斑、痤疮、扁平疣等。

用法：用清水调匀外搽，或代肥皂研细面，外搽 10 分钟后洗去。

12. 20% 补骨脂酊 （《中西医结合皮肤病学》）

组成：补骨脂 60 g，白酒 240 g。

制备：浸泡一周后用。

功效：润肤止痒，生发祛白斑。

主治：白癜风、斑秃、神经性皮炎、瘙痒症等。

用法：外用涂患处。

13. 2% 斑蝥酊 （《中西皮肤病学简编》）

组成：斑蝥 2 g，白酒 100 mL。

制备：浸泡一周外用。

功效：发泡止痒、生发、祛白斑。

主治：神经性皮炎、斑秃、白癜风。

用法：外用涂患处。

14. 蒸敷酊 （北京中医院方）

组成：苍术 15 g，黄柏 15 g，防风 15 g，大风子 30 g，白鲜皮 30 g，独活 15 g，苦参 15 g，五倍子 15 g。

制备：2 剂中药加白酒 1500 mL，或 75% 酒精，浸泡一周外用。

功效：祛风除湿，止痒杀菌。

主治：神经性皮炎、瘙痒症等（寒证）。

用法：外用涂患处。

15. 皲裂膏 (《中西医结合皮肤病学》)

组成： 荆芥 9g，防风 9g，桃仁 9g，红花 9g，当归 9g。

制备： 加入 250g 猪油中，煎枯去渣即成。

功效： 养血润肤，祛风止痒。

主治： 手足皲裂肥厚者。

用法： 外用涂患处。

16. 蒸敷药 (待考)

组成： 苍术 30g，防风 30g，黄柏 30g，白鲜皮 30g。

制备： 切成碎块，布袋包装，蒸热或煮热后用。

功效： 祛风止痒，活血除湿。

主治： 限局性神经性皮炎、扁平苔癣、皮肤淀粉样变、慢性湿疹等。

用法： 热药袋放在皮损上，冷却后换用热药袋。持续热敷 30～60 分钟，每日 1 次或隔日 1 次。每剂可用 5～7 次（煮热的药水宜保留继续使用 5～7 天）。

17. 癣洗药 (据《中医外科学讲义》加减)

组成： 地肤子 30g，蛇床子 30g，白鲜皮 15g，川大黄 9g，斑蝥 3 个，丁香 9g。

制备： 用 500g 醋泡，煮至沸腾，停止加热，以免醋蒸发。

功效： 杀虫止痒。

主治： 手足癣、指甲癣。

用法： 用其温液，浸泡手足，每次 15 分钟，每剂可用 7～10 天。手足泡后宜晾干，再外擦怀氏膏。

18. 瘙痒洗方 (待考)

组成： 刺猬皮 9g，炒枳壳 9g，紫草 15g，紫花地丁 15g，蛤蟆草

（或用车前草）9g。

制备：用0.5～1kg水煮热熏洗之。

功效：祛风止痒。

主治：神经性皮炎、瘙痒症。

用法：用热药液熏洗患处。

19. 脱甲膏（待考）

组成：①全蝎5个，蜈蚣4条，斑蝥3个，蜂房9g，指甲片10个，血余1团。②乳香9g，没药9g，麝香0.3g，冰片0.9g，官粉9g，铜绿6g。

制备：①用香油0.5kg，将一方煎熬枯，去渣，微火炼油成珠，放入樟丹180g而炼成膏。②将二方药研细末，趁一方膏冷却时，掺搅均匀，然后将膏摊在布上。

功效：脱甲。

主治：甲癣。

用法：剪成指甲大小的片块，加热贴在指甲上，过3～5日换1次，直至有病指甲脱落，长出新指甲。

20. 三石散（《中医外科学讲义》）

组成：赤石脂、炉甘石、煅石膏各等量。

制备：研细末。

功效：除湿清热。

主治：湿疹。

用法：用花生油调敷。

21. 化毒散（《中西医结合皮肤病学》）

组成：五倍子6g，松香6g，官粉6g，樟丹6g，冰片3g。

制备：研细末，备用。

功效：杀菌消炎，去湿止痒。

主治：渗出性湿疹、脓疱疮。

用法：用粉剂直接外敷，或花生油调匀外敷。

22. 煤红膏（由北京市中医医院黑红膏方改变而来）

组成与制备：先配制 30%京红粉膏。京红粉 30 g，利马锥（炼丹后下剩锅底的药粉），白醋 4 g，凡士林加到 100 g。

① 10%煤红膏，京红粉膏 90 g、煤焦油 10 g。

② 15%煤红膏，京红粉膏 85 g、煤焦油 15 g。

③ 20%煤红膏，两者各为 80 g 和 20 g。

主治：银屑病、湿疹、神经性皮炎。

用法：先洗浴除去鳞屑，然后外搽煤红膏，扑以滑石粉，根据病损消退情况，采用较高浓度的红煤膏。

按注：上述煤红膏的汞含量较高，可有汞中毒反应，故近年来取用 5%京红粉与 10%煤焦油配合软膏治疗，也有较好的疗效。

23. 酒齄霜（待考）

组成制备：京红粉 5 g，樟脑 2 g，冰片 1 g，霜剂加到 100 g。

功效：杀菌消炎，消肿止痒。

主治：酒齄、痤疮、脂溢性皮炎、湿疹。

用法：直接外涂患处。

注意：开始应用，有的病人有刺激反应，宜暂停，等炎症消退后再应用。对有汞反应的病人禁用。

24. 冰硼散（《外科正宗》）

组成：生硼砂 96 g，火硝 144 g，冰片 6 g。

制备：混匀备用。

功效：清火止痛。

主治：口舌生疮、外阴溃疡。

用法：每取少许吹或搽患处。

25. 锡类消疳散（《赵炳南临床经验集》）

组成：生硼砂6g，寒水石9g，青黛18g，西瓜霜6g，冰片1.5g，珍珠母9g，硇砂6g，牛黄4g。

制备：研细、混匀备用。

功效：清热利咽，消肿止痛。

主治：口腔溃疡、外阴湿疹（白塞氏病）等。

用法：每取少许吹或搽患处。

26. 珍珠散（《北京市中药成方选集》）

组成：白石脂90g，煅龙骨150g，煅石膏60g，煅石决明750g，麝香7.5g，冰片30g，珍珠母7.5。

制备：研细、混匀备用。

功效：解毒消肿，生肌长肉。

主治：各种溃疡，急性与慢性均可。

用法：每取少许直接撒在溃疡面上。

27. 普连膏（北京市中医医院方）

组成：黄芩面10g，黄柏面10g，凡士林80g。

制备：混匀备用。

功效：清热除湿、消肿止痛。

主治：急性点滴状银屑病、银屑病、红皮病、化脓性皮肤病、亚急性湿疹等。

用法：每取适量直接涂敷。

28. 玉红膏（《外科正宗》）

组成：当归60g，白芷15g，白蜡60g，轻粉12g，甘草36g，紫草6g，血竭12g，麻油0.5kg。

制备：先将当归、白芷、紫草、甘草四味药入麻油内3日，浸大勺内慢火熬微枯，细绢滤清；复入勺内煎滚，入血竭化尽；次入白蜡，微火化开。用茶盅4个，放入凉水中，将膏分做4处，倾入盅内，候后片时，下极细轻粉，每盅投3g，不时搅动，至成膏状。

功效： 活血去腐，解毒镇痛，润肤生肌。

主治： 一切皮肤溃疡与化脓性皮肤病（有腐肉、脓液损害）。

用法： 涂在纱布上外敷。

29. 橡皮膏（《疡科纲要》）

组成： 当归60g，血余炭60g，象皮90g，生地黄120g，龟板120g，生石膏150g，炉甘石240g，黄蜡180g，香油2500g。

制备： 先煎生地黄、龟板、象皮，后入血余、当归熬枯、去渣。入黄、白蜡、炉甘石细末及生石膏细粉，微火调匀。

功效： 生肌长肉，敛口愈疮。

主治： 一切溃疡已无腐肉，且疮面肉芽已长平、未收口者均可用应。

用法： 涂在纱布上包扎。

30. 芙蓉膏（《中西医结合皮肤病学》）

组成： 芙蓉叶、大黄、番泻叶、黄连、黄柏各10g，冰片3g。

制备： 上为细末，按七份凡士林三份药的比例调成膏。

功效： 凉血清热，消肿止痛。

主治： 丹毒、蜂窝组织炎、疖、痈初起与结节性红斑等。

用法： 外敷患处。

31. 生肌散（天津南开医院疮疡科方）

组成： 共分5号。

1号：红升丹60g，轻粉15g，乳香、没药各4.5g，血竭4.5g，冰片1.5g。

2号：红升丹60g，轻粉9g，乳香、没药各9g，血竭9g，儿茶6g，煅石膏30g，煅龙骨30g，珍珠母30g，冰片3g。

3号：红升丹60g，轻粉9g，乳香、没药各30g，血竭4.5g，儿茶9g，煅石膏30g，煅龙骨30g，珍珠母30g，冰片3g。

4号：红升丹60g，乳香、没药各30g，冰片1.5g，象皮18g，煅龙骨4.5g，珍珠母15g，血竭30g，儿茶30g，轻粉9g，煅石膏30g，海螵蛸4.5g。

5号：珍珠母6g，象皮6g，血余炭6g，炉甘石9g，血竭6g，儿茶6g，煅石膏30g，冰片0.5g。

制备： 1～5号均研极细末，备用。

功效： 去腐生肌，解毒长肉。

方解： 生肌散1～4号都以提脓去腐、生肌长肉的红升丹为主药，配以轻粉杀虫消炎；乳香、没药、血竭行气活血止痛；儿茶、煅石膏、煅龙骨止血、祛湿、敛疮；珍珠母益阴生肌；冰片通窍为引。

生肌散5号是以珍珠母、象皮生肌长肉为主药；血余止血生肌；煅石膏、炉甘石、血竭、儿茶祛湿敛疮；冰片为引。

主治： 一切化脓性伤口与溃疡、硬红斑、变应性血管炎的溃疡、坏疽性脓皮病、褥疮等。

用法： 生肌散1号中红汞含量为70%，2号中红汞含量为50%，3号中红汞含量为30%，4号中红汞含量为10%。因此，生肌散1号去腐解毒力量最大，2、3、4号递减。临床应用时，当脓腐（坏死组织）量多而难以脱掉时，用去脓腐解毒力的1～2号生肌散，脓腐已渐脱净尽时，改用3号、4号生肌散。若肉芽健康，且有上皮自创口边缘向内生长出时，用5号生肌散。

一般情况下，当用1～4号生肌散时，伤口外面用玉红膏。在用5号生肌散时，外面包以橡皮膏。换药方法如下：

① 浅平伤口：换药时先揭除敷料，用脱脂棉擦净伤口周围（不用酒精棉球），然后再用干棉花蘸去分泌物。检视伤口，如伤口内坏死组织多而不易去除时，可用生肌散1～2号（用量不必过多，宜在伤口表面薄薄覆盖一层即足），然后用涂有玉红膏的纱布盖好，黏膏固定。玉红膏

的范围不要太大，只需略大于伤口即可，也不要涂得太厚。每1~3天换一次药。待坏死组织大部分清除时，就改用生肌散3号，外面仍包以玉红膏。坏死组织已经脱净时，改用生肌4号。当肉芽已经明显长出时，则改用生肌5号，外面包以橡皮膏。

② 深在伤口：若伤口小而深时，揭除敷料后，同样脱脂棉花擦净伤口周围，然后用探针卷少量棉花擦净深处的分泌物（进探针时，要始终保持一个方向捻转），最后取适当大小的一片棉花置于伤口外，将生肌散撒在棉花上，用探针随捻随进伤内（要求棉花包裹在探针上，生肌散包在棉花中央，探针把棉花送到伤口深处顶端）。取出探针时，向相反方向捻转，则棉花已形成一个药捻而脱离探针，轻轻抽出探针，药捻则置留在伤口内，外面用玉红膏包扎黏牢。生肌散之应用，按伤口坏死组织多少、伤口腔径大小、是否引流通畅来决定。坏死组织多，口腔径小，引流不畅用1~2号，反之用3~4号，健康肉芽已长平可用5号。

32. 伤湿止痛膏（《中国药典》）

可用于神经性皮炎、慢性湿疹、结节性血管炎、瘢痕疙瘩等疾病贴敷。也可用于甲癣，将膏片剪成比指甲稍大的片块，把病指甲包起来，每2~3日换1次药。换药时宜把病指甲变软的部分刮去。一直应用至完全长出新的正常指甲，一般为4~5月之久。但简易而无痛苦，以指甲癣的效果较好。对趾甲癣有的也有效，但易复发与再感染，且疗程更长。

33. 金黄散（又名如意金黄散，《外科正宗》）

组成：天花粉50g，黄柏50g，大黄50g，姜黄50g，白芷30g，厚朴20g，陈皮20g，苍术20g，天南星20g，甘草20g。

制备：合研极细末，过筛备用。

功能：消肿止疼，清热解毒。

主治：一切红肿热痛的皮肤疾患，如疖、丹毒、毛囊炎等。

用法：可用鲜马齿苋或鲜豆芽菜等捣烂调敷，亦可用冷水或醋调敷，抑或配成 10%～20% 的软膏外用。

34. 二妙散 (《丹溪心法》)

组成： 黄柏、苍术各等量。

制备： 合研极细末，过筛备用。

功能： 收敛，解毒，消炎。

主治： 急性、亚急性皮炎及湿疹类皮肤病等。

用法： 可用植物油或甘草油等调敷。

35. 三妙散 (《中医皮肤病学简编》)

组成： 黄柏面 30 g，青黛面 3 g，寒水石面 15 g。

制备： 合研极细末，过筛备用。

功能： 清凉，止痒，收敛，解毒。

主治： 急性湿疹、脓疱疮等有糜烂或轻度渗出者。

用法： 可用植物油调敷或直接外用。

36. 祛湿散 (《赵炳南临床经验集》)

组成： 川黄连 24 g，川黄柏 24 g，黄芩面 250 g，槟榔面 100 g。

制备： 合研极细末，过筛备用。

功能： 清热祛湿，解毒止痒。

主治： 急性或亚急性湿疹、皮炎类疾患有糜烂渗出者。

用法： 直接撒布或植物油调敷。

37. 雄黄解毒散 (《疮疽神秘验方》)

组成： 雄黄、寒水石面各 30 g，生白矾 120 g。

制备： 合研极细末，过筛备用。

功能： 解毒，杀虫，止痒。

主治： 一切瘙痒性皮肤病及真菌皮肤病属急性炎症者。

用法： 直接外用，亦可配成 15% 的洗剂外用撒布或植物油调敷。

38. 颠倒散 (《医宗金鉴》)

组成： 大黄面、雄黄面各等量。

制备： 混匀备用。

功能： 消炎，杀虫，脱脂，止痒。

主治： 脂溢性皮炎、痤疮、酒皶鼻。

用法： 用凉水调成糊状外擦，亦可配成15%的洗剂外擦。

39. 雄黄解毒散洗剂 (待考)

组成： 雄黄、炉甘石面各15g，甘油5mL。

制备： 水加到100mL。

功能： 杀菌止痒，消炎止痛。

主治： 亚急性或慢性瘙痒性皮肤病、泛发性神经性皮炎、扁平苔藓、带状疱疹等。

用法： 摇匀，直接外用。

40. 颠倒散洗剂 (待考)

组成： 颠倒散、滑石面各15g，甘油5mL。

制备： 水加到100mL。

功能： 干燥，止痒，脱脂，杀虫。

主治： 痤疮、酒皶鼻、脂溢性皮炎等。

用法： 摇匀，直接外用。

41. 黄连软膏 (据《中医皮肤病学简编》改剂型)

组成： 黄连面1g，凡士林90g。

制备： 调匀备用。

功能： 清热，消肿，解毒，止痒。

主治： 一切急性、亚急性红斑类皮肤病无渗出者，如湿疹、皮炎、银屑病、毛囊炎等。

用法：外敷患处。

42. 清凉软膏（待考）

组成：当归30g，紫草6g，香油480g。

制备：诸药浸泡2~3天，置文火上炸至枯黄后去渣，待冷却后加入大黄面4.5g，黄蜡120~180g，调匀备用。

功能：清热，消肿，解毒，止痒。

主治：一切进行、亚急性无渗出之皮肤病，如湿疹、皮炎、红皮症等。

用法：外敷患处。

43. 5%黑豆馏油软膏（据《赵炳南临床经验集》改得）

组成：黑豆馏油5g，凡士林95g。

制备：混合调匀。

功能：消炎止痒、剥脱皮屑、软化浸润。

主治：一切慢性皮肤病，如慢性湿疹、神经性皮炎等。

用法：直接涂敷在患处。

44. 甘草油（《赵炳南临床经验集》）

组成：甘草10g，植物油100mL。

制法：甘草入油中，文火煎至焦黄，去渣，冷却备用。

功能：消炎，解毒，清洁，润肤。

主治：可清洁疮面、调药面外用，直接涂之可润肤。

用法：直接涂于皮肤和调药面。

45. 紫草油（待考）

组成：紫草10g，植物油100mL。用文火。

制法：用文火将紫草煎至焦黄，去渣，冷却备用。

功能：清凉，消炎，活血，散瘀。

主治：一切红斑、紫斑类皮肤病。

用法：直接涂于患处。

46. 马齿苋水剂（据《外科大成》马齿苋膏改剂型而成）

组成：马齿苋60 g，水2000 mL。

制备：煮后滤过，冷却备用。

功能：清热，消肿，抑制渗出。

主治：一切急性渗出性或脓肿性皮肤病、亚急性及慢性皮肤病。

用法：直接湿敷或洗涤患皮肤。

47. 苍肤水剂（待考）

组成：苍耳子15 g，地肤子15 g，土槿皮15 g，蛇床子15 g，苦参15 g，百部15 g，水3000 mL。

制备：诸药煎煮后备用。

功能：燥湿润肤，杀虫。

主治：慢性湿疹、手足癣、掌跖角化症等。

用法：可煎水泡之，每次20分钟，日1～2次。

48. 龙葵水剂（待考）

组成：龙葵60 g，水2000 mL。

制备：浓煎取汁。

功能：止痒，杀虫，消炎。

主治：一切亚急性瘙痒性皮肤病。

用法：直接涂擦患处。

49. 癣症熏药（《赵炳南临床经验集》）

组成：苍术、黄柏、苦参、防风各9 g，大风子、白鲜皮各30 g，松香、鹤虱各12 g，五倍子15 g。

制备：共碾成粗末，用厚草纸卷成纸卷，备用。

功能：除湿祛风，杀虫止痒，软化皮肤。

主治：一切慢性肥厚性皮肤病，如神经性皮炎、慢性湿疹，肛门或外阴瘙痒等。

用法：用时点燃，用烟熏患处，每次15～30分钟。日1～2次，用后可用砖块压灭。

50. 回阳熏药（待考）

组成：肉桂、炮姜、人参芦、川芎、当归各10g，白芥子、蕲艾各30g，白薇、黄芪各15g。

制备：共碾成粗末，用厚草纸卷成纸卷，备用。

功能：回阳生肌，益气养血。

主治：慢性疮疡，破溃久不收口或形成窦道者。

用法：用时点燃，烟熏患处，每次15～30分钟。日1～2次，用后可用砖块压灭。

51. 黑色拔膏（棍）（待考）

组成：①群药类：鲜羊蹄根梗叶（土大黄）、大风子、百部、皂角各60g，鲜凤仙花、羊踯躅花、透骨草、马钱子、苦杏仁、银杏、蜂房、苦参子各30g，穿山甲、川乌、川乌、全蝎、斑蝥各15g，金头蜈蚣15条。②药面类：白及面30g，藤黄面、轻粉面各15g，硇砂面9g。

制备：用香油3840mL，生桐油960mL，放入铁锅内浸泡群药后，文火煎炸至深黄色，离火滤去药渣。再将油置武火上，煎炼至滴水成珠（约240℃左右），然后下药面，每480mL药油加樟丹300g，药面90g，松香60g，搅均匀后冷却备用。

功能：除湿，杀虫，止痒，软化上皮及湿润，活血破瘀，软坚散结，止痒。

主治：一切慢性肥厚性角化性皮肤病及结节性皮肤病，如鸡眼、胼胝、疣、甲癣、瘢痕疙瘩等。

　　用法： 据情按需外用患处。

　　52. **百部酒**（《赵炳南临床经验集》）

　　组成： 百部 20 支，75% 酒精（或白酒）200 mL。
　　制备： 浸泡 7 昼夜后备用。
　　功能： 杀虫，止痒，去皮屑。
　　主治： 神经性皮炎、皮肤瘙痒、荨麻疹、体癣等。
　　用法： 直接外用于病患。

　　53. **红花酒**（据《赵炳南临床经验集》改）

　　组成： 红花 20 g，75% 酒精 200 mL，浸泡 7 昼夜。
　　制备： 浸泡 7 昼夜后备用。
　　功能： 活血消炎，通络止疼。
　　主治： 结节性红斑、雷诺氏症等。
　　用法： 直接外用于病患。

　　54. **复方土槿皮酒**（待考）

　　组成： 土槿皮 10 g，凤仙花 10 g，羊蹄根 10 g，75% 酒精 300 mL。
　　制备： 浸泡 7 昼夜后备用。
　　功能： 杀虫，止痒。
　　主治： 手足癣、表皮癣菌病。
　　用法： 直接外用于病患。

　　55. **黄褐斑面膜方**（京城皮肤病医院配方颗粒）

　　组成： ①茯苓 20 g，白及、生白术、玫瑰花、生薏苡仁各 10 g。②茯苓、白及、生白术、生薏苡仁、丹参各 10 g。

　　制备： 准备一个干净的容器，放入一袋中药配方颗粒，加入 20 mL 的开水，充分搅拌溶解或者放到微波炉中加热 20 秒，待完全冷却后放入一粒压缩面膜，搅拌待其充分吸收。

功能：①健脾祛湿，祛斑洁面。②健脾祛湿，活血祛斑。

主治：①黄褐斑肝郁气滞明显者。②黄褐斑兼血瘀明显者。

用法：洁面后敷于面部20分钟，清水洗掉，隔日使用一次。

56. 银屑病外治方（京城皮肤病医院配方颗粒）

组成：①马齿苋、大青叶、当归、鸡血藤、地肤子、牡丹皮、白鲜皮各30g。②马齿苋、大青叶、地榆、苦参、紫草、野菊花、金银花各30g。

制法：取中药配方颗粒1剂（2袋）与润肤乳50g充分混合，放置于洁净容器内。搅拌数分钟后，静置约2小时，再次搅拌直至无颗粒状即可。放置阴凉处储存。

功能：①清热养血，活血止痒。②凉血解毒，润肤止痒。

主治：①银屑病属血燥血瘀者。②银屑病属血燥热重者。

用法：取乳剂外涂皮损处，早晚各一次。

第七章 皮肤病常用中药

据不完全统计中药数以万计，从某种意义上说均可外用。选择近二百味皮肤病常用中药分26大类，每药按来源、辛味归经、功能主治、用法用量、使用注意等，一一进行简释于下。

一、攻毒杀虫止痒金石类药

1. 红粉

红粉是以水银、火硝、明矾混合升华而粗制成的氧化汞（HgO），辛、热，大毒力，归脾、肺经，药力峻猛，功能拔毒提脓、蚀腐生肌，主治痈疽疔毒、梅毒下疳、瘰疬、瘰疬、恶疮肉暗紫黑、疮口坚硬、腐肉不去、窦道瘘管、脓水淋漓、久不收口，凡痈疽疮疡溃后，脓多或脓出不畅，或腐肉不去、新肉不生者，皆可为治；内服虽攻毒，但毒大，一般不作内服，孕妇及体弱者忌服。外用拔毒去腐力强，一般不用纯品，多与煅石膏等同用。撒在疮面以似有似无者为佳，腐肉已去或脓水已净者不宜投用。制好后，应放置一段时间，以去火毒。

2. 朱砂

朱砂为硫化物类矿物辰砂族辰砂，主含硫化汞（HgS），甘、寒，有毒，归心经，功能镇心安神定惊、清热解毒明目，主治神志不安实证（心火亢盛、高热神昏、痰热惊痫）、神志不安虚证（阴血亏虚有热）、热毒疮肿、咽喉肿烂、目暗不明等。重镇安神要药，凡心神不安兼热，无论实虚皆宜。内服0.1～0.5g，研末冲，或入丸散。外用适量，研末敷或调涂。内服不宜过量或久服，肝肾功能不正常者慎服，以免汞中毒。忌火煅。古方解其毒用童便、鲜羊血。

3. 银珠

银珠以水银、硫黄和氢氧化钾为原料，经加热升华而制成的硫化汞（HgS），辛、温，有毒，归心肺经，功能攻毒、杀虫、燥湿、祛痰，主治痈疽、肿毒、溃疡、湿疮、疥癣等，多做外用，极少内服。外用适量，研末干掺或调敷。一般不作内服，孕妇及体弱者忌服。外用拔毒去腐力强，一般不用纯品，多与煅石膏研末同用。撒在疮面以似有似无者为佳，腐肉已去或脓水已净者不宜投用。制好之后，应放置一段时间，以去火毒。

4. 轻粉

轻粉以水银、明矾（或胆矾）、食盐等用升华法制成的氯化亚汞（Hg_2Cl_2）结晶，辛、寒，有毒，归肾、肝、大肠经，功能攻毒杀虫、利水通便。主治疮疡溃烂、梅毒、疥疮、湿疹、癣痒、酒皶鼻、痤疮、水肿鼓胀等。多做外用，极少内服。外用适量，研末调敷或干掺；内服每次 0.06～0.15 g，1 日不超过 2 次，入丸散或装入胶囊服。外用不可大面积或长久涂敷；内服宜慎，不可过量或久服，孕妇及肝肾功能不全特别是肾衰性水肿者忌服；服后要及时漱口，以免口腔糜烂；皮肤过敏者忌用。与水共煮，易析出水银，毒性增强，故禁入煎剂。

5. 白降丹

白降丹为人工炼制的氯化汞（$HgCl_2$）和氯化亚汞（Hg_2Cl_2）的混合结晶物，辛、热，有大毒，归脾、肺经，功能拔毒消肿、溃脓、蚀腐、杀虫，主治痈疽发背、恶疮疔毒、瘰疬、脓成不溃、腐肉难消、风癣疥癫。唯外用，每次 0.09～0.15 g。研为极细末单用，也可与其他药配成散剂，干掺或调敷，或以药捻蘸药粉用，或制成药条用。禁内服，孕妇忌用。

6. 水银

水银主要从辰砂矿经加工提炼制成，辛、寒，有毒，归心、肝、肾经，功能攻毒、杀虫，主治疥疮、癣痒、麻风、梅毒、恶疮、痔瘘、酒皶鼻。唯外用，适量涂搽。

7. 铅丹

铅丹为纯铅经加工炼制而成的四氧化三铅（Pb_3O_4），辛、微涩，微寒，有毒，归心、肝经，功能外用拔毒止痒、敛疮生肌主，内服坠痰镇惊、攻毒截疟，主治痈疽疮疡（初起未脓、已脓未溃、溃后脓水多、脓净生肌收口）、黄水疮、疥癣瘙痒、湿疹；惊痫癫狂、疟疾寒热。多外用，少内服。外用适量，研末撒、调敷，或熬膏贴敷；内服每次 0.3～0.6 g，入丸散或研末冲服。内服宜慎，不可过量或持续内服，孕妇及寒性吐逆者忌服；外用不能大面积或长期涂敷。急慢性中毒者要及时救治。

8. 密陀僧

密陀僧为铅或方铅矿加工而成的粗制氧化铅（PbO），咸、辛、平，有毒，归肝、脾经，功能外用攻毒杀虫、收敛防腐，内服能坠痰镇惊、截疟、止痢，主治疮疡脓多、湿疹流水、狐臭、汗斑、酒皶鼻、惊痫、疟疾、泻痢等。外用适量，研末撒或调涂。内服入丸散，每日 0.3～1 g。宜外用，不宜内服。若内服不可过量或久服，以免引致铅中毒。

9. 砒石

砒石为天然含砷矿物砷华等的加工品，主含三氧化二砷（As_2O_3），辛、大热，有大毒，归肺、肝经，功能外用攻毒杀虫、蚀疮去腐，内服劫痰平喘、截疟，主治疮疡腐肉不脱、瘰疬痰核、痔核瘘管、癌肿、走马牙疳（坏死性龈口炎）、疥癣瘙痒、寒痰喘哮、疟疾寒热、复发难治性急性早幼粒细胞白血病、结核病、阿米巴痢等。外用适量，研末撒，调敷，或入药膏、药捻、药饼中用；内服，每次 0.002～0.004 g，入丸散，不入汤剂。外用不宜过量或长时间大面积涂敷，疮疡腐肉已净者忌用，头面及疮疡见血者忌用；易溶于乙醇，内服不能浸酒，不可超量或持续使用；孕妇忌服。中毒后可用二硫基丙醇（BAL）解。

10. 雄黄

雄黄为硫化物类矿物雄黄族，又名雄精、苏尖、刁黄，主含二硫化二砷（As_2S_2），辛、苦、温，有毒，归肝、胃、肺经，功能外用解毒、燥湿、杀虫，内服截疟杀虫、劫痰平喘，主治痈疽肿毒、蛇虫咬伤、疥癣瘙痒、带状疱疹、虫积腹痛、疟疾寒热、哮喘。用作药物灸，常与艾叶等，制成雷火神针燃灸；辟疫疠邪气，与大黄、白芷、苍术、檀香等同用，制成香囊佩戴；用作空气消毒，与苍术、艾叶、白芷等燃烟。外用适量，研末撒或调敷，或烧烟熏。内服 0.05～0.1 g，入丸散，不入汤剂。外用不可大面积或长期涂敷，头面部不宜涂敷，体虚者慎服，孕妇忌服，不能过量或长期服用。煅后生成三氧化二砷（As_2O_3），使其毒性剧增，入药忌火煅。易溶于乙醇，内服不可禁浸酒。要注意选择药材，赤如鸡冠、明彻不臭、质地松脆、无石性者为佳。中毒后，轻症用绿豆汤解毒，重症者立即送医院抢救。

11. 雌黄

雌黄为硫化物类矿物雌黄族，主含三硫化二砷（As_2S_3），辛、平，有毒，归肺、脾、肝经，外用功能燥湿、杀虫、解毒，内服截疟杀虫、劫痰平喘，主治疥癣、恶疮、蛇虫咬伤、疟疾、痰壅喘咳等。多外用少内服。外用适量，研末调敷，或制膏涂；内服入丸散，每次 0.15～0.3 g。过敏者忌用，阴血亏虚、孕妇忌服。因含杂质较多而极少用。

12. 硫黄

硫黄为自然元素类矿物硫族自然硫或含硫矿的加工品，酸、温，有毒，归肾、大肠经，功能外用杀虫止痒，内服补火助阳、下元虚冷、通利大便，主治疥癣瘙痒、皮肤湿疹、肾阳衰微之畏寒倦怠肢冷、喘息、阳痿腰痛、遗尿尿频、五更泻、虚冷便秘。外用适量，研末撒或调敷，或烧烟熏；内服1～3g，炮制后入丸散。内服宜与豆腐同煮，以减其毒，即制硫黄。孕妇及阴虚火旺者忌服。

二、解毒收敛金石类药

1. 白矾

白矾为硫酸盐类矿物明矾石的加工品，又名明矾，煅后名枯矾。白矾主含结晶水的硫酸铝钾 [$KAl(SO_4)_2 \cdot 12H_2O$]，而明矾则主含碱性硫酸铝钾 [$KAl_3(SO_4)_2(OH)_6$]，白矾酸、凉，归肝、脾经，功能外用解毒杀虫、燥湿止痒，主治痈疮肿毒、疥癣瘙痒、湿疹瘙痒、中耳流脓、口舌生疮、目赤翳障、水火烫伤、蚊虫咬伤肿痒不止；皮下注射主治消痔收脱、痔疮、脱肛、子宫脱垂、狐臭、血管瘤；内服止血止泻、清热消痰，主治多种出血、泻痢不止、痰热痫癫发狂、中风痰盛牙关紧闭、痰壅喉闭、痰热咳嗽；还能清肝胆湿热而退黄疸，治肝炎、肝硬化、阻塞性黄疸属肝胆湿热（湿热黄疸）。外用适量，研末撒，或调敷，或化水洗患处。内服0.6～1.5g，入丸散。清热消痰、祛湿热、解毒宜用白矾，燥湿敛疮止痒宜用枯矾。体虚胃弱及无湿热痰火者忌服。严重高血压及肾病患者不宜服，过量服用可引起口腔喉头烧伤、呕吐、腹泻，乃至虚脱等，不宜用过量或久服。服过量中毒，可用牛奶洗胃或服镁盐（$MgSO_4$）抗酸剂等对症疗法。

2. 赤石脂

赤石脂为硅酸盐类矿物多水高岭土的一种红色块状体，主含水化硅酸铝 [$Al_4(Si_4O_{10})(OH)_8 \cdot 4H_2O$]，甘、酸、涩，温，归大肠、胃经，功能煅后收湿敛疮、生肌，生用内服涩肠止泻、止血止带，主治湿疮流水、疮疡不敛、金疮出血、久泻久痢脱肛、便血崩漏、带下清稀。外用适量，研细末撒或调敷。内服 10～20 g，入汤剂应打碎先煎。湿热积滞者忌服，孕妇慎服。畏官桂，不宜与肉桂类药同用。

3. 炉甘石

炉甘石为碳酸盐类矿物方解石族菱锌矿石，主含碳酸锌（$ZnCO_3$），甘，平，归肝、脾经，功能外用解毒明目退翳、收湿止痒敛疮，主治目赤翳障、眼缘赤烂、胬肉攀睛、疮疡不敛、脓水淋漓、湿疹瘙痒、皮肤湿痒。外用适量，研末撒或调敷，点眼水飞。多外用，火煅用醋或三黄水（黄连、大黄、黄柏）淬入药。内服罕见。

4. 硼砂

硼砂为天然硼酸盐类硼砂族矿物硼砂经提炼精制而成的结晶体，主含四硼酸钠（$Na_3B_4O_7 \cdot 10H_2O$），甘、咸，凉，归肺、胃经，功能清热解毒、防腐消肿、清热化痰，主治痈肿疮毒、咽喉肿痛、口舌生疮、鹅口疮、目赤翳障、痰热咳嗽、霉菌性阴道炎等。力较平和，眼、口腔、外科常用药。外用适量，研极细末，干撒或调涂；或沸水溶解，待温，冲洗创面。内服 1～3 g，入丸散。多外用，慎内服。

三、消肿止痛止痒类动物药

1. 蟾酥

蟾酥为蟾蜍科动物中华大蟾蜍 *Bufo bofo gargarizans* Cantor 等耳后腺分泌的白色浆汁的加工品，辛、芳香，温，有毒，归心、胃经，功能攻毒消肿、局麻止痛、开窍醒神，主治痈肿疔疮、咽喉肿痛、瘰疬痰核、癌肿恶疮、龋齿牙痛、痧胀腹痛吐泻神昏。内服 0.015～0.03 g，入丸散；

外用适量，研末调敷或入膏药。此外，能强心利尿，治心衰性水肿，每次4～8 mg，装胶囊，饭后冷开水冲服，每日2～3次。毒大发泡、腐蚀性强，内服不可过量，孕妇忌服；外用不可入目，过敏体质及皮肤溃烂处禁敷。

2. 露蜂房

露蜂房为胡蜂科昆虫大黄蜂 *Polistes mandarinus* Saussure 或同属近缘昆虫的巢，苦，平，有小毒，归胃、肝经，功能攻毒消肿、祛风杀虫、止痛止痒，主治痈疽疮毒、瘰疬结肿、喉痹牙痛、风疹瘙痒、癣疮瘙痒、风湿痹痛、癌肿。内服煎汤2～5 g，研末每次0.5～1 g。外用适量，煎汤漱口或熏洗，或研末调敷，或烧灰研末调敷。气血虚弱者不宜服。

3. 蜜蜂房

蜜蜂房为蜜蜂科昆虫中华蜜蜂 *Apis cerana* Fabricius 等的巢，微甘，凉，归肺、脾经，功能解毒消肿、祛风杀虫，主治痈肿疮毒、咽痛咳嗽、慢性鼻炎、鼻窦炎、湿疹瘙痒、疥癣。内服咀嚼咽汁或煎汤1～5 g，或烧存性冲服3～5 g；外用适量，研细末敷。

4. 斑蝥

斑蝥为芫青科动物南方大斑蝥 *Mylabris phalerata* Pall. 或黄黑小斑蝥 *Mylabris cichorii* L. 的干燥体，辛，热，有大毒，归肝、脾、肾经，功能引赤发泡、攻毒蚀疮、破血散结，主治痈疽脓成不破、咽喉肿痛、顽癣、斑秃、疟疾、面瘫、头痛、经闭、癥瘕、瘰疬、风湿痹痛、神经性皮炎、狂犬咬伤，口服斑蝥素治肝癌等。多外用而少内服，内服米拌炒，以缓其毒烈之性。内服0.03～0.06 g，米炒制研末，或入丸散，或提取斑蝥素用。外用适量，研末敷贴，发泡，或酒、醋浸涂。外涂皮肤能引赤发泡或引发中毒，只宜小面积暂用，不可大面积或长时间敷，皮肤有灼热感即除去，切忌入目。内服宜慎，不可超量，孕妇及体弱肾病患者忌服。

肾脏对斑蝥素有很高的敏感性，肾病者忌服。正常人服 0.6 g 可产生严重中毒反应，致死量约为 3 g。斑蝥素毒更大，致死量为 30 mg。口服斑蝥急性中毒表现为消化道、泌尿系统及中枢神经系统症状，引发口腔黏膜起水泡或溃疡、恶心、呕吐、腹绞痛、便血、血尿、尿频、尿道灼热感、排尿困难、头痛、头晕、视物不清，甚至高热、休克等。

5. 象皮

象皮为象科动物亚洲象 *Elephas maximus* L. 等的干燥皮，甘、咸，温，归脾、胃经，功能止血、生肌、敛疮，主治外伤出血、溃疡久不收口、脓毒已净，善治一切创伤及溃疡久不收口。外用适量，研末调敷或熬膏敷。疮疡脓毒未尽者不宜用，金疮已化脓者忌用。

6. 蝉蜕

蝉蜕为蝉科昆虫黑蚱 *Cryptotympana pustulata* Fabricius 的若虫羽化时脱落的皮壳，又名蝉衣，甘，寒，归肺、肝经，功能疏散风热、利咽疗哑、透疹止痒、明目退翳、祛风止痉，主治风热表证（小儿最宜）温病初起、风热咽痛音哑、麻疹、风疹瘙痒、风热或肝热目赤肿痛翳障、肝热急惊、破伤风（轻症）。本品凡风热、肝风皆宜；发汗不及薄荷，清热不及牛蒡子，长于息风止痉；味不苦易服。内服 3～10 g，煎汤，或研末冲，或入丸散。止痉宜大剂量用。有增强子宫收缩之虞，孕妇慎服。

7. 蕲蛇

蕲蛇为蝰科动物五步蛇（尖吻蝮）*Agkistrodon acutus*（Güenther）除去内脏的干燥全体，甘、咸，温，有毒，归肝经，功能祛风通络、攻毒止痒、息风定惊，主治风湿顽痹、拘挛麻木、中风口喎、半身不遂、麻风、瘰疬结核、恶疮肿毒、破伤风、小儿惊风、疥癣瘙痒等。重症、顽症每用，今之临床用全体，内服兼补虚强壮，顽痹兼体虚者尤宜。内服煎汤 3～10 g，研末 0.5～1 g。多入丸散或泡酒服，阴虚血热者慎服。

8. 乌梢蛇

乌梢蛇为游蛇科动物乌梢蛇 *Zaocys dhumnades*（Cantor）除去内脏的干燥全体，甘，平，归肝经，功能祛风通络、止痒、息风定惊，主治风湿痹痛、中风口㖞、半身不遂、破伤风、小儿惊风、白癜风、风疹瘙痒、湿疹痒痛、疥癣瘙痒等。内服，煎汤9～12 g，研末1～2 g，或入丸剂，或泡酒。外用烧灰调敷。今临床用全体，内服兼补虚强壮，痹痛或疹痒兼体虚者尤佳。

9. 鸡子黄油

鸡子黄油为雉科动物家鸡 *Gallus gallus domesticus* Brisson 蛋黄的加工品，甘，平，归脾经，功能消肿解毒、敛疮生肌，主治烫火伤、中耳炎、湿疹、神经性皮炎、溃疡久不收口、疮痔疖癣、手足皲裂、外伤、诸虫疮毒、冻伤。内服0.5～5 mL，或装胶囊吞服。外用适量，涂搽或滴耳。本品促进创面愈合，疮疡、烧烫伤、湿疹创面溃烂者最佳，多作外用，亦可灌肠。

10. 五倍子

五倍子为漆树科植物盐肤木 *Rhus chinensis* Mill. 等叶上的虫瘿，主要由五倍子蚜 *Melaphis chinensis*（Bell）Baker 寄生而形成，酸、涩，寒，归肺、大肠、肾、肝经，功能内服敛肺止汗、降火生津、涩肠止泻、固精缩尿、收敛止血。外用收湿敛疮、解毒消肿，主治肺虚久咳、自汗、盗汗、内热消渴、久泻久痢脱肛、遗精遗尿、内外伤出血、疮疖肿毒、湿疮流水、子宫脱垂等。久咳或滑脱不固有热者皆宜，疮疡或出血者皆可。内服1～6 g，宜入丸散剂用。外用适量，煎汤熏洗或研末敷。外感咳嗽、湿热泻痢者忌服。

四、解毒止痒止痛类药

1. 儿茶

儿茶为豆科植物儿茶 *Acacia catechu* (L.f.) Willd. 的去皮枝、干的干燥煎膏，又名孩儿茶，苦、涩，微寒，归肺、大肠经，功能收湿敛疮、生肌止血、清热化痰、生津止泻、消食积，主治湿疮流水、溃疡不敛、咽喉肿烂、牙疳口疮、下疳阴疮、痔疮肿痛、血热出血、外伤出血、水火烫伤、痰热咳喘、暑热烦渴、湿热泻痢、小儿消化不良等。内服外用两相宜，凡湿热、热毒、痰热、暑热所致病者皆可，兼食积者尤佳。内服入丸散 0.1～1 g，入汤剂 1～3 g，包煎。外用适量，研末撒或调敷。陈久者效佳。源于茜草科者习名棕儿茶、方儿茶，性效与此同。

2. 樟脑

樟脑为樟科植物樟 *Cinnamomum camphora* (L.) Presl 的枝、干、根、叶，经提炼制成的颗粒状结晶，又名樟冰、台脑、潮脑，辛，热，芳香，有毒，归心、脾经，功能除湿杀虫、温散止痛、开窍辟秽、醒神，主治癣疮瘙痒、冻疮肿痛、跌打伤肿、痧胀腹痛、寒闭神昏等。本品辛香走窜，作用强烈，外用内服皆可，能兴奋中枢神经、强心、升血压、祛痰、驱风、局部麻醉、镇痛、止痒。外用适量，研末撒或调敷。内服 0.1～0.2 g，入散剂或用酒溶化。内服宜慎，不宜过量，孕妇、气虚阴亏及内有热者忌服。又易燃，忌火煅。切勿与冰片相混。

3. 松香

松香为松科植物马尾松 *Pinus massoniana* Lamb. 或其同属植物树干中取得的油树脂，经蒸馏除去挥发油后的遗留物，苦、辛，温，芳香，归肝、脾、肺经，功能外用燥湿杀虫、拔毒生肌，内服祛风止痛，主治疔癣、湿疮、疮痈已脓未溃或脓尽收口、风湿痹痛、外伤出血等。外用适量，研末敷。内服每次0.5～1g，入丸散或浸酒。内热有火者忌服，忌见火与火煅。

4. 藤黄

藤黄为藤黄科植物藤黄 *Garccinia hanburyi* Hook.f. 树干渗出的干燥树脂，酸、涩，凉，有大毒，归心、脾、大肠经，功能攻毒消肿、敛疮止血、杀虫，主治痈疽肿毒、黄水疮、无名肿毒、外伤肿痛、顽癣、带状疱疹、刀斧木石伤、皮肤癌、乳腺癌、阴茎癌等。外用适量，研末掺或调涂，磨汁或熬膏涂。内服0.03～0.06g，入丸散。内服宜慎，少量即能致泻，切忌过量；过量易引起头昏、呕吐、腹痛、泄泻，甚至死亡，体弱者忌服。

5. 大风子

大风子为大风子科植物泰国大风子 *Hydnocarpus anthelmintica* Pier. 及海南大风子 *Hydnocarpus hainanensis*（Merr.）Sleum 的干燥成熟种子，也可取仁榨油用，名大风子油，辛，热，有大毒，归脾、肝、肾经，功能祛风燥湿、攻毒杀虫，主治麻风、梅毒、疥癣、风疹等，善治麻风、梅毒，瘤型麻风最宜。外用适量，捣敷或煅存性研末敷，或制成散、膏剂外敷。内服，一次量0.3～1g，多入丸散。生用力较强，刺激性大；炒炭存性外用或制成霜内服，可减轻毒副反应，作用亦相应缓慢。油外用适量涂擦，内服适量，和药为丸。内服宜慎，易致恶心、呕吐及胸腹疼痛，甚则出现溶血，损伤肝肾，产生蛋白尿、管型等。必须做内服时，当稀释于复方中。不能过量或持续服，阴虚血热、胃肠炎及目疾者忌服。

6. 木槿皮

木槿皮为锦葵科植物木槿 *Hibiscus syriacus* L. 的干燥根皮或茎皮，又名川槿皮，甘、苦，凉，归肝、脾、大肠经，功能杀虫止痒、清热解毒、利湿止血，主治疥癣瘙痒、痔疮脱肛、外伤出血、湿热泻痢、赤白带下、肠风下血。治癣疮要药，外用内服皆可。外用适量，酒浸搽擦，或煎水熏洗。内服3～10g，煎汤。无湿热者不宜服。

7. 土荆皮

土荆皮为松科植物金钱松 *Pseudoljarix kaempferi* Gord. 的干燥树皮或根皮，又名土槿皮，辛、苦，温，有毒，归肺、脾经，功能燥湿祛风、杀虫止痒，主治手足癣、体癣头癣、鹅掌风等。外用适量，醋或酒浸涂擦，或研细粉以醋调敷。极少内服。

五、散风发表止痒类药

1. 荆芥

荆芥为唇形科植物荆芥 *Schizonepeta tenuifolia* Briq. 的干燥地上部分，花穗名荆芥穗，辛，微温，归肺、肝经。生用辛微温发散，炒炭微温涩敛，功能生用散风发表、透疹止痒、止痉，炒炭止血，主治风寒表证、风热表证、头风头痛、风疹瘙痒、疮疡初起、产后发痉、崩漏下血。散风发表通用，风寒、风热皆宜。发汗不如麻黄、桂枝，生用长于散风透疹止痒，风寒风热皆宜；炒炭善止血。内服3～10g，入汤剂不宜久煎，或入丸散。荆芥穗发汗力强。无汗生用，有汗炒用，止血炒炭。体虚多汗者慎服。

2. 防风

防风为伞形科植物防风 *Saposhnikovia divaricata*（Turcz.）Schischk. 的干燥根，甘、辛，微温，归膀胱、肝、脾经，功能散风胜湿、发表止痛、止痉、止泻止血，主治风寒表证、风热表证、表证夹湿、头风头痛、风寒湿痹、破伤风、小儿惊风、肝旺脾虚痛泻、肠风便血、崩漏（炒炭）。发汗不如麻黄、桂枝，长于胜湿、止痉、止泻；治风通用，散外风、息内风皆宜；风寒、风热及表证夹湿皆可，风寒湿三邪客体最宜；炒炭兼涩性，长于止血。此外，治慢性砷（As）中毒，单用或配绿豆、红糖、甘草等水煎服。内服 3～10 g，入煎剂、酒剂或丸散。散风胜湿、发表、止痉宜生用，止血止泻宜炒炭。本品甘缓不峻但发散，有伤阴血助火之虞，血虚发痉及阴虚火旺者慎服。

3. 苍耳子

苍耳子为菊科植物苍耳 *Xanthium sibiricum* Patr. 的干燥成熟带总苞的果实，甘、苦、辛，温，有小毒，归肺、肝、脾经，功能散风寒、通鼻窍、祛湿止痒，主治鼻渊头痛鼻塞（风寒、风热皆宜）、风湿疹痒、风湿痹痛。上通脑顶，下行足膝，外达皮肤，内走脏腑；最善治外感或鼻渊流涕、风湿瘙痒。内服 3～10 g，煎汤，或入丸散。辛温有毒，血虚头痛不宜服；过量易致中毒，引起呕吐、腹痛、腹泻等，不宜过量或长期服用。中毒轻者，可用甘草绿豆汤解之，重者送医院抢救。

4. 苍耳草

苍耳草为于菊科植物苍耳 *Xanthium sibiricum* Patr. 的干燥茎叶，辛、苦，微寒，有小毒，功能祛风、清热、解毒、杀虫，主治风湿痹痛、四肢拘挛、鼻渊、麻风、疔毒、皮肤瘙痒、蛇虫咬伤等。内服 6～15 g，水煎，熬膏或入丸散。外用适量煎汤外洗。小毒而力较强。内服不宜过量或久用，虚人不宜服。

5. 白芷

白芷为伞形科植物白芷 *Angelica dahurica* (Fisch. ex Hoffm.) Benth. et Hook f. 等的干燥根，辛，温，芳香，归胃、大肠、肺经，功能散风祛寒发表、通窍止痛、燥湿止带、消肿排脓（兼活血），主治风寒感冒之头痛鼻塞、流清涕、表证夹湿、眉棱骨痛、头风头痛、牙痛、鼻渊鼻塞、风寒湿痹、风湿瘙痒、寒湿带下清稀、乳痈、痈脓疮毒各期、寒湿腹痛、经寒痛经，和他药配方制成香囊、面膜、研细末调敷用于美容。本品主入阳明（胃、大肠）经，兼入少阴（肺）经，风寒、风寒夹湿、寒湿所致病证皆宜；善通鼻窍、脑窍、关节之窍，止痛力较强；尤善治眉棱骨痛、阳明头痛、鼻渊头痛。辛散温燥而消肿排脓，治疮肿，初期兼表，既活血消散疮肿，又解表；中期脓未成可消，脓成未溃可溃，已溃脓多促排；后期脓尽生肌，宜渐减去。内服3～10g，煎汤，或入丸散。外用适量，研末敷。阴虚火旺、疮疡脓净者慎服。

6. 牛蒡子

牛蒡子为菊科植物牛蒡 *Arctium lappa* L. 的干燥成熟果实，又名鼠黏子，辛、苦，寒，归肺、胃经，功能散风清热、宣肺祛痰、透疹解毒、利咽消肿，主治风热表证、温病初期（卫分）、热性咳嗽、麻疹、风疹瘙痒、咽喉肿痛、痈肿疮毒、乳痈肿痛。内服3～10g，煎汤，或入散剂。入煎剂宜打碎，脾虚便溏者不宜服。凡风热、热毒、肺热、痰热所致病证皆宜，兼二便不利者尤佳。发汗不如薄荷，长于清热、解毒、宣肺祛痰。

7. 浮萍

浮萍为浮萍科植物紫萍 *Spirodela polyrrhiza*（L.）Schleid. 的干燥全株，辛，寒，归肺、膀胱经，功能发汗解表、透疹止痒、利水消肿，主治风热感冒（无汗或有汗皆可）、麻疹透发不畅、风疹瘙痒（脱敏）、风水水肿或水肿兼表。本品善清宣肺气，功似麻黄，但性寒而发汗利水力缓，长于透疹止痒。内服3～10g，煎汤或入丸散。外用适量，煎水熏洗。体虚多汗者慎服。

8. 谷精草

谷精草为谷精草科植物谷精草 *Eriocaulon buergerianum* Koern. 和赛谷精草 *Eriocaulon sieboldtianum* Seib. et Zucc. 的干燥全草或花序，辛、

甘，平，归肝、胃经，功能清肝明目退翳、疏散风热，主治目赤肿痛、多眵多泪、羞明翳膜、痘疹后目生翳膜、风热头痛、牙龈肿痛、风疹瘙痒等。最善治风热目赤肿痛、羞明及目生星翳。内服6～10g，煎汤或入丸散，亦可煎汤外洗。

六、清热泻火解毒类药

1. 石膏

石膏为硫酸盐类矿物硬石膏族，主含含水硫酸钙（$CaSO_4 \cdot 2H_2O$），辛、甘，大寒，归肺、胃经，功能生用清热泻火、除烦止渴，主治气分高热、气血两燔、肺热咳喘、胃火头痛牙痛、口舌生疮、热痹红肿。煅用收湿敛疮，主治湿疹、水火烫伤。生用以清为主，清泄兼透，为清解肺胃气分实热要药。煅用以敛为主，敛中兼清，为收湿敛疮常用药。内服10～15g，煎汤，打碎先下。外用适量，研末撒敷患处。内服用生品，入汤剂宜打碎先煎。脾胃虚寒者忌服。

2. 寒水石

寒水石为硫酸盐类矿物红石膏或碳酸盐类矿物方解石，红石膏主含含水硫酸钙（$CaSO_4 \cdot 2H_2O$），方解石主含碳酸钙（$CaCO_3$）。本品辛、咸，大寒，归肺、胃、心经，功能清热泻火、除烦止渴，主治气分高热、口舌生疮、咽喉肿痛、风眼赤烂、水火烫伤。古代为芒硝类，则功似芒硝，又善润软燥结大便。内服辛咸大寒清泄，外用缓解赤热疼痛而消肿。当代，北方用红石膏，功同石膏而有毒；南方用方解石，其为碳酸盐类矿石。内服10～15g，煎汤，打碎先下。外用适量，研末撒敷患处。内服用生品，入汤剂宜打碎先煎。脾胃虚寒者忌服。

3. 夏枯草

夏枯草为唇形科植物夏枯草 *Prunella vulgaris* L. 的干燥果穗，辛、苦，寒，归肝经，功能清肝火、散郁结、兼养血，主治肝火上炎、肝阳上亢、目赤肿痛、血虚肝热之目珠夜痛、瘰疬、瘿瘤、痄腮、乳痈。本品又能降血压、抗肿瘤，主治高血压属肝火上炎或肝阳上亢者，以及多种癌症。凡肝火、阳亢及痰核郁结诸疾可选；明目要药，尤善治血虚肝热之目珠夜痛。内服 10～15 g，单用可酌加剂量；煎汤，入丸散或熬膏。外用适量，煎水洗，熬膏外敷，鲜品捣敷。脾胃虚寒者慎服。

4. 决明子

决明子为豆科植物决明 *Cassia obtusifolia* L. 等的干燥成熟种子，又名草决明，甘、苦，微寒，归肝、肾、大肠经，功能清肝明目、润肠通便，兼降脂、降血压，主治目赤肿痛、肝肾虚目暗不明、热结肠燥便秘、口臭，以及高脂血症、高血压或高血脂合并者（兼便秘尤宜），善清肝益阴润肠，治肝热或肝肾亏虚目疾，兼便秘者尤宜。内服 10～15 g，打碎先煎；研末每次 3～6 g。降血脂可用至 30 g。生用清肝明目、润肠通便力强，炒用则药力略减。脾虚泄泻或低血压者忌服。

七、清热燥湿止痒类药

1. 黄芩

黄芩为唇形科植物黄芩 *Scutellaria baicalensis* Georgi 的干燥根，苦，寒，归肺、胃、大肠、胆、脾经，功能清热燥湿、解毒、止血、安胎，主治温热病气、营、血分证、半表半里之热（少阳证）、肺热咳喘、湿温、暑湿证、湿热泻痢、湿热黄疸、湿热淋痛、湿热疮疹、热毒疮肿、火毒上攻之目赤肿痛、口舌生疮、血热妄行之多种出血、胎热之胎动、胎漏。为治湿热火毒之要药，广泛用于湿热火毒。与黄连相比，其清热燥湿力较弱，应用范围也各有偏重，作用偏于上焦肺及大肠，善清上焦湿热，除肺与大肠之火。内服 3～9 g，煎汤或入丸散。清热多生用，安胎多炒用，清上焦热酒炒，清胆肝火胆汁炒，止血多炒炭用。年久根空、体轻虚者善清肺火，习称片芩、枯芩。年少根实、体重者善清大肠火，习称子芩、条芩。脾胃虚寒、食少便溏者忌服。

2. 黄连

黄连为毛茛科植物黄连 *Coptis chinensis* Franch. 等的干燥根茎，苦，寒，归心、胃、脾、肝、胆、大肠经，功能清热泻火、燥湿解毒，主治热病神昏烦躁、痰热蒙蔽心窍、胃火牙痛、口舌生疮、虚火上炎（配生地、玄参等）、内热心烦不眠、肝火犯胃呕吐吞酸、湿热痞满呕呃、湿热泻痢、湿热黄疸、湿热疱疹、火毒疮肿、目赤肿痛、血热出血、胃火炽盛之消渴、脾胃不健、消化不良等。本品大苦大寒，纯阴清泄而燥，广泛用于湿热火毒，最善清心胃之火，除中焦湿热。内服 2～10 g，煎汤，不宜久煎，或入丸散。外用适量，研末敷。清热泻火当生用，清肝胆火宜猪胆汁炒，清上焦火宜酒炒，清中焦火宜姜汁炒，降逆止呕宜吴茱萸水炒，治出血宜炒炭。健胃宜少量用。不宜过量或长期服用，阳虚、胃寒呕吐或脾虚泄泻及非热证均忌服，温热病津液大伤及阴虚火旺者慎服。

3. 黄柏

黄柏为芸香科植物黄檗 *Phellodendron amurense* Rupr. 和黄皮树 *Phellodendron chinense* Schneid. 除去栓皮的干燥树皮，苦，寒，归肾、膀胱经，功能清肾火、退虚热、清热燥湿、解毒，主治阴虚火旺之盗汗烦热、遗精梦交、骨蒸劳热之颧红心烦、湿热黄疸、湿热泻痢、湿热下注之淋浊、带下黄臭、阴囊湿疹、外阴湿热痒痛、足膝红肿热痛、湿热外泛肌肤之疱疹痒痛、火毒疮肿、目赤肿痛、血热出血、口舌生疮、中耳炎。作用偏于肾及下焦膀胱，最善清相火，退虚热，除下焦湿热。本品既清实火、湿热，又退虚热，凡实热火毒、湿热、虚热皆宜。内服 3～10 g，煎汤，或入丸散。外用适量，研末敷。清热燥湿解毒宜生用，清相火退虚热宜盐水炒用，止血宜炒炭。脾胃虚寒者忌服。

4. 马尾连（唐松草）

马尾连为毛茛科多年生草本植物多叶唐松草 *Thalictrum foliolosum* DC. 和贝加尔唐松草 *Thalictrum baicalense* Turcz. 等的根茎及根，苦，寒，归心、肺、胃、肝、胆、大肠经，功能清热燥湿、泻火解毒，主治湿热泻痢、湿热黄疸、湿热痞满、湿温、暑湿、热病烦躁神昏、肺热咳嗽、热毒诸证、痈肿疮毒、血热出血、目赤肿痛等。功似黄连而力较弱，善除中焦湿热，兼清肺热。内服根 3～10 g，全草 10～30 g，煎汤，或入丸散。外用适量，研末敷。清热燥湿解毒宜生用，止血宜炒炭。脾胃虚寒者忌服。

5. 苦参

苦参为豆科植物苦参 *Sophora flavescens* Ait. 的干燥根，苦，寒，归心、肝、胃、大肠、膀胱经，功能清热燥湿、祛风杀虫、止痒利尿，主治湿疹痒痛、湿疮痒痛、麻风、疥癣瘙痒、阴痒带下腥臭、湿热泻痢、肠热便血、湿热黄疸、热淋涩痛。此外，抗心律不齐、平喘止咳，治心律失常、痰热喘咳。本品清燥降利下行，药力较强，凡湿热、风、虫所致疮疹痒痛皆可选用。善治湿热痒痛、阴痒带下，兼风、虫者尤佳。似黄连而力较弱，尤善清心火、除中下焦湿热。内服 3～10 g，煎汤或入丸散。外用适量，研末敷，或煎汤熏洗。脾胃虚寒者忌服。反藜芦，不宜与藜芦同用。

6. 龙胆草

龙胆草为龙胆科植物条叶龙胆 *Gentiana manshurica* Kitag.、龙胆 *Gentiana scabra* Bge. 等的干燥根及根茎，苦，寒，归肝、胆、膀胱经，功能清肝胆火、清热燥湿，主治肝火上炎、小儿急惊、脑炎防治、肝胆湿热蒸腾外溢之黄疸尿赤、下注阴器之阴痒阴肿、膀胱湿热之尿血；小剂量用能健胃，并常配其他健胃药同用。药力颇强，既善泻肝胆实火，又善除肝胆及膀胱湿热。大量用可妨碍消化，甚则导致头痛、颜面潮红、昏眩等。内服 3～6 g，煎汤或入丸散；健胃 1～4 g，不宜过量。外用适量，研末调敷。用量不宜过大，脾胃虚寒者忌服。

7. 椿皮

椿皮为苦木科植物臭椿 *Ailanthus altissima*（Mill.）Swingle 的干燥根皮或干皮，苦、涩，寒，归胃、大肠、肝经，功能清热燥湿止带、涩肠止泻、收敛止血、杀虫止痒，主治湿浊带下、泻痢、久泻久痢、痔漏便血、崩漏、月经过多、阿米巴原虫痢、蛔虫腹痛、疥癣瘙痒、外阴湿痒，以及宫颈癌。本品既清热燥湿涩敛而止带、止泻、止痢，又清热凉血收敛而止血，还杀肠道、皮肤黏膜寄生虫、霉菌而止痒。生用苦多涩少性寒，长于清燥；炒炭涩多苦少寒性减，长于涩敛。内服 3～10 g，煎汤或入丸散。外用适量，煎水洗浴或煎膏外涂。脾胃虚寒者慎服。

八、清热凉血类药

1. 生地黄

生地黄为玄参科植物地黄 *Rehmannia glutinosa* Libosch. 的干燥块根，甘、苦，寒，归心、肝、肾经，功能清热凉血、滋阴生津、润肠通便，主治热入营血证、血热妄行出血、病后期之阴虚发热、久病阴血被伤之骨蒸劳热、内热消渴、阴虚肠燥便秘。本品祛邪扶正兼顾，血热、阴虚有热、阴血亏虚、津枯肠燥皆可，热盛阴伤者最宜。与鲜者相比滋阴力强，阴虚血热、骨蒸劳热多用。内服 10～30 g，煎汤，或入丸散。细生地滋阴力较弱，但不甚滋腻。大生地滋阴力与滋腻性均较强，酒炒可减弱寒凉腻滞之性，炒炭多用于止血，但清热凉血力均弱。脾虚食少便溏及湿滞中满者忌服。

2. 鲜地黄

鲜地黄为玄参科植物地黄 *Rehmannia glutinosa* Libosch. 的新鲜块根，苦、甘、寒，归心、肝、肾经，功能清热凉血、滋阴生津、润肠通便，主治热入营血证、血热妄行夹瘀之出血、热病后期之阴虚发热、久病阴血被伤之骨蒸劳热、内热消渴、阴虚肠燥便秘。与干者相比，清热生津凉血效长，兼行散瘀血，热盛伤津及血热出血夹瘀者尤佳。内服 20～60 g，煎汤，或以鲜品捣汁服。脾虚食少便溏及湿滞中满者忌服。

3. 玄参

玄参为玄参科植物玄参 *Scrophularia ningpoensis* Hemsl. 的干燥根，苦、甘、咸，寒，归肺、胃、肾经，功能清热凉血、降火滋阴、解毒散结、润肠通便，主治温病各期之烦热、后期阴伤心烦不眠、骨蒸劳热、阴虚火炎之口疮或咽喉肿痛、热毒咽喉肿痛、目赤肿痛、痄腮、大头瘟、痈肿疮毒、阳毒脱疽、瘰疬痰核、阴虚肠燥便秘。本品功似生地，滋阴力较弱，降火力较强，长于解毒散结。凡血热、虚热、火毒、疮结者皆可，最宜阴虚火旺者。内服 10～15 g，煎汤，或入丸散。脾胃虚寒、胸闷少食便溏者忌服。反藜芦，忌同用。

4. 牡丹皮

牡丹皮为毛茛科植物牡丹 *Paeonia suffruticosa* Andr. 的干燥根皮，苦、辛，微寒，归心、肝、肾经，功能清热凉血、活血化瘀、退虚热，主治血热出血兼瘀（无论热病还是内伤均宜）、血瘀经闭有热、痛经有热、月经先期、经行发热、癥瘕积聚、肠痈腹痛、热毒兼瘀之痈肿疮毒、温病后期阴虚发热、无汗骨蒸。本品集清血热、退虚热、散瘀血于一体，凡血热、血瘀、虚热，无论单发或并发皆可，尤宜血热有瘀或血瘀有热或无汗骨蒸者。内服 6～12 g，煎汤或入丸散。清热凉血、退虚热宜生用，活血化瘀宜酒炒用，用于止血宜炒炭。血虚有寒、孕妇及月经过多者不宜用。

5. 赤芍

赤芍为毛茛科植物芍药 *Paeonia lactiflora* Pall. 等的干燥根，苦，微寒，归肝经，功能清热凉血、活血化瘀、清肝火，主治血热出血兼瘀（无论热病还是内伤均宜）、胸痹心痛、瘀血经闭、痛经、月经不调、癥瘕积聚、跌打损伤、肠痈、痈肿疮毒、肝郁化火、肝火上炎。本品集凉血热、清肝火、散瘀血于一体，凡血热、血瘀、肝火皆可，尤宜血热有瘀或肝火夹瘀者。内服 6～15 g，煎汤或入丸散。经闭、痛经证属虚寒者忌服。反藜芦，忌同用。

汉代不分赤芍与白芍，《神农本草经》中通称芍药，南北朝始有赤白之分。明代之后，本草记载将其分列，沿袭至今。

6. 紫草

紫草为紫草科植物新疆紫草 *Arnebia euchroma*（Royle）Johnst. 等的干燥根，苦、甘、咸，寒，归心、肝经，功能凉血活血、解毒透疹、利尿滑肠，主治斑痘疹紫黑、麻疹（还可预防）、风疹瘙痒（色红）、湿疹、烫伤、痈肿疮毒、银屑病（牛皮癣）、血小板减少。集凉血、活血、解毒、透发斑疹、滑利二便于一体，凉血而不留瘀，活血而不动血，尤宜斑疹紫黑兼二便秘涩者。内服 3～10 g，煎汤或入丸散。外用适量，多熬膏或油浸用。脾虚便溏者忌服。

九、清解热毒类药

1. 金银花

金银花为忍冬科植物忍冬 *Lonicera japonica* Thunb. 等的干燥花蕾，甘，寒，归肺、胃、大肠经，功能清热解毒、疏散风热，主治风热感冒

（热毒重）、温病各期（卫分证、气分证、营分证、血分证）、痈肿热毒（初期兼表、中期热毒盛）、乳痈、肺痈、肝痈、肠痈、热毒血痢等。加水蒸馏取蒸馏液即银花露，力较弱而善上行，除治头面部热毒诸疾外，又清解暑热，治暑热烦渴、痱子等。本品药力颇强而不苦泄，且味不苦易服，凡热毒、风热皆宜；在卫分能透表，气分能清解，营分能透营转气，血分能清解血分热毒。内服 10～15 g，煎汤或入丸散。外用适量，捣烂或研末调敷。脾胃虚寒及气虚疮疡脓清者不宜服。

2. 连翘

连翘为木樨科植物连翘 *Forsythia suspensa*（Thunb.）Vahl 的干燥果实，苦，微寒，归肺、心、小肠经，功能清热解毒、疏散风热、散结消肿、利尿，主治风热感冒（热毒重）、温病卫、气、营分证各期、热毒疮肿（初期兼表、中期热毒盛）、乳痈、肺痈、肝痈、肠痈、瘰疬、瘿瘤、热结癃闭，以及急性肾炎，凡热毒、风热、湿热、肿结皆宜。温病各个阶段皆宜，并常配金银花。本品含维生素 P，能降低血管通透性和脆性，治紫癜等。内服 6～15 g，煎汤或入丸散。连翘心长于清心火。脾胃虚寒及气虚疮疡脓清者不宜服，瘰疬溃后一般不用。用治急性肾炎时，忌食盐与辛辣之物。

3. 野菊花

野菊花为菊科植物野菊 *Chrysanthemum indicum* L. 的干燥头状花序，苦、辛、微甘，微寒，芳香，归肝、肺经，功能清热解毒、疏风平肝、兼降压，主治疔疮肿毒、风热感冒、风热或肝火目赤肿痛、咽喉肿痛、肝阳上亢之头痛眩晕，以及高血压病属肝阳上亢等。本品集清解、疏散、平降于一体。内服 6～15 g，煎汤，或入丸散。外用适量捣敷，脾胃虚寒者慎服。

4. 大青叶

大青叶为十字花科植物菘蓝 *Isatis indigotica* Fort. 的干燥叶，苦，寒，归心、肺、胃经，功能清热解毒、凉血消斑，主治温病高热发斑、疮痈肿毒、龈肿口疮、咽喉肿痛、烂喉丹痧（猩红热）、痄腮、丹毒，以及病毒性疾患、慢性粒细胞性白血病，并用于流脑、流感、肝炎等的防治。内服 10～15 g，煎汤或入丸散。外用适量，鲜品捣敷。脾胃虚寒慎服。

5. 蓼大青叶

蓼大青叶为蓼科植物蓼蓝 *polygonum tinctorium* Ait. 的干燥茎叶，苦，寒，归心、肺、胃经，功能清热解毒、凉血消斑，主治温病高热发斑、发疹、吐血、衄血、热痢、黄疸、疮痈肿毒、龈肿口疮、咽喉肿痛、烂喉丹痧（猩红热）、喉痹、痄腮、丹毒、毒虫伤。内服 10～15 g，煎汤或入丸散。外用适量，鲜品捣敷。脾胃虚寒慎服。

6. 板蓝根

板蓝根为十字花科植物菘蓝 *Isatis indigotica* Fort. 的干燥根，苦，寒，归心、胃、肝经，功能清热解毒、凉血利咽，主治温病高热发斑、风热或内火上攻之咽喉肿痛、龈肿口疮、烂喉丹痧（猩红热）、颜面丹毒、痄腮、疮痈肿毒，并用于流脑、乙脑、流感、肝炎、带状疱疹、腮腺炎、麻疹、扁平疣及病毒性腹泻等的防治，尤善治咽喉肿痛与颜面丹毒（大头瘟）。本品善抗病毒，防治病毒性疾患；抗白血病，治慢性粒细胞性白血病。内服 9～15 g，煎汤或入散。脾胃虚寒慎服。

7. 青黛

青黛为爵床科植物马蓝 *Baphicacanthus cusia*（Nees）Bremek. 等的叶或茎叶经加工制得后的干燥粉末或团块，咸，寒，归肝、肺经，功能清热解毒、凉血消斑、泻火定惊、散肿敛疮，主治温病高热发斑、肝火吐衄、肝火扰肺咳痰带血、肝热惊痫、带状疱疹、痄腮、丹毒、龈肿口疮、疮痈肿毒、湿疹湿疮，以及肝炎（配白矾）、慢性粒细胞性白血病（配雄黄）、银屑病（单用或配紫草、槐花）等。内服 1～3 g，宜入丸散，入汤剂当包煎。外用适量，干掺或调敷。脾胃虚寒者慎服。

8. 北豆根

北豆根为防己科植物蝙蝠葛 *Menispermum dauricum* DC. 的根茎，苦、辛，寒，有小毒，归肺、胃、大肠经，功能泻火解毒、消肿利咽、祛风止痛、利湿消肿，主治咽喉肿痛、肺热咳嗽、痄腮、热毒泻痢、湿热黄疸、风湿痹痛、水肿、治脚气肿痛，北方地区多用。内服 3～9 g，煎汤或入丸散。外用适量，研末调敷或煎水泡洗。内服不宜过量，脾胃虚寒、食少便溏者忌服。

9. 蒲公英

蒲公英为菊科植物蒲公英 *Taraxacum mongolicum* Hand.–Mazz. 或同属数种的干燥全草，苦、甘、寒，归肝、胃经，功能清热解毒、散结消痈、利尿通淋，主治乳痈肿痛、痈肿疮毒、肠痈腹痛、肺痈、肝痈、湿热淋痛、湿热黄疸，以及消化道溃疡、目赤肿痛等。本品能解食物毒，单用或配甘草等。既善清热解毒，又疏肝通乳、散结消痈，还利尿、缓通便。力强效佳而味不甚苦，内、外痈皆宜，乳痈尤佳，内服外用皆效。药食兼用，亦可作蔬食。内服 10～20 g，鲜品酌加，煎汤或入丸散。外用适量，鲜品捣敷。脾虚便溏者慎服。

10. 紫花地丁

紫花地丁为堇菜科植物紫花地丁 *Viola yedoensis* Makino 的干燥全草，苦、辛，寒，归心、肝经，功能清热解毒、凉血消肿，主治痈肿疔毒、疔疮走黄、斑痘疹毒、丹毒。力强于蒲公英，善治火毒炽盛之痈肿疔毒，尤宜疔毒走黄，兼治斑痘疹毒。内、外痈皆效。内服 10～20 g，煎汤或入丸散。外用适量，鲜品捣敷。脾胃虚寒及阴证疮疡者慎服。

11. 蚤休

蚤休为百合科植物七叶一枝花 *Paris polyphylla* Smith var. chinensis

(Franch.) Hara 等的干燥根茎，苦，微寒，有小毒，归肝经，功能清热解毒、消肿止痛、凉肝定惊、解蛇毒，主治痈疮疔肿、痄腮肿痛、带状疱疹、咽喉肿痛、跌打肿痛、肝热生风、小儿惊风、毒蛇咬伤（属血液毒或神经毒者皆可），以及功能性子宫出血、各种癌肿等。主治以外痈为主，善解蛇毒，毒蛇咬伤要药。内服 5～10 g，入丸散时酌减。用于收缩子宫时，宜研末服，每次 3 g，每日 3 次。外用适量，研末敷，或鲜品捣敷。能收缩子宫，孕妇、体虚、无实火热毒及阴疽忌服。肾炎、风湿、肝脏病变者慎用。过量服用，可引起头痛、恶心、呕吐、腹胀、腹痛、面目浮肿等副作用。

12. 拳参

拳参为蓼科植物拳参 *Polygonum bistorta* L. 的干燥根茎，苦，微寒，归肝、肺、胃、大肠经，功能清热解毒、散结消肿、利湿退黄、凉血止血，主治痈肿疮毒、咽喉肿痛、口舌生疮、瘰疬肿结、肺热咳嗽、水肿兼热、湿热泻痢、湿热黄疸、血热吐衄、痔疮便血、外伤出血、水火烫伤。凡热毒、血热、湿热者皆宜，兼二便不利者尤佳。内服 3～10 g，煎汤。外用适量，研末调敷，或鲜品捣敷。脾虚便溏者慎服。

13. 半边莲

半边莲为桔梗科植物半边莲 *Lobelia chinensis* Lour. 的新鲜或干燥全草，甘、淡，寒，归心、小肠、肺经，功能清热解毒、利水消肿、解蛇毒，主治疮疡肿毒、水肿兼热、湿热黄疸、毒蛇咬伤、蜂蝎刺蜇，以及多种癌肿。热毒、蛇毒、水肿皆宜，"家有半边莲，可以伴蛇眠"。内服 10～20 g，鲜草可用 30～60 g，煎汤。外用适量，鲜品捣敷。水肿兼虚者慎服。

14. 白花蛇舌草

白花蛇舌草为茜草科植物白花蛇舌草 *Hedyotis diffusa* Willd. 的干燥

或新鲜全草，苦、甘，寒，归肺、胃、肝、大肠经，功能清热解毒、利湿、抗肿瘤，主治热毒疮肿、咽喉肿痛、肺痈吐脓、肠痈腹痛、热淋涩痛、湿热黄疸、多种癌肿、脂溢性皮炎、痤疮等。内服15～60g，鲜品加倍，煎汤或鲜品绞汁。外用适量，鲜品捣敷。阴疽及脾胃虚寒者忌服。

15. 白鲜皮

白鲜皮为芸香科植物白鲜 *Dictamnus dasycarpus* Turcz. 的干燥根皮，苦，寒，归脾、胃、膀胱、小肠经，功能清热解毒、除湿祛风、止痒，主治湿疮痒痛、湿热疹痒、风热疹痒、阴痒带下、疥癣麻风、湿热黄疸、风湿热痹、热淋涩痛等，为"诸黄风痹之要药"。凡热、湿、风三邪合致病者皆可酌用。内服5～10g，煎汤或入丸散。外用适量，煎汤熏洗，或研末掺、撒，或调涂。脾胃虚寒者忌服。

16. 土茯苓

土茯苓为百合科植物光叶菝葜 *Smilax glabra* Roxb. 的干燥根茎，甘、淡，平，归肝、胃经，功能利湿解毒、兼利关节，主治梅毒或梅毒久服汞剂中毒、湿热疮疡、湿热疹痒、湿热淋浊、阴痒带下黄臭、湿痹重痛麻木、脚气肿痛、痛风、银屑病、钩端螺旋体病等。本品利湿有余而清热力甚弱，兼利关节，善治疱疹湿痒、湿痹，兼解梅疮之毒与汞毒，凡湿毒、梅毒、汞毒皆解。力缓，用量宜大。味不苦，易服。内服15～60g，煎汤或入丸散，也可煎汤含漱。外用适量，研末调敷。阴虚者慎服。《本草纲目》云："忌饮茶。"《医暇卮言》云："与茶同服，必致耳聋。"服药期间忌饮茶叶水。

17. 穿心莲

穿心莲为爵床科植物穿心莲 *Andrographis paniculata* (Burm. f.) Nees 的干燥地上部分，苦，寒，归肺、胃、大肠、小肠经，功能清热解毒、燥湿、兼透散，主治温病初期、肺热咳嗽、肺痈吐脓、咽喉肿痛、疮痈肿毒、鼻渊头痛、湿热泻痢、热淋涩痛、湿疹湿疮、蛇咬伤、钩端螺旋体病、阴道炎等。凡热毒或湿热毒无论在上在下、在里在表均可。内服6～15g，煎汤；或制成片剂、丸散剂，用量可酌减。外用适量，鲜品捣敷，研末调涂。脾胃虚寒者不宜服。

18. 白蔹

白蔹为葡萄科植物白蔹 *Ampelopsis japonica*（Thunb.）Makino 的干燥块根，苦、辛，微寒，归心、胃经，功能清热解毒、散结止痛、敛疮生肌，主治疮疡肿毒、瘰疬肿痛、痔疮肿痛、水火烫伤、冻疮、跌打肿痛、妇女阴中痛。对疮肿未脓可消，已脓促溃，脓多促排，脓尽生肌，久溃不敛可生肌收口。内服5～10g，煎汤或入丸散。外用适量，研末干掺，或调敷。反乌头，不宜与乌头类药同用。

19. 山慈菇

山慈菇为兰科植物杜鹃兰 *Cremastra appendiculata*（D.Don）Makino等的干燥假鳞茎，甘、微辛，寒，有小毒，归肝、胃经，功能清热解毒、散结消痈，主治痈肿疔疮、咽喉肿痛、瘰疬结核、癥瘕痞块、瘿瘤、癌瘤等。内服煎汤3～6g；入丸散0.3～0.6g。外用适量，研末掺或调敷，或鲜品捣敷。正虚体弱者慎服。据报，本品大量久服可引起白细胞减少、胃肠道不良反应、多发性神经性炎等。

20. 马齿苋

马齿苋为马齿苋科植物马齿苋 *Portulaca oleracea* L. 的新鲜或干燥地上部分，酸，寒，归肝、大肠经，功能清热解毒、凉血止痢、利湿通淋，主治热毒泻痢、肠痈腹痛、痈肿疮毒、丹毒、血热崩漏、便血痔血、外伤出血、湿热淋痛、扁平疣、钩虫病等。药食兼用，味不苦易食，为减肥保健食品。内服9～15g，鲜品30～60g，煎汤或鲜品捣汁服。外用适量，捣敷患处。止血宜用鲜品捣汁服。脾虚便溏或泄泻者不宜服。

21. 鸦胆子

鸦胆子为苦木科植物鸦胆子 *Brucea javanica* （L.）Merr. 的干燥成熟果实，苦，寒，有小毒，归大肠、肝经，功能清热解毒、燥湿杀虫、止痢截疟、腐蚀赘疣，主治热毒血痢、休息痢、疟疾寒热、赘疣、鸡眼、早期血吸虫病、滴虫性或阿米巴原虫性阴道炎、手癣、甲癣、喉、外耳道乳突状瘤、癌肿。善腐蚀，外用蚀赘疣、鸡眼、瘢痕，内服要注意保护消化道黏膜。本品力强效佳，虽可治各种痢疾，但多用于休息痢（阿米巴痢）。内服每次 10～15 粒（治疟疾）或 10～30 粒（治痢），或 0.5～2 g，每日 3 次，味极苦，易腐蚀，不宜入汤剂，宜去壳取仁装入胶囊服，或以龙眼肉或馍皮包裹服。或压去油，制成丸剂或片剂用。外用适量，捣敷；或制成鸦胆子油局部涂敷，并注意保护正常皮肤。能刺激胃肠道、损害肝肾，中病即止，不可多用久服；孕妇、婴幼儿慎服；脾胃虚弱、胃肠出血、肝肾病者忌服。

十、泻下通肠类药

1. 大黄

大黄为蓼科植物掌叶大黄 *Rheum palmatum* L.、唐古特大黄 *Rheum tanguticum* Maxim ex Balf 等的干燥根和根茎，苦，寒，归脾、胃、大肠、心、肝经，功能泻下攻积、泻火解毒、凉血止血、破血祛瘀、利胆退黄；外用清火消肿。主治大便秘结（兼热尤宜）、里实正虚（热结伤阴、阳虚里寒）、湿热积滞泻痢腹痛、食积胀满泄泻、肠粘连、实热迫血妄行之吐衄便尿血、实热火毒上攻之头痛目赤牙痛、外犯肌肤之疖疮痈疔便秘、内蕴败腑之肠痈腹痛、瘀血阻滞（兼热或便秘尤宜、新、旧瘀皆效）、瘀血痛经、经闭、产后瘀阻腹痛、癥瘕积聚、跌打伤肿、湿热黄疸、新生儿溶血性黄疸、热毒疮肿、水火烫伤，以及胸水、肝胆结石等。

少量内服（1～3 g）能健脾胃。泻热通便力甚强，素有将军之号。生用泄下力猛，熟用药力较缓，炒炭清散兼收敛。凡便秘属实证或里实证虚者可酌投，热结便秘兼瘀者尤宜。凡血瘀有热之肿痛或出血者亦可酌投，兼便秘或不爽者尤佳。内服煎汤，一般用 5～10 g，热结重症用 15～20 g，散剂酌情减量。外用适量，研末敷。生大黄泻下作用强，欲攻下者宜生用，入汤剂不宜久煎，应后下，以免减弱泻下力；亦可用开水泡服，或研末吞服。酒大黄治上部火热，制大黄泻下力减弱，活血作用较好，多用于瘀血证或不宜峻下者。炒炭则凉血化瘀止血。非实证不宜服，津亏血少内服忌单用，孕妇慎服，虽有适应证，但量宜小不宜大，以防堕胎。产后、哺乳期、月经期慎服。泻后有致便秘的副作用，停用时要酌情选用缓泻药，以防引发便秘。

2. 芒硝

芒硝为硫酸盐类矿物芒硝族芒硝经加工精制而成的结晶体，主含结晶水的硫酸钠（$Na_2SO_4 \cdot 10H_2O$），苦、咸，寒，归胃、大肠、三焦经，功能内服泻热通便、润燥软坚，外用清火消肿、回乳，主治实热积滞燥结便秘、热结旁流下利如水、水饮与热互结之大结胸证、乳痈肿痛、痔疮肿痛、咽喉肿痛、口疮、目赤肿痛、断奶。功似大黄泻热通肠，为溶积性泻药，长于润软、燥结粪便与肿块。本品既稀软燥结之便，又促肠蠕动而泻热排便，善治里热燥结之便秘。内服煎汤 10～15 g，冲入药汁内或开水溶化，或入丸散。外用适量，喷撒，漱口，点眼，化水坐浴。脾胃虚寒及孕妇忌服。哺乳妇女患乳痈外敷时，见效即停，以免敷用太过，乳汁减少。纳西瓜中（西瓜一个6～7斤，入硝1斤）放通风处析出结晶即（白）西瓜霜。

3. 番泻叶

番泻叶为豆科植物狭叶番泻 *Cassia angustifolia* Vahl 等的干燥小叶，甘、苦，寒，归大肠经，功能泻热通肠、消积化滞、行水消肿，主治热结便秘、手术便秘（术前或透视前或术后通便或产褥便秘）、肠粘连、消化不良、腹水水肿。大量（大于 3 g）用既泻热通便，导水湿热毒外出，又行水而退水肿；少量（小于 3 g）用则助消化、消食积，功似大黄泻热通肠，长于滑润大肠，具验、廉、便、简、味不苦易服等优点。内服缓下 1.5～3 g；攻下 5～10 g。开水泡服，入汤剂应后下。孕妇忌服，体虚者慎服。

4. 芦荟

芦荟为百合科植物库拉索芦荟 *Aloe barbadensis* Miller 或其他同属近缘植物叶汁的浓缩干燥物，苦，寒，归肝、心、胃、大肠经，功能泻热通肠、凉肝定惊、杀虫疗疳，主治热结便秘、肝火惊抽、小儿疳积、疥疮癣痒，以及高血压属肝火上犯兼便秘者等。泻热通肠与大黄近似，长于凉肝定惊，兼除肠胃湿热而杀虫疗疳，尤以肝经实火、肝郁化火或惊抽兼便秘者用之为佳，小儿疳积兼湿热者尤宜。内服 0.6～1.5 g，不入汤剂，入丸剂，或研末装入胶囊服。外用适量，研末干撒，或调敷。脾胃虚寒、食少便溏及孕妇忌服。

5. 火麻仁

火麻仁为桑科植物大麻 *Cannabis sativa* L. 的干燥成熟果实，甘，平，归脾、大肠经，功能润肠通便，主治体虚、年老、久病之津枯肠燥便秘、妇女产后或月经期之津枯肠燥便秘。此外，以其油炸铅丹即为黑膏药（油酸铅）的基质原料。内服 10～15 g，生用打碎入煎，或捣取汁煮粥，或入丸散。过大量食入，也能引起中毒，引发恶心、呕吐、腹泻、四肢麻木、失去定向力、抽搐、精神错乱、昏迷及瞳孔散大等，不宜过大量服用。

十一、祛风湿通痹类药

1. 闹羊花

闹羊花为杜鹃花科植物羊踯躅 *Rhododendron molle* G.Don 的干燥花，辛，温，有大毒，归肝经，功能祛风除湿、散瘀消肿、止痛，主治风湿顽痹、瘫痪麻木、跌打伤痛、脱发、疥疮。麻醉止痛与洋金花同用，既增强洋金花的麻醉效果，又抵消或减少洋金花的副作用。内服 0.3～0.6 g，煎汤，浸酒或入丸散。外用适量，煎水洗或鲜品捣敷。内服宜慎，不宜过量或久服，体虚及孕妇忌服。过量中毒，可见恶心呕吐、腹泻、心跳缓慢、血压下降、动作失调、呼吸困难，严重者因呼吸麻痹而死亡。

2. 防己

防己为防己科植物粉防己 *Stephania tetrandra* S.Moore 的干燥根，苦、辛，寒，归膀胱、肾、脾经，功能祛风湿、止痛、清热利水，主治痹痛、瘫痪麻木、水肿兼热、痰饮、脚气浮肿、小便不利、湿热疮疹等。内服 5～10 g，煎汤，或入丸散、片剂。汉防己长于利水湿，木防己长于祛风止痛。不宜大量内服，脾胃虚寒、食欲不振、阴虚及无湿热者忌服。另有广防己则源于马兜铃科植物（*Aristolochia fangchi*），虽止痛力强，但含马兜铃酸而有较强的肾毒性，今已不用。

3. 徐长卿

徐长卿为萝藦科植物徐长卿 *Cynanchum paniculatum*（Bge.）Kitag. 的干燥根及根茎，又名寮刁竹，辛，温，芳香，归肝、胃经，功能祛风通络、活血止痛、止痒、解蛇毒，主治风寒湿痹痛、筋脉拘挛、牙痛、胃痛腹痛、痛经、跌打损伤、风疹瘙痒、顽癣、毒蛇咬伤等，还利水、止咳，治水肿、腹水、咳喘日久不愈。内服煎汤 3～10 g，不宜久煎；散剂

1.5～3 g；或浸酒。外用适量，研末敷或煎汤熏洗。

4. 海桐皮

海桐皮为豆科植物刺桐 *Erythrina variegata* L. var. orientalis（L.）Merr. 等的干燥树皮，苦、辛，平，归肝经，功能祛风湿、通经络、杀虫止痒，主治痹痛拘挛麻木、疥癣、癣痒、时行赤眼、乳腺炎初起等。内服6～12 g，煎汤或入丸散。外用适量，煎汤熏洗或研末调涂。本品长于通络，直达病所，寒热痹皆宜，疥癣疹痒皆可。

5. 苍术

苍术为菊科植物茅苍术 *Atractylodes lancea*（Thunb.）DC. 或等的干燥根，味辛、苦，性温，芳香，归脾、胃经，功能燥湿健脾、祛风湿、发汗，主治湿阻脾胃、水肿痰饮、表证夹湿、风寒湿痹、湿热阴痒痛、足膝肿痛、脚气浮肿，能辟秽气、疫气（常配艾叶、雄黄、冰片等燃烟）。凡湿邪致病，无论在里在表、在上在下皆宜。兼寒径用，兼热当配苦寒。内服5～10 g，煎汤或入丸散。外用适量，烧烟熏。生品燥散性较强，祛风湿、解表多用；制后燥散性减缓，燥湿健脾多用。阴虚内热、气虚多汗者忌服。

十二、利湿祛浊类药

1. 薏苡仁

薏苡仁为禾本科植物薏苡 *Coix lacryma-jobi* L. var. mayuen（Roman.）Stapf 的干燥成熟种仁，甘、淡，微寒，归脾、胃、肺经，功能清利湿热、除痹、排脓、健脾止泻，主治水肿、小便不利兼热、湿痹身痛、湿疹湿疮、肺痈吐脓、肠痈腹痛、脾虚溏泻、扁平疣。本品抗癌，可制成注射液。药食兼用，药力平和，功似茯苓而力较缓，祛邪又扶正。生用长于清热、利湿、除痹、排脓，炒用长于健脾止泻。内服 10～30 g，煎汤或入丸散。亦可做羹、煮粥饭食。力缓，用量须大并久服。清热利湿、除痹排脓宜生用，健脾止泻宜炒用。津液不足者慎服。

2. 滑石

滑石为硅酸盐类矿物滑石族滑石，水飞后名飞滑石，主含含水硅酸镁 $[Mg_3(Si_4O_{10})(OH)_2]$，甘，寒，归膀胱、肺、胃，功能利尿通淋、清热解暑、收湿敛疮，主治热淋、血淋、脚气浮肿、暑热烦渴尿赤、暑湿水泻、湿疹湿疮、暑热痱疮。内服 10～15 g，块者打碎先煎，细粉者纱布包煎；或入丸散。外用适量，研细粉敷。脾虚气弱、精滑及热病津伤者忌服。

3. 泽漆

泽漆为大戟科植物泽漆 *Euphorbia helioscopia* L. 的干燥或新鲜全草，辛、苦，微寒，有毒，归肺、大肠、小肠经，功能利水消肿、化痰止咳、攻毒散结，主治水肿腹水、痰饮咳喘、水肿、瘰疬瘘管、无名肿毒、癌肿、癣疮、淋巴结核。内服 5～10 g，煎汤。外用适量，熬膏外敷。气血虚弱和脾胃虚者慎服。误服鲜草或乳白汁液后，可导致口腔、食管、胃黏膜发炎、糜烂、灼痛、恶心、呕吐、腹痛、腹泻水样便，甚或脱水、酸中毒等不良反应。

4. 冬瓜子

冬瓜子为葫芦科植物冬瓜 *Benincasa hispida* (Thunb.) Cogn. 的干燥种子，甘，寒，归肺、胃、大肠、小肠经，功能清热利湿、清肺化痰、消肿排脓、兼滑肠，主治淋浊、水肿、带下、脚气浮肿、痰热咳嗽、咽喉肿痛、肺痈、肠痈、产后缺乳。古人研末外用作面脂药，有润泽肌肤之效。内服 15～30 g，煎汤，或入丸散。外用适量，煎水洗，或研膏涂敷。脾虚便溏者慎服。

5. 萆薢

萆薢为薯蓣科植物粉背薯蓣 *Dioscorea collettii* Hook.f.var.hypoglauca（Palibin）Pei et Ting 或绵萆薢 *Dioscorea septemloba* Thunb. 等的干燥根茎，苦、甘、平，归肝、胃、膀胱经，功能利湿去浊、祛风除痹，主治湿浊膏淋、白浊、腰膝痹痛、下焦湿热疱疹、脚气浮肿等。作用偏于下焦，治湿最长，治风次之，治寒或热再次，湿浊膏淋最宜。内服 10～15 g，煎汤，或入丸散。肾阴虚者慎服。

6. 地肤子

地肤子为藜科植物地肤 *Kochia scoparia*（L.）Schrad. 的干燥成熟果实，甘、苦、寒，归肾、膀胱经，功能清热利湿、祛风止痒，主治热淋涩痛、小便不利、疱疹瘙痒（与蛇床子相须为用）。药力平和而不伤阴，湿热兼阴虚者也宜。内服 10～15 g，煎汤，或入丸散。外用适量，煎汤洗或敷，或研末敷。

7. 萹蓄

萹蓄为蓼科植物萹蓄 *Polygonum aviculare* L. 的干燥或新鲜地上部分，苦，微寒，归膀胱、胃经，功能清热利尿通淋、除湿杀虫止痒，主治热淋、血淋、石淋、水肿兼热、湿热黄疸、蛔蛲虫积、湿疹瘙痒、疥癣瘙痒、阴蚀痛痒、湿热痢疾，兼便秘或虫积者尤佳。内服 10～15 g，煎汤或入丸散。外用适量，煎汤洗，或绞汁涂。脾虚便溏者慎服。

8. 茵陈蒿

茵陈蒿为菊科植物茵陈蒿 *Artemisia capillaris* Thunb. 等的干燥地上部分，苦，微寒，芳香，归肝、胆、脾经，功能清利湿热、退黄，兼止痒、降脂，主治黄疸、湿温、暑湿、湿疹、湿疮、脂肪肝等。无论阳黄阴黄皆宜。内服 10～30 g，煎汤，或入丸散。外用适量，煎汤熏洗。脾虚或气血不足及食滞、虫积之虚黄、萎黄均不宜单服。

9. 积雪草

积雪草为伞形科植物积雪草 *Centella asiatica*（L.）Urban 的干燥全草，苦、辛，寒，归肝、脾、肾经，功能清热利湿、退黄通淋、解毒消肿、活血止痛，主治湿热黄疸、肝胆结石、沙淋、热淋、中暑腹泻、咽喉肿痛、痈肿疮毒、跌打肿痛、丹毒、带状疱疹、硬皮病等。内服 15～30 g，鲜品加倍，煎汤，或研末服。外用适量，捣敷。脾胃虚寒者慎服。

十三、温阳散寒止痛类药

1. 附子

附子为毛茛科植物乌头 *Aconitum carmichaeli* Debx. 子根的干燥加工品，辛，大热，有毒，归心、肾、脾经（或云十二经），功能回阳救逆、补火助阳、散寒止痛、兼祛风湿，主治亡阳欲脱（兼气脱或血脱或冷汗不止者）、肾阳虚证、阳虚泄泻、阳衰水肿、阳虚自汗、胸痹冷痛、寒邪直中之脘腹痛、风寒湿顽痹、阳虚外感等。本品上补心阳，中温脾阳，下助肾阳（补命门火），为回阳救逆第一要药。逐风寒湿而重在寒湿，彻里彻外，无所不到，凡阳衰、里寒或风寒湿重症每用。内服 3～15 g，煎汤或入丸散。生用毒大力强，制用毒小力缓，久煎可降低毒性。入汤剂宜制用，并应先煎 30～60 分钟，以减弱其毒性。阴虚内热、非阴盛阳衰者不宜服，孕妇忌服。反瓜蒌，不宜与半夏、瓜蒌（皮、仁、全）、天花粉、贝母（浙、川）、白蔹、白及同用。

2. 川乌

川乌为毛茛科植物乌头 *Aconitum carmichaelii* Debx. 的干燥母根，辛、苦，热，有大毒，归心、脾、肝、肾经，功能祛风除湿、散寒止痛，主治风寒湿痹、瘫痪麻木、心腹冷痛、寒疝腹痛、手足厥冷、外伤肿痛，还可用于局麻，治寒痹、顽痹痛重者尤佳。内服1.5～3g，煎汤或入丸散。宜炮制后用（三生饮除外）。入汤剂应先煎30～60分钟，以减低毒性。外用适量，煎汤洗或泡酒涂。孕妇忌服，不宜过量或久服。反半夏、瓜蒌、天花粉、川贝母、浙贝母、白蔹、白及，畏犀角，不宜同用。酒浸毒增，不宜浸酒饮用。

3. 草乌

草乌为毛茛科植物北乌头 *Aconitum kusnezoffii* Reichb. 的干燥块根，辛、苦，热，有大毒，归心、脾、肝、肾经，功能祛风除湿、散寒止痛，主治风寒湿痹、瘫痪麻木、心腹冷痛、寒疝腹痛、手足厥冷、外伤肿痛，还可用于局麻。药力较川乌峻猛，治寒痹、顽痹痛重者尤佳。内服1.5～3g，煎汤或入丸散。宜炮制后用。入汤剂应先煎30～60分钟，以减低毒性。外用适量，煎汤洗或泡酒涂。孕妇忌服，不宜过量或久服。反半夏、瓜蒌、天花粉、川贝母、浙贝母、白蔹、白及，畏犀角，不宜同用。酒浸毒增，不宜泡酒饮用。

4. 肉桂

肉桂为樟科植物肉桂 *Cinnamomum cassia* Presl 的干燥干皮或粗枝皮，辛、甘，热，归肝、肾、脾、心经，功能补火助阳、引火归元、散寒止痛、温通经脉，主治肾阳虚衰、脾肾阳虚、阳虚水肿、虚阳上浮、寒邪直中之脘腹痛、寒痹腰痛、寒疝腹痛、经寒血滞痛经、月经不调、血瘀经闭有寒、癥瘕积聚、阴疽内陷等。本品善消沉寒痼冷而散寒止痛，温通经脉而活血散瘀，但助阳不及附子，回阳救逆一般不用。长于益阳消阴、缓补肾阳与引火归元，亦为补火助阳之要药；又入血分，善温通经脉，改善微循环，血瘀有寒者宜用。内服煎汤2～5g，后下；散剂，每次1～2g，冲服。外用适量，研末敷。用于引火归元时量宜小。官桂作用较弱，用量可适当增加。孕妇、阴虚火旺、里有实热及血热妄行者忌服。畏赤石脂，不宜同用。

5. 吴茱萸

吴茱萸为芸香科植物吴茱萸 *Evodia rutaecarpa*（Juss.） Benth. 等的干燥近成熟果实，辛、苦，热，芳香，有小毒，归肝、胃、脾、肾经，功能内服散寒止痛、燥湿温阳、疏肝下气、杀虫，外用燥湿止痒，主治肝胃虚寒、厥阴上逆之厥阴头痛、肝气上逆之呕吐吞酸、寒疝腹痛、寒湿脚气、阳虚泄泻、经寒痛经、月经不调、蛲虫病腹痛、湿疹、疥癣。本品敷涌泉穴，能引火下行，治口舌生疮、小儿鹅口疮；能引血下行而降血压，治高血压。敷神厥穴能散寒止痛止泻，治脘腹痛、泄泻。善治肝寒气逆（滞）夹湿兼阳虚诸证，内服外用皆宜。内服 1.5～5 g，煎汤或入丸散。外用适量，研末调敷。不宜过量或久服，孕妇慎服，阴虚有热者忌服。

6. 花椒

花椒为芸香科植物花椒 *Zanthoxylum bungeanum* Maxim. 等的干燥成熟果皮，辛，热，有小毒，归脾、肺、肾经，功能内服散寒止痛、补火止喘、燥湿杀虫；外用燥湿杀虫止痒，主治胸腹冷痛、寒性呃逆、阳虚喘息、阳痿宫冷、寒湿泄泻（痢）、蛔虫腹痛、湿疹、脚气、局麻。药食兼用，阳虚、寒凝、湿滞、虫痛可酌选。

内服 2～6 g，煎汤或入丸散。外用适量，煎汤熏洗。阴虚火旺者忌服，孕妇慎用。

7. 丁香

丁香为桃金娘科植物丁香 *Eugenia caryophyllata* Thunb. 的干燥花蕾，辛，温，芳香，归脾、胃、肾经，功能温中降逆、散寒止痛、补肾阳，主治虚寒呃逆、脘腹冷痛、阳痿宫冷、湿带下、手足癣（丁香 15 g，70%酒精 100 mL，泡两天，外涂患处），为治虚寒呃逆之要药。内服 2～5 g，煎汤，或入丸散。外用适量，研末敷，煎汤熏洗，浸酒涂。热证及阴虚内热者忌用。畏郁金。

十四、理气杀虫止痛类药

1. 川楝子

川楝子为楝科植物川楝 *Melia toosendan* Sieb.et Zucc. 的干燥成熟果实，苦，寒，有小毒，归肝、胃、小肠、膀胱经，功能理气止痛、清泄肝火、清利湿热、杀虫止痒，主治肝胃不和、胸腹胀痛、疝气痛、肝胆火盛急躁易怒、虫积腹痛、湿热小便不利、头癣、疥疮。内服 3～10 g，煎汤或入丸散。外用适量，研末调涂。本品过量用可引起头晕呕吐、腹泻、呼吸困难、心跳加快、震颤、痉挛，甚则麻痹失去知觉，不可过量服，脾胃虚寒者慎服。肝郁气滞或肝气犯胃有热者最宜，兼寒者当炒用；外用能杀虫清热而止痒。

2. 阿魏

阿魏为伞形科植物 *Ferula sinkiangensnsis* K.M.Shen、阜康阿魏 *Ferula fukanensisi* K.M.Shen L. 等分泌的干燥树脂，辛、苦，温，臭香，归脾、胃、肝经，功能消积化滞、消癥散结、杀虫，主治食积胀痛、癥瘕痞块、瘿瘤瘰疬、虫积腹痛等。本品消癥散结，故消积力强，善消肉积、油积。内服 1～1.5 g，入丸散。外用适量，熬制成药膏或研末入膏药内，敷贴。孕妇及脾胃虚弱者忌服。

3. 苦楝皮

苦楝皮为楝科植物楝 *Melia azedarach* L. 等的新鲜或干燥树皮或根皮，苦，寒，有毒，归脾、胃、肝经，功能杀虫、清热燥湿、止痒，主治蛔虫病、蛲虫病、钩虫病、湿热疱疹、疥癣瘙痒等。内服既杀蛔、蛲、钩虫，又清湿热；外用于皮肤黏膜，能燥湿清热、杀寄生虫、抑制致病真菌而止痒。内服干品每次6～15g，鲜品15～30g，水煎或入丸散。杀虫鲜用效佳，贮存三年以上即无效。外用适量，煎水洗，鲜品捣敷，或干品研末调敷。不宜过量或持续服用，脾胃虚寒及肝病患者忌服。

4. 芜荑

芜荑为榆科植物大果榆 *Ulmus macrocarpa* Hance. 果实的干燥加工品，辛、苦，温，归脾、胃经，功能内服杀虫消疳，外用祛湿止痒，主治虫积腹痛、小儿疳积、腹痛有虫、疥癣瘙痒等。内服煎汤3～10g，散剂3g，或入丸剂。外用适量，研末调敷。脾胃虚弱者忌服。

5. 鹤草芽

鹤草芽为蔷薇科植物龙芽草（即仙鹤草）*Agrimonia pilosa* Ledeb. 的干燥冬芽，苦、涩，凉，归肝、小肠、大肠经，功能杀虫、解毒消肿，主治各种绦虫病、滴虫阴痒带下、赤白痢、疮疖、阴中疮疡痒痛、疥癣等。所含驱绦成分鹤草酚不溶于水，不宜入煎。研粉吞服，成人30～50g，小儿0.7～0.8g/kg，无须另服泻药。鹤草酚结晶：成人0.7g。鹤草酚粗晶片：成人0.8g，小儿25mg/kg。后两种宜在清晨空腹1次顿服，服后1.5小时可用玄明粉等导泻。外用适量，煎水洗，或鲜品捣敷。内服部分患者有恶心、呕吐头昏等不良反应，停药后即可恢复。

十五、止血活血化瘀类药

1. 侧柏叶

侧柏叶为柏科植物侧柏 *Platycladus orientalis* (L.) Franco 的干燥枝梢及叶，苦、涩，微寒，归肺、肝、大肠经，功能凉血收敛止血、清热燥湿止带、生发乌发、祛痰止咳，主治血热妄行出血证、虚寒出血、湿热带下、脱发、须发早白、咳嗽痰多而黏、疮肿、热毒血痢。本品生用既

凉血又燥湿而生发乌发，血热夹风湿之头发早白或脱落者最宜。内服
10～15g，煎汤或入丸散。外用适量，煎汤洗或研末调敷，鲜品捣敷或
涂擦。生用长于凉血止血、祛痰止咳，炒炭长于收敛止血。虚寒者不宜
单用，出血有瘀血者慎服。

2. 羊蹄

羊蹄为蓼科植物羊蹄 *Rumex japonicus* Houtt. 等的干燥根，苦，寒，
归心、肝、大肠经，功能凉血止血、清热解毒、泻热通肠、杀虫疗癣，
主治血热便血、衄血、咯吐血、痔血、崩漏、热毒血痢、水火烫伤、疮
痛肿毒、热结便秘、疥疮、顽癣、湿疹红肿瘙痒等。本品内服清热凉血
而止血、解毒，又清热通肠而导火外出；外用皮肤能杀虫疗癣。内服
10～15g，鲜品 30～50g，入汤剂或丸散，或鲜品绞汁服。外用适量，干
品研末调敷，或鲜品捣敷，或磨汁涂，或煎汤洗。缓泻通便，脾虚大便
稀薄者不宜服。

3. 苎麻根

苎麻根为荨麻科植物苎麻 *Boehmeria nivea* (L.) Gaud. 的干燥根和根
茎，甘，寒，归心、肝经，功能凉血止血、清热安胎、解毒利尿，主治
血热尿血、吐血、便血、崩漏、咯血衄血、胎漏下血、胎热胎动、热毒
疮肿、痔疮肿痛、毒蛇咬伤、血淋、热淋等。内服 10～30g，鲜品
30～60g，入汤剂或捣汁服。外用适量，煎汤外洗，或鲜品捣敷。鲜品
较干品为佳。脾胃虚寒及血分无热者不宜服。

4. 三七

三七为五加科植物三七 *Panax notoginseng* (Burk.) F.H.Chen 的干燥
根，甘、微苦，温，归肝、胃经，功能化瘀止血、消肿定痛、兼补气血，
主治各种出血、胸痹心痛、血瘀经闭、痛经、癥瘕、跌打肿痛、痈肿疮
毒、气血亏虚或血虚乏力等，以及雷公藤中毒、急性坏死性节段性小肠

炎。本品止血而不留瘀、活血而不耗气，内服外用皆效，凡出血及瘀肿皆可，偏寒兼虚者最宜，偏热无虚者当配清热凉血之品。内服 3～10 g，煎服或入丸散；研粉吞服，每次 1～1.5 g。外用适量，磨汁涂，研末掺或调敷。生用研末效佳。血热及阴虚有火者不宜单服，孕妇慎服。若出血兼阴虚口干者，当配滋阴凉血药同用。

5. 血余炭

血余炭为人科健康人之头发制成的炭化物，苦、涩，平，归肝、胃、肾经，功能化瘀止血、利尿益阴、生肌敛疮，主治齿衄、鼻衄、肌衄、便血、紫癜、吐血、尿血、崩漏、阴虚小便不利、疮疡久溃不合、烫伤。本品为血肉有情之品，既化瘀、收敛而止血，又利中有补而利尿、益阴，还促进创面肌肉生长而生肌敛疮。出血无论寒热均宜，有瘀兼阴虚者最佳，内服外用、单用入复方皆可。利尿而不伤阴，阴虚小便不利者用之为佳。内服煎汤 6～10 g，研末 1～3 g，或入丸散。外用适量，研细掺、吹，或调敷。其气浊，胃弱者不宜服。

6. 茜草

茜草为茜草科植物茜草 *Rubia cordifolia* L. 的干燥根及根茎，苦，寒，归肝经，功能化瘀止血、凉血活血，主治血瘀有热吐衄、尿血、便血、崩漏、气虚不摄之崩漏、血热瘀血、痛经、经闭者、产后瘀阻、跌损瘀肿、关节痹痛、气滞血瘀之肝着证、过敏性紫癜、喘息性气管炎等。内服 10～15 g，大剂量可用 30 g，入汤剂或丸散。本品生用清热凉血力强，炒炭止血力强，血热出血属热盛有瘀宜生用，热轻无瘀宜炒炭用。脾胃虚弱、精虚血少、阴虚火旺及无瘀者慎服。止血而不留瘀、活血而不动血，尤以血热血瘀兼出血者用之最佳。

7. 白及

白及为兰科植物白及 *Bletilla striata*（Thunb.）Reichb.f. 的干燥块茎，

苦、甘、涩，微寒，归肺、肝、胃经，功能收敛止血、消肿生肌，主治肺胃损伤、咯血呕血衄血、劳嗽咳血、肺空洞出血、胃痛泛酸呕血、胃十二指肠出血、疮肿、肺痈后期咳吐脓血痰、水火烫伤、肛裂、皮肤皲裂等。本品收敛止血力强，善治肺胃出血与外伤出血，兼热者最宜，内服外用皆可。治疮肿初起未脓可消，溃后不收口可收，脓多或脓成未溃不用。内服，煎汤 3～10 g，大剂量可用至 30 g，或入丸散；研末，1.5～3 g。外用适量，研末撒或调涂。外感咳血、肺痈初起、肺胃出血属实热火毒盛者慎服。反乌头，不宜与附子、川乌、草乌等乌头类药同用。

8. 紫珠

紫珠为马鞭草科植物杜虹花 *Callicarpa formosana* Rolfe 等的干燥或新鲜叶，苦、涩、凉，归肝、肺、胃经，功能收敛止血、解毒疗疮，主治咯血、咳血、吐血、衄血、便血、尿血、崩漏、血小板减少性紫癜、外伤出血、疮疡、水火烫伤、蛇咬伤等。内服煎汤 10～15 g，鲜品加倍；研末服 1.5～3 g。外用适量，研末撒掺，或鲜品捣敷。虚寒性出血者慎服。

9. 艾叶

艾叶为菊科植物艾 *Artemisia argyi* Levl. et Vant. 的干燥叶，辛、苦，温，芳香，归肝、脾、肾经，功能温经止血、调理气血、散寒止痛、祛湿止痒，主治虚寒（炒炭）崩漏经多、妊娠下血、吐血、衄血、血热出血（生用）、脘腹冷痛、寒凝气滞月经不调、经行腹痛、宫冷不孕、寒湿带下、湿疹、湿疮、疥癣等。本品用于温灸，能温经通络、散寒止痛，治各种疼痛、空气消毒；提取挥发油，能祛痰、止咳、平喘，治咳喘，每次 0.1 mL。内服 3～9 g，煎汤或入丸散。外用适量，供点燃温灸，或煎汤熏洗。温经止血宜炒炭或醋灸用，散寒止痛宜生用，陈久者良。阴虚血热者慎服，不宜过大量服。

10. 川芎

川芎为伞形科植物川芎 *Ligusticum chuanxiong* Hort. 的干燥根茎，辛，

温、芳香，归肝、胆、心包经，功能活血行气、散风止痛，主治月经不调、痛经经闭、产后瘀阻、癥瘕积聚、肝郁气滞之胸胁刺痛、胸痹绞痛、跌打损伤、热毒痈肿疮毒、气血亏兼瘀之肿痛、头痛、风寒湿痹日久不愈等。本品通过扩张周围血管有助于降血压，上行头颠，下走血海，内行血气，外散风寒，善活血与行气，血瘀气滞兼寒或风寒者宜用。内服，煎汤 3～10g，研末 1～1.5g。外用适量，研末敷或煎汤洗。阴虚火旺、气虚多汗、气逆呕吐、月经过多及出血性疾病不宜用。

11. 莪术

莪术为姜科植物蓬莪术 *Curcuma phaeocaulis* Val. 等的干燥根茎，辛、苦，温，归肝、脾经，功能破血行气、消积止痛，主治血瘀气滞之经闭痛经、癥瘕积聚、产后瘀阻、宫外孕有包块、食积脘腹胀痛等。本品能直接抑制、杀灭肿瘤细胞，增强机体免疫功能，增加肿瘤细胞的免疫原性，治各种癌瘤，凡血瘀、气滞、食积重症即可用，兼寒者尤宜。与三棱虽均能破血行气、消积止痛，但性温而行气力较强，治血瘀、气滞、食积重症常相须同用，无论兼寒兼热或有无疼痛均宜。内服 3～10g，煎汤或入丸散。外用适量，研末调敷。醋制能增强止痛作用。体虚无积、孕妇及月经过多者忌服。

12. 三棱

三棱为黑三棱科植物黑三棱 *Sparganium stoloniferum* Buch.-Ham. 的干燥块茎，苦、辛，平，归肝、脾经，功能破血行气、消积止痛，血瘀气滞之经闭痛经、癥瘕积聚、产后瘀阻、宫外孕有包块、食积脘腹胀痛等。本品能抗肿瘤，用于原发肝癌。凡血瘀、气滞、食积重症可投，无论兼寒兼热均宜。与莪术相伍虽均能破血行气、消积止痛，但性平而破血力较强（古人谓其"削坚"），治血瘀、气滞、食积重症，常相须为用。内服 3～10g，煎汤或入丸散。醋制均能增强止痛作用。体虚无积、孕妇及月经过多者忌服。

13. 月季花

月季花为蔷薇科植物月季 *Rosa chinensis* Jacq. 的干燥或新鲜花蕾或初开之花，甘，温，芳香，归肝经，功能活血疏肝、解郁调经、消肿解毒，主治月经不调、痛经、经闭、痈肿疮毒、瘰疬结肿、跌打损伤等。肝郁血滞有寒者宜用。内服 3～6g，煎汤或入丸散。外用适量，捣敷。孕妇及脾虚便溏者慎服。

14. 五灵脂

五灵脂为鼯鼠科动物复齿鼯鼠 *Trogopterus xanthipes* Milne-Edwards 的干燥粪便，苦、甘，温，归肝、脾经，功能生用活血止痛，炒用化瘀止血，兼消积解毒，主治心腹胁肋刺痛、瘀血经闭痛经、产后瘀阻腹痛、疝气疼痛、崩漏经多、吐血、便血、小儿疳积、蛇、蜈蚣、蝎蜇伤、疮肿等，凡活血止痛、化瘀止血，血瘀痛、瘀血出血兼寒者可选。内服 3～10g，包煎或入丸散。外用适量，研末调涂。活血止痛宜生用，化瘀止血宜炒用。畏人参，不宜与人参同用。孕妇慎服。

15. 川牛膝

川牛膝为苋科植物川牛膝 *Cyathula officinalis* Kuan 的干燥根，甘、微苦，平，归肝、肾经，功能逐瘀通经、通利关节、利尿通淋、引药、引血、引火下行，主治血瘀之月经不调、痛经、经闭、治癥瘕痞块、产后瘀阻、难产死胎、胎盘滞留、腰膝痹痛、热痹足膝红肿、口舌生疮、牙龈肿痛、火热上逆之吐衄、咯血、肝阳上亢、肝火上炎、淋证涩痛、小便不利等。或云川牛膝长于逐瘀通经、通利关节、利尿通淋宜生用；怀牛膝长于补肝肾、强筋骨宜制用。内服 6～10g，煎汤，或入丸散，或浸酒。孕妇忌服。

16. 桃仁

桃仁为蔷薇科植物桃 *Prunus persica* (L.) Batsch 等的干燥成熟种子，

苦、甘，平，归心、肝、肺、大肠经，功能破血化瘀、润肠通便、止咳平喘，主治痛经、经闭、产后瘀阻腹痛、癥瘕积聚、胸痹绞痛、肝脾肿大、蓄血发狂、肠燥便秘、肠痈腹痛、跌打损伤、痰多咳喘、肺痈吐脓等。凡血瘀不论寒热新旧均宜，兼肠燥便秘或咳喘者尤佳。内服6～9g，入煎剂宜捣碎，或入丸散。孕妇及血虚者忌服，不宜过量服。

17. 红花

红花为菊科植物红花 *Carthamus tinctorius* L. 的干燥花，辛，温，归心、肝经，功能活血化瘀、通经止痛，主治痛经、经闭、癥瘕积聚、包衣不下、产后瘀阻腹痛、胸痹绞痛、痘疹夹斑色不红火、痈肿疮毒、跌打瘀肿，血栓闭塞性脉管炎、静脉炎等。与桃仁相比，除活血化瘀外，又通经、消肿、止痛，治疮肿及痘疹夹斑色不红活，疮肿各期均可用，但热毒炽盛者需配清热凉血解毒之品。内服3～10g，入汤剂或丸散。小剂量活血通经，大剂量破血催产。孕妇及月经过多者忌服。

18. 苏木

苏木为豆科植物苏木 *Caesalpinia sappan* L. 的干燥心材，甘、咸、微辛，平，归心、肝、脾经，功能行血散瘀、祛风止痒，主治经闭、痛经、产后血晕胀闷欲死、瘀血胸痹疼痛、跌打瘀肿、筋骨折伤、风疹瘙痒，血瘀有热或血热夹瘀兼风痒者宜用。内服3～10g，入汤剂或丸散。外用适量，研末敷。孕妇忌服。

19. 凌霄花

凌霄花为紫葳科植物凌霄 *Campsis grandiflora* (Thunb.) K.Schum. 等的干燥花，辛，微寒，归肝、心包经，功能破血行瘀、凉血祛风，主治经闭痛经、癥瘕积聚、肝脾肿大、皮肤疹痒（血热风盛、湿郁肌肤）、各种癌肿等，血热夹瘀或血瘀有热兼风痒者用之为佳。内服3～10g，入汤剂或丸散。外用适量，研末敷。孕妇及气血虚弱者忌服。

20. 丹参

丹参为唇形科植物丹参 *Salvia miltiorrhiza* Bge. 的干燥根及根茎，苦，微寒，归心、肝经，功能活血祛瘀、凉血消肿、清心除烦，主治血瘀有热之月经不调、痛经、经闭、癥瘕痞块、肝脾肿大、血瘀胸腹痛、血瘀肌肉关节痛、热痹红肿热痛、痈肿疮毒、热入营分之心烦不眠、血虚有热之心烦不眠等，血瘀有热或血热或热扰心神（失眠、心慌、心悸）者宜用。古云"一味丹参功同四物"，实为凉血活血、祛瘀生新之品。内服 5～15 g，大剂量 30 g，煎汤或入丸散，酒炒增其活血之功。月经过多及孕妇慎服。反藜芦，不宜同用。

21. 虎杖

虎杖为蓼科植物虎杖 *Polygonum cuspidatum* Sieb.et Zucc. 的干燥根茎和根，苦、辛，微寒，归肝、胆、肺、大肠经，功能活血祛瘀、祛风通络、利湿退黄、清热解毒、化痰止咳、通便降脂，主治血瘀经闭、痛经、癥瘕积聚、产后瘀阻恶露不尽、跌打损伤、热痹红肿、风寒湿痹、淋证涩痛兼便秘、湿热带下、肝胆或泌尿系结石、湿热黄疸、肠痈腹痛、痈肿疮毒、水火烫伤、毒蛇咬伤、肺热咳喘痰黄黏稠、热结便秘、体胖脂高等，血瘀有热、风湿热、湿热、痰热、肠热、结石、便秘者宜用。内服 10～30 g，水煎或入丸散。外用适量，研末调敷或鲜品捣敷。孕妇及脾虚便溏者忌服。

22. 益母草

益母草为唇形科植物益母草 *Leonurus japonicus* Houtt. 的干燥地上部分，辛、苦，微寒，归心、肝、膀胱经，功能活血祛瘀、利水消肿、清热解毒，主治经行不畅、月经不调、经闭、痛经、产后瘀阻腹痛、包衣不下、放环带血、伤损肿痛、浮肿、小便不利、痈肿疮毒、乳痈肿痛、皮肤疹痒、慢性肾炎、尿蛋白不退等，血瘀有热、水肿或疮肿兼瘀者皆宜。本品并能降血压，高血压兼小便不利者可用。内服10～15g，大剂量可用30g，入汤剂或丸散。外用适量，鲜品洗净，捣烂外敷。孕妇及阴虚血亏慎服。

23. 鸡血藤

鸡血藤为豆科植物密花豆 *Spatholobus suberectus* Dunn 的干燥藤茎，苦、微甘，温，归肝、肾经，功能活血补血、舒筋通络，主治血瘀兼血虚之月经不调、痛经、经闭、血痹肢麻、风湿久痹、跌打伤肿，以及放射线所致的白血病（长期煎服）。凡血瘀血虚有寒者可投，血虚痹痛麻木者最宜。内服10～15g，大剂量可用30g，煎汤或入丸散。月经过多者不宜服。

24. 乳香

乳香为橄榄科植物卡氏乳香树 *Boswellia carterii* Birdw. 及其同属植物皮部渗出的干燥油胶树脂，辛、苦，温，芳香，归心、肝、脾经，功能活血止痛、消肿生肌、兼能伸筋，主治瘀血阻滞之胸胁肋脘腹痛、血瘀痛经、经闭、癥瘕痞块、跌打损伤、痈疽肿毒坚硬疼痛、瘰疬癌肿、痹痛拘挛麻木等。本品为外伤科要药，血瘀及疮肿皆宜。与没药功效相同，性温长于伸筋，血瘀兼寒者宜用，古云"活血伸筋乳香为优"。内服因行散而易耗伤正气，外用因生肌而不利于排脓。疮肿未溃可服，溃后勿服；无脓可敷，脓多勿敷。内服3～9g，宜炒去油用，煎汤或入丸散。外用适量，研末敷。本品苦泄散活血，入煎常致汤液混浊，服后易致呕吐，用量不宜过大，胃弱者不宜服，孕妇及无血滞者忌服，疮疡溃后勿服，脓多勿敷。

25. 没药

没药为橄榄科植物没药树 *Commiphora myrrha* Engl. 或其他同属植物茎干皮部渗出的干燥油胶树脂，苦，平，芳香，归心、肝、脾经，功能破血止痛、消肿生肌，主治瘀血阻滞之胸胁肋脘腹痛、癥瘕痞块、治跌打损伤、痈疽肿毒坚硬疼痛、瘰疬癌肿等。本品与乳香功效相同，性平长于破血散瘀，血瘀无论寒热皆宜，古云"散瘀止痛没药为雄"。内服3～9g，宜炒去油用，煎汤或入丸散。外用适量，研末敷。苦泄散活血，入煎常致汤液混浊，服后易致呕吐，用量不宜过大，胃弱者不宜服，孕妇及无血滞者忌服，疮疡溃后勿服，脓多勿敷。

26. 血竭

血竭为棕榈科植物麒麟竭 *Daemonorops draco* Bl. 的果实和树干渗出的干燥树脂，甘、咸，平，归心、肝经，功能活血化瘀止痛、止血生肌敛疮，主治跌打损伤肿痛、瘀血经闭、痛经、产后瘀阻腹痛、胸痹瘀血心痛、癥瘕痞块、疮疡久不收口、金疮出血及上消化道出血等，凡血瘀重症无论新旧皆宜。内服每次1～1.5g，研末冲，或入丸散。外用适量，研末撒或调敷，或入膏药贴敷。无瘀血者慎服，孕妇及妇女月经期忌服。

27. 凤仙花

凤仙花为凤仙花科植物凤仙花 *Impatiens balsamina* L. 的干燥或新鲜花，甘、微苦，温，有小毒，归肝经，功能活血通经、祛风止痛、解毒消肿、兼止痒，主治血瘀痛经、经闭、产后瘀阻腹痛、跌打损伤、风寒湿痹、半身不遂、痈肿疮毒、毒蛇咬伤、鹅掌风、灰指甲等。外用解毒、祛风、消肿、止痒，主治疮毒、蛇毒、风痒等。内服1.5～3g，鲜品3～9g，煎汤或入丸散，或浸酒。外用适量，鲜品捣敷，或煎汤熏洗。孕妇忌服，用量不宜过大。

28. 水蛭

水蛭为水蛭科动物蚂蟥 *Whitmania pigra* Whitman 等的干燥体，咸、苦，平，有小毒，归肝经，功能破血逐瘀消癥，主治蓄血发狂、瘀血经闭、癥瘕、干血劳肌肤甲错、跌打损伤日久不愈，以及癌肿和血小板减少症、脑血栓、急性角膜炎、痈肿疮毒、高血压及断指再植等。本品作用较缓慢而持久，常与虻虫相须为用，以增药力。内服煎汤 3～6 g，研末每次 0.3～0.5 g，或入丸散。孕妇、经多者忌服。

29. 虻虫

虻虫为虻科动物双斑黄虻（复带虻）*Atylotus bivittateinus* Takahasi 等的雌虫干燥体，苦，微寒，有小毒，归肝经，功能破血逐瘀消癥，主治蓄血发狂、癥瘕痞块、瘀血经闭、跌打损伤日久不愈、干血劳肌肤甲错、癌肿。内服煎汤 1～1.5 g；研末吞每次 0.3 g。去翅、足，用躯干部。孕妇、经多及脾虚便溏者忌服。

30. 土鳖虫

土鳖虫为鳖蠊科动物地鳖 *Eupolyphaga sinensis* Walker 等的雌虫干燥体，咸，寒，有小毒，归肝经，功能破血逐瘀消癥、续筋接骨，主治干血劳、瘀血经闭、产后瘀阻、久疟疟母、肝脾肿大、筋骨折伤、乳汁不下、肝硬化早期等。内服煎汤 3～9 g，研末每次 1～1.5 g，或入丸散。孕妇、经多者忌服。功同虻虫、水蛭，作用较平稳，又续筋接骨，三者常相须为用，以增药力。

31. 紫硇砂

紫硇砂为卤化物类矿物紫色食盐 *Halite* Violaceoum 的晶体，主含氯化钠（NaCl），咸、苦、辛，温，有毒，归肝、脾、胃经，功能破瘀散结、软坚消积、攻毒蚀腐，主治癥瘕积聚、血结刺疼、噎膈反胃、疔疮、瘰疬、喉痹肿痛、赘疣、息肉、诸毒虫咬伤、肿痛不已、食道癌等。外用适量，点、撒或油调敷，或入膏中贴，或化水点涂。内服 0.3～1 g，入丸散，每日不超过 2 g。内服不宜过量，孕妇、消化道溃疡及肝肾功能不全者忌服。

十六、燥湿化痰止咳类药

1. 半夏

半夏为天南星科植物半夏 *Pinellia ternata*（Thunb.）Breit. 的干燥块茎，辛，温，有毒，归脾、胃、肺经，功能内服燥湿化痰、消痞散结、降逆止呕，外用消肿散结，主治痰多咳喘（寒痰清稀、痰热黄稠）、痰湿中阻（痰寒、痰热、寒热错杂）、呕吐反胃、痰饮眩晕、风痰瘫痪、半身不遂、口眼㖞斜、妊娠恶阻、疮肿、瘰疬、痰核未溃；又行湿润燥、通肠和胃，主治虚冷便秘、胃不和、卧不安、顽固性失眠等。凡痰湿病证皆可选用，兼寒者最宜，兼热者当配苦寒。内服宜用制品，外用宜生品。内服5～10g，煎汤或入丸散。外用适量，生品研末调敷。燥湿化痰，宜用法制半夏；降逆止呕，宜用姜半夏；外敷宜用生半夏。阴虚燥咳、热痰、津伤口渴、出血证者忌用或慎用。反乌头，不宜与乌头类药同用。生品毒大，一般不作内服。高温（119℃）煎煮，或配伍白矾、甘草、生姜等能解其毒。

2. 天南星

天南星为天南星科植物天南星 *Arisaema erubescens*（Wall.）Schott 等的干燥块茎，苦、辛，温，有毒，归肝、肺、脾经，功能燥湿化痰、祛风止痉、消肿散结，主治顽痰湿痰之咳嗽痰多、风痰眩晕、中风痰壅、口眼㖞斜、痰湿蒙蔽之癫痫抽搐、外风引动内风之破伤风、瘰疬、痰核、疮肿未溃及宫颈鳞状上皮癌；生者外用攻毒、散结、消肿，主治瘰疬、痰核未溃。本品用于湿痰、风痰皆宜，兼寒者尤佳，兼热者当配苦寒。功似半夏而力强，长于祛除经络风痰而止痉。治脾胃湿痰，以半夏为主天南星辅之；治经络风痰，以天南星为主半夏辅之。内服煎汤3～10g，入丸散每次0.3～1g。外用适量，生品研末调敷。阴虚燥咳者忌服，孕妇慎服，生品一般不内服。

3. 禹白附

禹白附为天南星科植物独角莲 *Typhonium giganteum* Engl. 的干燥块茎，辛，温，有毒，归肝、胃经，功能燥湿化痰、祛风止痉、散结解毒，主治中风痰壅之口眼㖞斜、痰厥头痛、破伤风、瘰疬痰核未溃、毒蛇咬伤。现今法定白附子，内服 3～6 g，煎汤或入丸散。外用适量，鲜品捣敷或干品研末调敷。孕妇忌服。生品一般不内服。

4. 芥子

芥子为十字花科植物白芥 *Sinapis alba* L. 或芥 *Brassica juncea*（L.）Czern.et Coss 的干燥成熟种子，前者习称白芥子，后者习称黄芥子。本品辛，温，归肺经，功能温肺豁痰利气、散寒通络止痛，主治寒痰或痰饮咳喘、胸胁停饮、不能转侧、痰滞经络肩臂酸痛、痰湿流注、阴疽痰核等。药力强，尤以痰在皮里膜外（深筋膜）与经络者最宜。药食兼用，调味常用。内服煎汤 3～10 g，不宜久煎，或入丸散。外用适量，研末调敷。阴虚燥咳者忌用，气虚久咳者不宜用。大量服易致腹泻，内服不宜过量。外敷能刺激皮肤，引起发泡，皮肤过敏者慎用，溃烂处忌用。

5. 皂荚

皂荚为豆科植物皂荚 *Gleditsia sinensis* Lam. 的干燥果实，辛、咸，温，有小毒，归肺、大肠经，功能祛痰止咳、开窍通闭、祛风杀虫、攻毒散结，主治顽痰咳喘、痰闭神昏、麻风、疥癣、疮肿未溃等。本品既为治顽痰咳喘之猛药，又为治痰闭神昏之峻剂。内服，焙焦存性研末，每次 0.8～1.5 g；煎汤，1.5～5 g；或入丸散。外用适量，研末吹鼻或调涂，煎水洗，或鲜品捣烂敷，也可制成肛门栓剂。本品非顽痰实证体壮者不宜投，孕妇、气虚阴亏及有咯血倾向者忌服。过大量可引起中毒，中毒症状多在服药后 2～3 小时内出现。

6. 川贝母

川贝母为百合科植物川贝母 *Fritillaria cirrhosa* D. Don 等的干燥鳞茎，甘、苦、辛，微寒，归肺、心经，功能清热化痰、润肺止咳、散结消肿、兼开郁，主治痰热咳嗽、肺痈吐脓、燥咳无痰或痰少而黏、虚咳劳嗽、疮肿、乳痈、瘰疬痰核、瘿瘤、痰热火郁之心胸烦闷、胃溃疡等，与浙贝母相比，虽微寒而清热力弱，但又兼辛味而能行散开郁宣肺；兼甘味而润，善润肺止咳。凡咳喘无论外感或内伤、有痰或无痰皆宜，以燥咳、虚劳咳多用，兼热而不盛者尤佳等。内服煎汤 3～10 g，研末每次 1～1.5 g，或入丸散。脾胃虚寒者慎服。反乌头，不宜与附子、乌头、草乌、天雄等乌头类药同用。

7. 浙贝母

浙贝母为百合科植物浙贝母 *Fritillaria thunbergii* Miq. 的干燥鳞茎，苦，寒，归肺、心经，功能清热化痰、散结解毒，主治痰热咳嗽、风热咳喘、肺痈吐脓、疮肿、乳痈、瘰疬痰核、瘿瘤、甲状腺肿瘤等。本品与川贝母相比，清热力较强，治外感风热或肺热咳喘每用；长于散结消肿兼解毒，治疮肿、瘰疬属火热炽盛者也常用。凡咳喘无论外感风热或痰热壅肺者皆宜。内服煎汤 3～10 g，研末每次 1～1.5 g，或入丸散。寒痰、湿痰者忌服。反乌头，不宜与附子、乌头、草乌、天雄等乌头类药同用。

8. 猫爪草

猫爪草为毛茛科植物小毛茛 *Ranunculus ternatus* Thunb. 的干燥块根，辛、甘，平，归肝、肺经，功能化痰散结、解毒消肿，主治瘰疬痰核、咽喉肿痛、疔疮肿毒、牙龈肿痛、蛇咬伤、癌肿等。内服 15～30 g，可用至 120 g，煎汤或入丸散。外用适量，研末调敷，或鲜品捣敷。其刺激皮肤与黏膜，引赤发泡，外敷时间不宜过长，皮肤过敏者慎用。若已引发水泡，可不必挑破，待其自消；若水泡已破，则当注意抗感染。

9. 桔梗

桔梗为桔梗科植物桔梗 *Platycodon grandiflorum*（Jacq.）A.DC. 的干燥根，辛、苦，平，归肺经，功能宣肺祛痰、利咽止咳、排脓，主治咳嗽有痰、音哑咽痛、肺痈吐脓、肺气不宣、胸闷不畅、肺气不宣的水肿等。本品载药上浮，治上部疾患与它药同用，能引诸药直达病所。凡痰阻气机胸膈满闷，无论寒热或兼否表证皆宜；凡咳嗽有痰证属肺气不宣者，无论有无表证或属寒属热皆宜；凡邪热客肺喑哑咽痛，无论虚实或兼否表证皆可。内服 3～9 g，煎汤或入丸散。用量不宜过大，气机上逆之呕吐、眩晕者慎服，阴虚久咳痰少、咳血及肺痈脓净者不宜服。

10. 苦杏仁

苦杏仁为蔷薇科植物山杏 *Prunus armeniaca* L.var.ansu Maxim. 等的干燥成熟种子，苦，温，有小毒，归肺、大肠经，功能止咳平喘、润肠通便，兼降气解肌，主治咳嗽气喘、肠燥便秘、湿温病初期、外阴阴道瘙痒等。内服 3～10 g，煎汤宜打碎后下，或入丸散。咳喘兼体虚脾弱者宜炒用，咳喘兼大便溏泻者宜用苦杏仁霜。用量不宜过大（最大不超过 20 g），阴虚久咳、大便稀溏者不宜服，婴儿慎服。其中毒症状为眩晕、恶心、呕吐、头疼、心悸、惊厥、昏迷、紫绀、瞳孔散大、脉搏慢弱、对光反射消失、呼吸急促或缓慢不规则。轻者可用杏树皮 60 g，去内外皮，水煎服；重者可对症治疗。配糖服可降低毒性，预防中毒。

11. 百部

百部为百部科植物直立百部 *Stemona sessilifolia*（Miq.）Miq. 等的干燥块根，甘、苦，平，归肺经，功能润肺止咳、杀虫灭虱，主治诸般咳嗽、肺虚痨嗽、百日咳、蛔、蛲虫病、体虱、头虱、臭虫、疥疮、癣痒、阴痒，杀孑孓、蝇蛆。本品为润肺止咳良药，凡咳嗽无论新久寒热虚实皆可，痨咳者尤佳。内服 5～10 g，煎汤，或入丸散。外用适量，研末掺，或煎汤熏洗。燥咳、久咳、虚咳宜蜜炙用。脾虚便溏者忌服。

十七、开窍醒神消肿类药

1. 麝香

麝香为鹿科动物林麝 *Moschus berezovskii* Flerov 等成熟雄体香囊中的干燥分泌物，辛，温，芳香，归心、肝、脾经，功能开窍醒神、活血通经、消肿止痛、防腐辟秽，主治痰厥、中风、高热之神昏闭证（寒闭、热闭、热闭痉抽）、胸痹心痛、顽痹疼痛、癥瘕积聚、痧胀腹痛、痈肿疮毒、咽喉肿痛、跌打损伤、经闭不行、难产死胎、胞衣不下、癌肿（特别是肝癌的治疗）。本品为开窍醒神第一要药，又为治瘀血肿痛、癥瘕之佳品。温开最宜，凉开也常用，神昏闭证无论寒热均宜，瘀血肿块或疼痛重症每用。内服 0.03～0.1 g，入丸散，不入煎剂，或舌下含服。外用适量，调涂或放膏药（布膏）上敷贴，又可吹喉、嗜鼻、点眼，一般用于皮肉未破溃时。虚证慎服，妇女月经期及孕妇忌用。

2. 石菖蒲

石菖蒲为天南星科植物石菖蒲 *Acorus tatarinowii* Schott. 的新鲜或干燥根茎，辛、苦，温，芳香，归心、胃、肾经，功能内服除痰开窍、祛湿开胃，外用祛湿止痒，主治湿温神昏、癫狂神乱、健忘恍惚、耳聋耳鸣、湿阻中焦、噤口痢、湿疹瘙痒等，凡痰湿蒙蔽清窍或中阻皆宜。内服 5～10 g，鲜品加倍，煎汤或入丸散。外用适量，研末敷或煎汤洗。阴亏血虚及精滑多汗者慎服。

3. 冰片

冰片为龙脑香科植物龙脑香 *Dryobalanops aromatica* Gaertn.f. 树干经水蒸气蒸馏所得的结晶，现多用人工合成冰片，即樟脑、松节油等经化学方法合成。本品辛、苦，微寒（凉），芳香，归心、脾经，功能开窍醒神、清热止痛、消肿生肌，主治闭证神昏（热闭、寒闭）、胸痹心痛、疮疡肿毒、湿热疱疹痒痛、目赤肿痛翳障、咽喉肿烂、跌打肿痛，以及心脑血管病属血瘀气滞者等。本品功似麝香而力缓，长于散郁热，属凉开药，温开亦用，又善清热止痛、消肿生肌。内服0.03～0.1g，入丸散，不入煎剂。外用适量，研末干掺或调敷。孕妇及气血虚者慎服。

十八、补气扶正类药

1. 人参

人参为五加科植物人参 *Panax ginseng* C. A. Mey. 的干燥根，甘、微苦，微温，归脾、肺经，功能大补元气、补脾益肺、生津安神，主治气虚欲脱、脉微欲绝、气阳双脱、气阴虚脱、脾气虚弱、肺气虚之久咳、肺肾两虚喘息、热病气津两伤、气津两伤消渴、血虚萎黄、气血双亏、阳痿、气虚外感、里实正虚、各种癌症（尤其是化疗、放疗或手术切除后体虚）等。本品补气强壮力强，为治虚劳内伤第一要药，气虚重症与气阳两虚者最宜。内服5～9g，宜文火另煎，兑入其他药汤内服。日常保健1～3g，水煎或沸水泡服。益气救脱可用15～30g，煎汁分数次灌服。研末吞服，每次0.5～1g，日1～2次。野生人参功效最佳，多用于挽救虚脱；生晒人参性较平和，适用于气阴不足者；红参药性偏温，多用于气阳两虚者。骨蒸劳热、血热吐衄、肝阳上亢、目赤头眩等一切实证、火郁证均忌服。服用人参时，不宜饮茶水和吃白萝卜。反藜芦，畏五灵脂，恶莱菔子、皂荚，均忌同用。服人参腹胀、烦躁不安，可用炒莱菔子、炒枳壳煎汤服而解之。为防其温热助火，常配麦冬、天冬等。为防作胀，常配陈皮、炒枳壳等。长期、过量服用易患滥用人参综合征。

2. 党参

党参为桔梗科植物党参 *Codonopsis pilosula*（Franch.）Nannf. 等的干

燥根。甘，平，归脾、肺经。功能补中益气、养血生津，主治脾胃气弱、中虚有寒、肺气亏虚、血虚萎黄、气血双亏、气虚津亏、崩漏（子宫功能性出血）属气血亏虚、气虚外感、里实正虚等。凡气虚、气血亏虚或气津两伤，无论兼寒兼热皆宜。内服 6～10 g，大剂量可用至 30 g，水煎，或入丸散。代人参用，量需加倍；或配伍白术、附子。实热证不宜服，正虚邪实者不宜单用。

3. 西洋参

西洋参为五加科植物西洋参 *panax quinquefolium* L. 的干燥根，苦、微甘，凉，归心、肺、肾经，功能补气养阴、清火生津，主治阴虚火旺之咳嗽痰少带血丝、热病气阴两伤之烦倦口渴、气阴两伤之消渴属、气虚津伤口渴、肠热便血等。补气之功虽缓，但能养阴清火，生津力强于人参，凡气虚有热或气阴两伤有热者宜用，有凉腻之弊。内服 3～6 g，另煎兑服，或入丸散。中阳虚衰、寒湿中阻及气郁化火等一切实证、火郁之证均忌服。

4. 黄芪

黄芪为豆科植物蒙古黄芪 *Astragalus membranaceus*（Fisch.）Bge. var. mongholicus（Bge.）Hsiao 等的干燥根，甘，微温，归脾、肺经，功能补气升阳、益卫固表、托毒生肌、利水退肿、行滞生津，主治脾气虚弱、中气下陷、脏器脱垂、气不摄血、肺气虚咳嗽、气血双亏、气虚发热、体虚多汗、气血亏虚之疮痈（脓成日久不溃、溃后久不收口）、气虚水肿（脾气虚、阳气虚）、血痹肢麻、久痹兼气血亏虚、气虚血瘀之半身不遂、消渴之气津两伤等。本品含大量多糖与硒而扶正御邪，预防感冒、抑制癌细胞生长，治癌症特别是癌症经放、化疗后宜用。黄芪集补、升、固、托、利于一体，主补升而固托，兼利水湿而祛邪，凡气虚、气陷、气虚水肿、气血亏均宜。其补气生津与人参相似，但力缓，长于升阳、固表、托毒、利水。内服 10～15 g，大剂量可用至 30～120 g，水煎或入丸散。补气升阳宜炙用，其他宜生用。表实邪盛、气滞湿阻、食积内停、阴虚阳亢、疮痈毒盛者不宜服。

5. 白术

白术为菊科植物白术 *Atractylodes macrocephala* Koidz. 的干燥根茎，甘、苦，温，归脾、胃经，功能补气健脾、燥湿利水、固表止汗、安胎，主治脾气虚弱、脾虚夹湿、脾虚气滞、心脾两虚、气虚水肿、阳虚水肿（脾阳虚、肾阳虚皆宜）、痰饮眩晕心悸、湿浊带下、气虚自汗夹风、气虚胎动不安、消渴病属脾虚夹湿等。本品大量生用可通便，老年脾虚便秘可投。本品集补、固、安、燥、利于一体，既补气健脾又燥湿利水，凡脾虚气弱、脾虚夹湿、脾虚水肿均宜。生炒用性能有别，炒后补脾力强，生用祛湿力强。补气、固表、利水与黄芪相似，力虽稍缓，长于燥湿与安胎。内服 5～15 g，通便 30～90 g，水煎，或入丸散。补气健脾宜炒用，健脾止泻宜炒焦用，燥湿利水宜生用。津亏燥渴、阴虚内热或盗汗不宜服。

6. 甘草

甘草为豆科植物甘草 *Glycyrrhiza uralensis* Fisch. 等的干燥根及根茎，甘，平，归心、肺、脾、胃经，功能补脾益气、润肺止咳、缓急止痛、清热解毒，主治中气虚弱、气血双亏、咳嗽喘息、心虚动悸脉结代、血虚脏躁、脘腹或四肢挛急作痛、口、咽喉肿痛、疮肿、诸药中毒。本品能缓和药性、毒烈性，解药、食、热毒，素有"甘草解百毒"之说；缓和药性，调和诸药；生者凉润，炙则温润，治咳喘无论寒热虚实均宜。大量久用，可引发水钠潴留性水肿，水肿患者当谨慎。内服 3～10 g，大剂量可用至 15～30 g，煎汤，或入丸、散、膏剂。外用适量，研末调敷，或熬膏涂。泻火解毒宜生用，补气缓急宜炙用，尿道痛者宜用生甘草梢。湿盛中满者不宜服。大剂量服用易引起浮肿，水肿者不宜大量服，或与利水药同用。反大戟、甘遂、芫花、海藻，忌同用。

7. 蜂蜜

蜂蜜为蜜蜂科昆虫中华蜜蜂 *Apis cerana* Fabricius 等酿的蜜。甘，平，归脾、肺、大肠经，功能补中润肺、缓急止痛、润肠通便、清热解毒、缓和药性，主治脾胃虚弱、肺虚久咳劳嗽、燥咳无痰或痰极少、中虚腹痛、肠燥便秘、口疮、疮疡、阴疮。本品和百药，制中药丸剂常用；解乌头、附子毒，甘甜可口，药食兼用；唯治燥咳、虚咳、劳嗽，无痰或痰少而黏者最宜，痰多者忌投。内服 15～30 g，冲服，或入丸剂、膏剂。外用适量，涂敷。内服或制丸宜炼熟用，外涂治疮疡宜用新鲜生蜜。不宜恣食，痰湿内蕴所致中满痞胀、呕吐纳呆，以及痰浊咳喘、溏泻者忌服。对蜂蜜过敏者忌用。

8. 大枣

大枣为鼠李科植物枣 *Ziziphus jujuba* Mill. 的干燥成熟果实，甘，温，归脾、胃经，功能补中益气、养血安神、缓和药性，主治脾胃虚弱（体倦乏力、食少便溏）、血虚萎黄、血虚脏躁、血虚心悸、非血小板减少性紫癜（单纯性或过敏性）等。本品与葶苈子同用，能缓解其峻烈之性；与甘遂、大戟、芫花同用，能缓解其毒性。常与生姜同用作药引，若再配解表药，可调和营卫；再配补虚药，可健脾益胃，以促进药力。甘甜可口，药食兼用。内服 3～12 g，或 10～30 g，或擘碎煎汤，或去皮核后入丸散。湿盛中满、食积、虫积、龋齿作痛及痰热咳喘者均忌服，小儿患疳积者不宜服。生鲜枣能滑肠，大便稀溏者不宜大量食。

9. 绞股蓝

绞股蓝为葫芦科植物绞股蓝 *Gynostemma pentaphllum*（Thunb.）Makino 的干燥全草，甘、苦，寒，归脾、肺、肾经，功能健脾益气、祛痰止咳、清热解毒，主治气虚乏力、气津两虚、痰热咳喘、燥痰劳嗽、热毒疮痈、癌肿、高脂血症、动脉硬化、肝炎、白发等。内服煎汤

15～30g，研末吞3～6g，或沸水浸泡代茶饮。少数患者服药后出现恶心、呕吐、腹胀、腹泻或便秘、头晕等不良反应，应注意。

十九、壮阳扶正类药

1. 鹿茸

鹿茸为鹿科动物梅花鹿 *Cervus nippon* Temminck 或马鹿 *Cervus elaphus* Linnaeus 的雄鹿未骨化密生茸毛的幼角，甘、咸，温，归肝、肾经，功能补肾阳、益精血、强筋骨、温固冲任带脉、温补托疮，主治肾阳亏虚、精血不足之畏寒肢冷、腰膝冷痛、阳痿早泄、宫冷不孕、精神疲乏、头昏耳鸣、小便频数或遗尿、小儿发育不良、冲任虚寒、带脉不固之崩漏不止、带下清稀、阴疽久溃不敛、脓清稀等。内服1～2g，研粉冲，或入丸散剂；或浸酒。小量可以提精神，大量可增强性功能。阴虚阳亢、实热、痰火内盛、血热出血及外感热病者忌服。宜从小剂量开始，逐渐加量，以免伤阴动血。

2. 鹿角霜

鹿角霜为梅花鹿 *Cervus nippon* Temminck 或马鹿 *Cervus elaphus* Linnaeus 的角熬制鹿角胶后剩余的骨渣，咸、涩，温，归肝、肾经，功能益肾助阳、收敛止血，主治肾阳虚、肾虚精滑、尿频或遗尿、肾阳虚兼脾胃虚寒而见食少便溏、呕吐、阳虚久泻、带下清稀如注、阴部湿冷、膏淋日久、涩痛不著、腰痛如折，或小便淋痛、疮疡久溃不敛及创伤出血等。阳虚不受腻补，或兼脾胃虚寒而见食少便溏者最宜。内服10～15g，煎汤或入丸散。外用适量，研末敷。性温而阴虚火旺者忌服。

3. 补骨脂

补骨脂为豆科植物补骨脂 *Psoralea corylifolia* L. 的干燥成熟果实，

苦、辛，温，归肾、脾经，功能补火壮阳、固精缩尿、温肾纳气、温阳止泻，主治阳虚火衰、下元不固之遗精阳痿、宫冷不孕、带下清稀、遗尿尿频、阳虚喘息、泄泻、白癜风（配合紫外线照射或晒太阳）等。本品善补肾阳，多用于肾阳虚衰、下元不固诸证；兼纳气平喘。内服均用5～10g，煎汤或入丸散。阴虚火旺、大便燥结及性欲亢进者忌服。

4. 蛇床子

蛇床子为伞形科植物蛇床 *Cnidium monnieri*（L.）Cusson 的干燥成熟果实，辛、苦，温，归肾经，功能温肾壮阳、燥湿散寒、祛风杀虫、止痒，主治阳痿遗精、宫冷不孕、湿痹腰痛、寒湿带下、湿疹瘙痒等。内服3～9g，煎汤或入丸散。外用15～30g，煎汤熏洗或研末敷。阴虚火旺及下焦湿热者不宜服。

5. 续断

续断为川续断科植物川续断 *Dipsacus asperoides* C.Y.Cheng et T.M.Ai 的干燥根，苦、甘、辛，微温，归肝、肾经，功能补肝肾、强腰膝、安胎、通血脉、续筋骨，主治肝肾亏虚、腰酸痛、筋骨无力、胎动欲坠、胎漏下血、崩漏、筋骨折伤、痈疽溃疡、乳痈肿痛、乳汁不下等。内服10～20g，水煎或入丸散。外用适量，研末调敷。治崩漏下血宜炒炭用。阴虚火旺者不宜单用。

6. 骨碎补

骨碎补为水龙骨科植物槲蕨 *Drynaria fortunei*（Kunze）J.Sm 的干燥根茎，甘、苦，温，归肝、肾经，功能补肾强骨止痛、活血止血续伤，主治肾虚腰痛、肾虚耳鸣耳聋、肾虚牙痛、肾虚泄泻、跌打损伤、筋伤骨折，以及链霉素所致耳聋耳鸣（单用或配生葛根、黄精等）、斑秃（配闹羊花或斑蝥、辣椒、松针等浸酒外涂）。内服9～20g，水煎或入丸散。外用适量，鲜品捣敷或干品研末调敷，或浸酒外涂。阴虚内热及无瘀血者慎服。

二十、补血扶正类药

1. 当归

当归为伞形科植物当归 *Angelica sinensis*（Oliv.）Diels 的干燥根，甘、辛，温，归肝、心、脾经，功能补血活血、调经止痛、润肠通便，主治月经不调、痛经、经闭、宫外孕、磕碰伤胎、产后瘀痛、血虚萎黄、虚寒腹痛、血痹痛麻、风湿久痹、痈疽疮疡（久溃不敛、脓成日久不溃、初起未脓）、跌打瘀肿、肠燥便秘、肾虚水泛之久咳虚喘夹痰、夜咳久不愈、痤疮等。能升高白细胞，配黄芪治放疗、化疗白细胞减少属气血双亏者，凡血虚、血瘀、气滞、有寒、肠燥者宜用。内服 5～15 g，煎汤，浸酒，熬膏，入丸散。外用适量，多入药膏中用。当归身补血，归尾破血，全当归和血。一般生用，酒炒增强活血作用，血瘀有寒宜用。湿盛中满、大便泄泻者忌服。

2. 熟地黄

熟地黄为玄参科植物地黄 *Rehmannia glutinosa* Libosch. 根的炮制加工品，甘、微温，归肝、肾经，功能养血滋阴、填精补髓，主治血虚萎黄眩晕、血虚心悸气短、月经不调、崩漏、肾阴虚、腰酸盗汗、火旺潮热、精血虚之头晕眼花、耳鸣耳聋、须发早白、阴虚津亏消渴、肾虚水泛咳喘、阴血亏虚之皮肤甲错等，凡血虚有寒、阴血两虚或阴虚热不盛及阴阳两虚者均宜。内服 10～30 g，煎汤或入丸散膏剂。本品滋腻性强，宜与健脾胃的砂仁、陈皮等同用。脾胃气滞、痰湿内阻之脘腹胀满、食少便溏者忌服。

3. 何首乌

何首乌为蓼科植物何首乌 *Polygonum multiforum* Thunb. 的干燥块根，苦、甘、涩，微温，归肝、肾经，功能制用补肝肾、益精血、乌须发、强筋骨、敛精气；生用解毒、截疟、润肠通便，主治精血亏虚之萎黄苍白、腰膝酸软、头晕眼花、须发早白、遗精不育、崩漏带下、月经不调、疮肿日久兼正虚、瘰疬日久兼正虚、体虚久疟、血虚肠燥便秘、皮肤甲错、瘙痒，以及高血脂等。本品制用微温甘补兼涩，不燥热不滋腻，补虚兼涩敛，为滋补良药；生用平偏凉，多苦泄，少甘补，略补润，既解毒、截疟，又润肠而缓通便。内服 10～30 g，煎汤，熬膏，浸酒，入丸散。外用适量，煎汤洗，研末撒或调敷。补益精血当制用，截疟、解毒、润肠通便宜生用，鲜首乌的解毒润肠作用较干生首乌更佳。湿滞痰壅者不宜服制何首乌。脾虚便溏者慎服生何首乌。

4. 白芍

白芍为毛茛科植物芍药 *Paeonia lactiflora* Pall. 的干燥根，酸、甘、苦，微寒，归肝、脾经，功能养血调经、敛阴止汗、平抑肝阳、柔肝止痛，主治血虚萎黄、月经不调、痛经、崩漏、妊产诸疾（偏热、偏寒、兼肝郁）、体虚多汗（盗汗、自汗、外感风寒表虚）、虚风内动惊惕肉瞤、肝阳上亢、肝急诸痛、肝郁胁痛、脘腹挛急痛（肝气乘脾、中寒肝乘脾、热痢里急后重、术后肠粘连、四肢挛急痛）、血虚不养筋、久痹血虚兼瘀、习惯性便秘、糖尿病属阴血亏虚而热盛等。本品治血虚阴亏、肝阳亢、虚风内动、肝急诸痛皆宜，兼内热或便秘者宜生用，兼里寒或便溏者宜炒用，肝急诸痛常配甘草。内服 5～10 g，大剂量 15～30 g，煎汤，或入丸散。炒用偏温，养血调经多炒用，平肝敛阴多生用。杭白芍效最佳。阳衰虚寒者不宜单用。反藜芦，内服忌与藜芦同用。

二十一、滋阴扶正类药

1. 南沙参

南沙参为桔梗科植物轮叶沙参 *Adenophora tetraphylla* （Thunb.）

Fisch. 等的干燥根，甘、微苦，微寒，归肺、胃经，功能清肺养阴、益胃生津、益气、祛痰，主治燥热咳嗽、阴虚劳嗽、肺热咳嗽痰黄、热咳有痰兼表、胃阴虚（热病伤阴或久病伤阴）、气阴两虚口渴等，燥咳痰黏有热者最宜，气阴两虚有热者可选。内服 10～15 g，鲜品 15～60 g，煎汤或入丸散。鲜用清热养阴生津力较好，热病津伤者每用。风寒作嗽、寒饮喘咳及脾胃虚寒者忌服。反藜芦，不宜与藜芦同用。

2. 北沙参

北沙参为伞形科植物珊瑚菜 *Glehnia littoralis* Fr.Schmidt ex Miq. 的干燥根，甘，微寒，归肺、胃经，功能清肺养阴、益胃生津，主治阴虚劳嗽、燥热咳嗽、肺热咳嗽、热病伤胃阴、久病伤阴津亏、肝肾阴虚、血燥气郁。药用史短，与南沙参均能清热养阴生津，肺胃阴伤有热宜用。内服 10～15 g，鲜品 20～30 g，煎汤、入丸散或熬膏服。风寒作嗽、脾胃虚寒及寒饮喘咳者忌服。

3. 天冬

天冬为百合科植物天冬 *Asparagus cochinchinensis*（Lour.）Merr. 的干燥块根，甘、苦，大寒，归肺、肾经，功能清肺养阴、润肠通便，主治燥热咳嗽、劳嗽咳血、久咳伤阴、肺火咳喘痰黄、热病伤阴口干、内热消渴、咽喉肿痛（肾阴虚虚火上炎、肺火炽盛）、阴虚肠燥便秘，以及乳腺增生及乳腺癌等。本品善清养肺肾之阴，清润滋腻性较强，凡肺肾阴虚火旺者每用。内服 6～15 g，煎汤、熬膏、隔水蒸或入丸、散。虚寒泄泻、风寒或痰饮咳嗽者忌服。

4. 麦冬

麦冬为百合科植物麦冬 *Ophiopogon japonicus*（Thunb.）Ker-Gawl. 的干燥块根，甘、微苦，微寒，归肺、心、胃经，功能清肺养阴、养胃生津、清心除烦、润肠通便，主治燥热咳嗽、燥邪化火、劳嗽咳血、胃阴亏虚、内热消渴、心烦不眠（阴虚火旺、热病邪入营血）、气阴两虚自汗、阴虚肠燥便秘等。本品与天冬虽均能清热养阴润肠，但清热润燥力与滋腻性较弱，并能清心除烦。内服 10～15g，煎汤、熬膏或入丸散。清养肺胃之阴多去心用，滋阴清心多连心用。风寒或痰饮咳嗽、脾虚便溏者忌服。

5. 百合

百合为百合科植物卷丹 *Lilium lancifolium* Thunb.、百合 *Lilium brownii* F.E.Brown var. *viridulum* Baker 等的干燥肉质鳞叶，甘，微寒，归肺、心经，功能滋阴润肺、清心除烦，主治肺虚久咳、劳嗽咳血、虚烦惊悸、失眠多梦、精神恍惚心神不安、疮肿不溃等。药食兼用，凡肺心阴虚有热可选。内服 10～30g，煎汤，蒸食或煮粥食。外用适量，鲜品捣敷。风寒咳嗽或中寒便溏者忌服。

6. 黄精

黄精为百合科植物黄精 *Polygonatum sibiricum* Red. 等的干燥根茎，甘，平，归脾、肺、肾经，功能滋阴润肺、补脾益气，主肺燥咳嗽、劳嗽久咳、肾虚精亏、精血双亏、消渴、气阴两虚、脾胃虚弱、手足癣及链霉素中毒性耳聋耳鸣等。气阴虚兼便秘者宜用。内服 10～15g，鲜者30～60g，煎汤、熬膏或入丸散，干品入汤剂宜先煎。外用适量，煎水洗，或以酒、醋泡涂。脾虚有湿、咳嗽痰多及中寒便溏者忌服。

7. 枸杞

枸杞为茄科植物宁夏枸杞 *Lycium barbarum* L. 的干燥成熟果实，甘，平，归肝、肾、肺经，功能滋补肝肾明目、兼润肺止嗽，主治肝肾阴虚之视物昏花、头晕目眩、腰膝酸软、阴血亏虚为面色萎黄、须发早白、失眠多梦者、阴阳精血俱虚之全身羸瘦、阳痿遗精、宫虚不孕、阴阳俱虚消渴、阴虚劳嗽、疖肿、烫伤等。药食兼用，补虚而不燥热，药力较强，平补阴阳，凡肾虚或肝肾亏虚者皆宜。内服5～15g，煎汤，熬膏，浸酒，口嚼，入丸散。外用适量，鲜品捣敷。脾虚有湿及泄泻者忌服。

8. 桑椹

桑椹为桑科植物桑 *Morus alba* L. 的新鲜或干燥成熟果穗，甘，寒，归心、肝、肾经，功能滋阴补血、生津止渴、润肠通便，主治阴血亏虚之失眠多梦、头晕眼花、须发早白、津伤口渴、内热消渴、肠燥便秘等。本品药食兼用，甘甜性寒，功偏补血，润肠力较缓。内服10～15g，煎汤，熬膏，浸酒，入丸散，或生啖。桑椹膏15～30g，温开水送服。脾虚溏泻或湿滞者忌服。

9. 黑芝麻

黑芝麻为脂麻科植物脂麻 *Sesamum indicum* L. 的干燥成熟种子，甘，平，归肝、肾经，功能补益精血、润肠通便，主治精血亏虚之头晕眼花、须发早白、肠燥便秘等。本品药食兼用，香甜性平，润肠力较强。内服10～30g，煎汤，或入丸散（宜炒熟）。外用适量，煎汤洗浴，或捣敷。大便溏泻者不宜服。

10. 女贞子

女贞子为木犀科植物女贞 *Ligustrum lucidum* Ait. 的干燥成熟果实，甘、苦，凉，归肝、肾经，功能滋肾补肝明目、退虚热，主治肝肾阴虚之腰膝酸软、头目昏花、须发早白、目暗不明、阴虚发热等，又升高白细胞，治放疗之白细胞减少属阴虚者。与墨旱莲相比，本品长于滋阴、退虚热与明目。内服10～15g，煎汤、熬膏或入丸剂。外用适量，熬膏点眼。脾胃虚寒泻泄及肾阳虚者忌服。

11. 墨旱莲

墨旱莲为菊科植物鳢肠 *Eclipta prostrata* L. 的干燥或新鲜地上部分，

甘、酸，寒，归肝、肾经，功能滋阴益肾补肝、清热凉血止血，主治肝肾阴虚之腰膝酸软、头目昏花、须发早白、阴虚血热出血、外伤出血、白喉、痢疾，阴虚热盛或阴虚血热出血者用之为佳。本品与女贞子相比，长于清热、凉血止血。内服10～30g，煎汤、熬膏、捣汁或入丸、散服。外用适量，鲜品捣敷，干品研末撒，或捣绒塞鼻。肾阳虚或脾胃虚寒、大便泄泻者不宜服。

二十二、收敛固涩类药

1. 乌梅

乌梅为蔷薇科植物梅 *Prunus mume*（Sieb.）Sieb.et Zucc. 的干燥近成熟果实，酸，平，归肝、脾、肺、大肠经，功能敛肺止咳、涩肠止泻、安蛔、生津止渴、收敛止血，主治肺虚久咳、久泻久痢、蛔厥腹痛、津伤口渴、胃阴虚消化不良、便血、崩漏、疮疡、胬肉攀睛、烧伤烫伤之疤痕等。内服10～30g，煎汤或入丸散。外用适量，研末敷。止泻止血宜炒炭，生津安蛔当生用。表邪未解及实热积滞者不宜服。

2. 石榴皮

石榴皮为石榴科植物石榴 *Punica granatum* L. 的干燥果皮，酸、涩，温，有小毒，归肝、胃、大肠经，功能涩肠止泻、杀虫止痒、止血止带、收湿敛疮，主治久泻久痢脱肛、湿热痢疾腹痛、阿米巴原虫痢、绦虫、蛔虫、崩漏、带下、顽癣瘙痒、水火烫伤、湿疮痒痛等。内服3～9g，煎汤，或入丸散。外用适量，煎水熏洗，或研末调敷。本品所含石榴碱有毒，过量用可导致运动障碍、呼吸麻痹等，用量不宜过大，泻痢初期者慎服。

3. 乌贼骨

乌贼骨为乌鲗科动物无针乌贼 *Sepiella maindroni* Rochebrune 等的干

燥内壳，咸、涩、微温，归肝、肾经，功能内服收敛止血、燥湿止带、制酸止痛，外用收湿敛疮、生肌止血，主治崩漏经多、吐血、衄血、白带过多、胃痛吐酸、湿疹、湿疮、金创出血等。内服煎汤 6～12 g，研末每次 1～3 g。外用适量，研细末敷。阴虚内热者忌服，大便燥结者慎服。

4. 石灰

石灰为石灰岩 Limestone 经加热煅烧而成的石灰，主含氧化钙 CaO，辛、苦、涩，温，有毒，归肝、脾经，功能解毒蚀腐、敛疮止血、虫止痒，主治肿毒疔疮、痄腮、火焰丹毒、瘰疬痰核、多年恶疮、水火烫伤、寻常疣、鸡眼、痣、疣、胼胝、湿热疹痒、湿癣、白秃、疥疮、风肿、瘾疹、创伤出血等。外用适量，研末调敷或水溶化澄清涂搽。腐蚀用生石灰，敛疮、止血用熟石灰。一般不作内服，疮口红肿者忌用，孕妇慎用；外用腐蚀只局限于病变部位，不得波及周围健康皮肤。

二十三、消肿解毒类药

1. 食盐

食盐为海水或盐井、盐池、盐泉中的盐水经煎晒而成的结晶，主含氯化钠（NaCl），咸，寒，归胃、肾、大肠、小肠经，功能清热、凉血、润燥、解毒、涌吐，主治齿龈出血、风热牙痛、虚火上炎之咽痛、目赤、痈疽初起、皮肤瘙痒、毒虫螫伤、宿食停滞、脘腹胀满或胸中痰积等。内服 0.3～0.6 g，沸汤溶化；催吐须炒黄，9～18 g。外用适量，煎汤洗或水调敷。水肿、消渴及咳嗽者忌服。

2. 皂矾

皂矾为硫酸盐类矿物水绿矾 Melanterite 的矿石或化学合成品，主含硫酸亚铁（$FeSO_4 \cdot 7H_2O$），酸，凉，归肝、脾经，功能解毒燥湿、杀虫补血，主治疮肿、疥癣、缺铁性贫血、钩虫病黄肿贫血等。外用适量，研末撒，或调敷，或为溶液涂洗。内服多煅用，入丸散不入汤剂，每次0.3~0.6g，日2~3次。内服易引起呕吐、腹痛、泄泻、头晕等不良反应，故孕妇、胃病患者及三个月内有呕血史者不宜服。本品为低价铁盐，遇鞣质易生成不溶于水的鞣酸铁而失去疗效，在服用期间，忌饮茶及含茶的饮品，忌与含鞣质的中药煎剂及含此类药的成药同服。

3. 毛茛

毛茛为毛茛科植物毛茛 *Ranunculus japonicus* Thunb. 等的新鲜或干燥全草，辛，温，有毒，功能发泡止痛、攻毒截疟、定喘杀虫，主治风湿痹痛、头痛、胃脘痛、牙痛、伤痛、疮毒、瘰疬、疟疾、黄疸、喘咳、癣癞，杀灭蝇蛆、孑孓，天灸常用。外用适量，鲜品捣敷，煎水洗，或晒干研末调敷。直接敷患处，或按特定部位、辨证循经取穴敷。贴灸穴位时，在贴药前须垫衬铜钱或带孔胶布（孔眼对准穴位），以保护正常皮肤。发泡后，小者不必刺破，大者刺破放水。刺破时又当注意无菌操作，或涂以龙胆紫等。一般只作外用，外用能刺激皮肤，不宜久敷，有皮肤过敏史者慎用，孕妇、小儿及体弱者不宜用。敷于面部时，以不起泡为原则，用时宜慎。

4. 大蒜

大蒜为百合科植物大蒜 *Allium sativum* L. 的鳞茎，辛、甘、温，归脾、胃、肺、大肠经，生辛熟甘，辛温行散，甘能补虚，功能解毒消肿、杀虫止泻、温中行滞、补虚健体，兼抗癌（含硒、锗），主治痈肿疮毒、癣痒、瘰嗽（肺结核）、顿咳（百日咳）、痢疾、泄泻、钩虫病、蛲虫病、脘腹冷痛、体虚，防治癌症、流感、流脑，降血脂，防治高脂血症与动脉粥样硬化，天灸常用药防治多种疾病。外用适量，捣敷，切片擦或隔蒜灸。内服3~5瓣，生食、煮食、煎汤或制成糖浆服，或取汁制成大蒜液灌肠。外敷能引赤发泡，不可久敷，阴虚火旺及有目、口、齿疾者不宜服，孕妇忌用其汁灌肠。吃后口有蒜臭味，可口嚼茶叶或当归饮片。

5. 木鳖子

木鳖子为葫芦科植物木鳖子 *Momordica cochinchinensis*（Lour.）Spreng. 的成熟种子，苦、微甘，温，有毒，归肝、脾经，功能解毒散结、消肿止痛，主治疮痈肿痛、治瘰疬结肿、无名肿毒、咽喉肿痛、痔疮肿痛、顽癣秃癞、跌打损伤等。本品与番木鳖非为一类，切勿相混。外用适量，研末调敷、磨汁涂或煎水熏洗。内服 0.5～1 g，多入丸散。内服宜慎，孕妇及体虚者忌服。

6. 木芙蓉叶

木芙蓉叶为锦葵科植物木芙蓉 *Hibiscus mutabilis* L. 的干燥或新鲜叶，辛、苦，凉，归肺、肝经，功能凉血解毒、消肿止痛，主治痈疮红肿热痛或脓成未溃、丹毒、水火烫伤、跌打肿痛等。外用未脓可消肿止痛，已脓可拔毒聚脓。外用适量，研末调敷，或鲜品捣敷。阴疽不红不肿者忌用。

7. 皂角刺

皂角刺为豆科植物皂荚 *Gleditsia sinensis* Lam. 树干的干燥棘刺，辛，温，归肝、胃经，功能消肿透脓、搜风杀虫、通乳，主治痈疽肿毒（初起红肿、体虚脓成难溃）、瘰疬、产后乳汁停滞之乳房胀欲成痈、缺乳、麻风、疥疮、顽癣、癌、瘰、恶疮、胎衣不下等。内服 3～10 g，煎汤或入丸散。外用适量，研末掺或调涂，醋蒸取汁涂。孕妇及痈疽已溃者忌服。

下编　各论

第一章　球菌性皮肤病

一、黄水疮（脓疱疮）

黄水疮，是一种由化脓球菌浅表感染引起的具接触传染、自体接种特点的传染性皮肤病，以发生水疱、脓疱，易破溃结脓痂为特征。本病好发于夏秋季节，多发于儿童患者，又称滴脓疮、天疱疮或浸淫疮，相当于现代医学的脓疱疮。

（一）病因病机

因夏秋季节，湿热并重，湿热内蕴人体而致。病机为暑湿热蕴、脾虚湿滞。

（二）临床表现

1. 寻常型黄水疮。初为红斑上薄壁水疱，很快转为脓疱，周围明显红晕，迅速破裂形成糜烂面，脓液干燥后形成层叠形蜡黄色或灰黄色脓痂。

2. 大疱型黄水疮。初为散在水疱，迅速转为脓疱，2 天内迅速增大，为蚕豆大或更大，疱壁由紧张变松弛。疱周红晕较轻，呈半月形坠积状，疱壁较薄，可破裂形成糜烂面及淡黄色脓痂。部分可形成环状脓疱疮，大疱中央愈合，边缘痂下的脓液向四周外溢，呈环状外观。也有部分相邻的环状脓疱疮互相连接，形成回状脓疱疮。

（三）实验室检查

血常规可见白细胞增多，中性分叶增多，必要时可取脓液培养或取组织进一步病理检查。

（四）诊断依据

1. 多发于夏季，2~7 岁儿童多见，有接触史。新生儿脓疱疮发生在出生后 4~10 天。

2. 好发于四肢与面部。

3. 患部皮肤瘙痒，出现红斑，继而出现黄豆或蚕豆大小的水疱，迅速变为脓疱，伴有红晕，最终破溃流脓、结成黄色脓痂。

（五）治疗

1. 内治法

（1）暑湿热蕴证

症状： 皮疹多而脓疱密集，四周有红晕，溃后糜烂鲜红；口干、便干、小便黄，或有发热。舌红，苔黄腻，脉滑数或濡。

治法： 清暑利湿解毒。

方药：《外科全生集》清暑汤加减（金银花、连翘、天花粉、淡竹叶、滑石、泽泻、车前子、生甘草）。

成药： 甘露消毒丹。

（2）脾虚湿滞证

症状： 皮疹少而脓疱稀疏，色淡黄或淡白，四周红晕不显，溃后糜烂面淡红；神疲倦怠，面少华，纳差，腹胀，大便黏或稀溏。舌淡，苔薄白腻，脉濡细。

治法：健脾利湿。

方药：《太平惠民和剂局方》参苓白术散加减（白扁豆、陈皮、山药、炙甘草、莲子肉、砂仁、薏苡仁、桔梗、大枣）。

成药：香砂六君丸。

2. 外治法

（1）外敷蛤粉散，蛤粉、石膏（煅）各50 g，轻粉、黄柏各25 g碾为细末，凉水调匀。先消毒患处，取适量药搽抹患处，一日一次。

（2）疱破溃糜烂渗液者，可用马齿苋水洗剂或蒲丁洗剂外洗或湿敷。

（六）注意事项

1. 注意保持皮肤清爽洁净，出汗后应及时擦干。
2. 皮损处勿禁忌抓挠、水洗，以免感染。
3. 忌辛辣，忌贪凉，少食瓜果冷食、冷饮。

二、发际疮（毛囊炎）

发际疮，是生于后项发际之疮疡。骤然发作、形小而有脓头者、痛痒相兼者容易治疗；存在时间较长，反复发作者不容易治疗；发生于肥胖者、后项肥厚者则容易缠绵难愈。相当于现代医学的项部多发性毛囊炎。

（一）病因病机

因脾经或肌中内蕴湿热，复感风、毒之邪，风热上壅或风湿热相互搏结而发疮毒，日久耗伤气阴。病机为内郁湿热、气阴两虚。

（二）临床表现

初起发际出现丘疹，中心贯穿毛发，小如黍粟，大如豆粒，色红坚硬，顶有脓点，痒痛相兼，有热感，搔破流水，有少许脓液，时溃时敛，此愈彼起，愈后形成硬结瘢痕。

（三）实验室检查

脓液涂片、细菌培养，组织病理学检查有助于诊断。

（四）诊断依据

1. 成人多见，好发于项后发际。
2. 皮损初为针头大红色毛囊性丘疹，渐变为粟粒大脓疱，中心有毛发贯穿，周围有炎性红晕。脓疱破溃后，排出少量脓液，结成黄痂，脱痂即愈，不留疤痕，但易复发。
3. 自觉轻度痒痛。

（五）治疗

1. 内治法

（1）湿热内阻证

症状：病程较短，局部红肿或湿肿，压之外溢脓水，自觉疼痛绵绵不休，愈后遗留肥厚性瘢痕，难以消尽。舌质红，苔黄或黄微腻，脉象濡数。

治法：清热化湿，活血解毒。

方药：《中医皮肤病诊疗学》蜂房散加减（露蜂房、泽泻、紫花地丁、赤茯苓、赤芍、银花、蒲公英、羌活、土贝母、升麻）。

成药：甘露消毒丹。

（2）气阴两虚证

症状：病程长，疮形似肿非肿，似溃非溃，脓液清稀；自觉疼痛，夜间尤重。舌质淡红，苔少，脉象虚细。

治法：益气养阴，和营解毒。

方药：《中医皮肤病诊疗学》黄芪蚤休饮加减（黄芪、玄参、党参、当归、浙贝母、蚤休、银花、赤小豆、丹参、白花蛇舌草、桃仁、升麻）。

成药：参脉饮。

2. 外治法

（1）外敷琥珀膏（《医宗金鉴·外科心法》），取定粉 30 g、血余 24 g、轻粉 12 g、银朱 21 g、花椒 14 粒、黄蜡 120 g、琥珀 1.5 g、麻油 360 g，将血余、花椒、麻油煠焦，捞去渣，下黄蜡溶化尽，用夏布滤净，倾入瓷碗；再将定粉、银珠、轻粉、琥珀四味，各研极细，共合一处，徐徐下入油内，用柳枝不时搅之，以冷为度，均匀贴敷患处，一日一次。

（2）外敷发际散（《朱仁康临床经验集》），以五倍子末 310 g、雄黄末 30 g 枯矾末 30 g，和匀，用适量香油或醋调匀，每取适量敷于疮上，一日一次。

（六）注意事项

1. 保持局部皮肤清洁。

2. 避免搔抓，防止继发感染。

三、蝼蛄疖（脓肿性穿掘性头部毛囊周围炎）

蝼蛄疖，是由葡萄球菌引起的头部限局性的深在毛囊炎及毛囊周围炎，可形成相互连通的深部脓肿，易反复发作。初起为毛囊炎性丘疹，渐成疖肿，根底坚硬，继之形成脓肿而波动，久则溃破，根底坚硬不易消退，经久不愈，反复发作为特征。以其形似蝼蛄串穴，故名蝼蛄疖，又名蟮拱头。相当于现代医学的脓肿性穿掘性头部毛囊周围炎。

（一）病因病机

本病多因暑疖治疗不当或因护理不慎，搔抓碰伤，以致脓毒旁窜而成；或因小儿胎中受毒而成；成人则多因风热之邪，蕴结头部皮肉而生。病机为暑热蕴结、风热上攻、正虚毒结。

（二）临床表现

病变多在头皮，疖肿多无头，一处或数个，临床上可分两型：一种是疮形肿势虽小，但根脚坚硬，溃破虽出脓水而坚硬不退，疮口愈合后，过一时期还会复发，往往一处未愈，他处又生；另一种疮大如梅李，相连3～5枚，溃破脓出，其口不敛，日久头皮窜空，如蝼蛄串穴之状。常因局部皮厚且硬的较重，皮薄呈空壳的较轻。若失治，或治疗不当，往往迁延日久。

（三）实验室检查

血常规检查白细胞总数及嗜中性粒细胞可能增高。

（四）诊断依据

1. 多生于头皮。

2. 疮形虽小，但根脚坚硬，溃后脓出不畅，而坚硬不退，愈后复发，此处未愈，他处不生。或疮肿大如梅李，相连 3～5 枚，溃破出脓，不易愈合，日久头皮窜空，呈紫褐色。

3. 皮厚且硬者难治，头皮窜空者易治，均以体虚者症重。日久失治可损及颅骨，必待死骨脱出，才能收口。

4. 一般无全身症状，重者可伴形瘦神疲，纳呆便溏等体虚征象。

（五）治疗

1. 内治法

（1）暑湿蕴结证

症状： 疮肿如梅李，溃脓不畅，久不收口，脓窦串通，或脓出渐消，复日又肿。常伴精神不振，食少纳呆，烦躁不安。舌苔薄黄而腻，脉濡数。

治法： 清暑利湿，解毒托脓。

方药：《辨证录》选用五神汤加减（茯苓、车前子、紫花地丁、金银花、牛膝、木芙蓉花、皂角刺、土贝母、青蒿、佩兰）。

成药： 甘露消毒丹。

（2）风热上攻证

症状： 初起如豆，根脚坚硬，肿势局限，浓溃不消，或本处未罢，他处又生，疮肿相近，疮口不敛，宛如蝼蛄窜穴，可有面赤口渴，头痛烦躁。苔黄，脉数。

治法： 疏风清热，解毒散结。

方药：《黄帝素问宣明论方》防风通圣散（防风、川芎、当归、芍药、大黄、薄荷叶、麻黄、连翘、芒硝、石膏、黄芩、桔梗、滑石、甘草、荆芥、白术、栀子）加减。

成药：防风通圣丸。

（3）正虚毒结证

症状：经年不愈，或作结块，迟不化脓，或已溃破，脓液淡薄，或疮口日久不敛，伴神疲乏力，面色无华。舌质淡，脉虚细。

治法：扶正托毒，透脓散结。

方药：《外科正宗》透脓散加减（黄芪、山甲、川芎、当归、皂角刺、土茯苓、土贝母、槐花）。

成药：黄芪内补丸。

2. 外治法

（1）外贴《医宗金鉴·外科心法》万应膏，川乌、草乌、生地、白蔹、白及、象皮、官桂、白芷、当归、赤芍、羌活、苦参、土木鳖、穿山甲、乌药、甘草、独活、玄参、定粉、大黄各 15 g，上十九味，定粉在外，用净香油 2500 g，将药浸入油内。春五夏三，秋七冬十，候日数已足，入洁净大锅内，慢火熬至药枯，浮起为度。住火片时，用布袋滤去渣，将油称准，每油 500 g，兑定粉 250 g，用桃、柳枝不时搅之，以黑如漆，亮如镜为度，滴入水内成珠，薄纸摊贴。每取适量贴于患处，一日一次，以耐受为度，小儿肌肤娇嫩，使用时间宜短，成人酌情延长贴敷时间。

（2）扩创手术、火针局部治疗，排出脓液。

（六）注意事项

1. 禁食辛辣刺激食物及酒类，多吃水果，蔬菜。
2. 火针透脓排脓治疗要注意引流通畅。
3. 注意局部头皮清洁。

四、疖（疖病）

疖，是指发生在皮肤浅表部位的以局部红肿热痛为主要临床表现的急性化脓性皮肤病。根据病因和证候不同可分为有头疖、无头疖、蝼蛄疖、疖病等。以肿势局限，范围多小于3 cm，突起根浅，红肿疼痛，易脓、易溃、易敛为特征，好发于体弱或消渴病患者。相当于现代医学的疖病。

（一）病因病机

多发性疖病常为外感暑湿风邪，脏腑湿热内蕴，凝结皮肤，遂发而为病。

（二）临床表现

1. 疖肿以颈后、腋窝、臀部居多。
2. 色红，灼热，肿痛，突起根浅，肿势局限，范围小于3 cm，数量较多。
3. 易脓、易溃、易敛，可反复发作。

（三）实验室检查

1. 血常规：白细胞总数可增高，嗜中性粒细胞可增高。
2. 脓培养：一般可检测出金黄色葡萄球菌、表皮葡萄球菌生长。
3. 血糖：反复发作，经久不愈者应检测血糖。

（四）诊断依据

1. 一年四季均可发病，以20~40岁青壮年发病率较高。
2. 虽全身均可发生，但以头面、项后发际、臀部、胸、背等常见。

3. 疖肿散发或集中一处，数目较多，以数个、十几个或数十个不等；粟状隆起，皮色不变或色红肿痛，根浅收束；由于反复发作，此消彼起，故同时可见有初发肿起，或上有脓头，或脓出势收，或已平复者，各不同时期常相互兼见；一般无全身症状；或伴恶寒、发热、口渴、便秘、尿黄、脉数等。

（五）治疗

1. 内治法

（1）风湿热蕴证

症状：多见于青壮年。疖肿常多发于项后发际，背部，臀部，几个到几十个，经常反复发作或日久不愈。疖肿常呈暗红色硬结，有破头但脓水少，痛痒相兼；伴大便干结，小便短赤。舌红，苔腻，脉滑数。

治法：散风清热，化湿解毒。

方药：《黄帝素问宣明论方》防风通圣散（防风、川芎、当归、芍药、大黄、薄荷叶、麻黄、连翘、芒硝、石膏、黄芩、桔梗、滑石、甘草、荆芥、白术、栀子）加减。

成药：防风通圣丸。

（2）阴虚毒恋证

症状：疖肿散发于全身各处，色暗红，脓水稀少，此起彼伏，迁延不愈；伴有低热，烦躁口渴，或乏力肢软。舌红，苔薄，脉细数。

治法：滋阴降火，扶正托毒。

方药：《小儿药证直诀》六味地黄丸（熟地黄、山茱萸、山药、牡丹皮、茯苓、泽泻）加减。

成药：六味地黄丸。

2. 外治法

（1）初期者宜用三黄洗剂，以黄芩、黄连、黄柏各取 30 g，清水适量，浸泡 30 分钟，以文火煮 30 分钟，待冷却后，用药液擦洗患处。一日一次。

（2）中期者外敷提脓拔毒散，以石膏、青黛、升丹等量研细粉调匀，每取适量敷患处。一日一次。

（3）后期者外敷生肌散，以冰片、青黛、炉甘石各等量研成均匀细粉，每取适量敷患处。一日一次。

（六）注意事项

1. 注意个人卫生，勤洗澡、理发、修指甲、勤换洗衣物。
2. 忌辛辣肥甘厚腻饮食。

五、痈（急性化脓性蜂窝织炎）

痈，是一种由多个相邻的毛囊和皮脂腺形成的急性化脓性感染。其局部光软无头，红肿疼痛。肿胀范围多在 6～9 cm，以发病迅速，易肿、易脓、易溃、易敛。多伴有恶寒、发热、口渴等全身症状为特征。痈发无定处，根据发病部位不同，生于颈部的称颈痈；生于腋下的称腋痈；生于脐部的称脐痈；生于委中穴的称委中毒等。相当于现代医学的急性化脓性蜂窝织炎。

（一）病因病机

因外感六淫邪毒，或皮肤外伤感染毒邪，或过食膏粱厚味，聚湿生浊，邪毒湿浊留阻肌肤，郁结不散，使营卫不和，气血凝滞，经络壅遏，化火为毒而成。

（二）临床表现

多发生于抵抗力低下的成人，多发生于皮肤较厚的颈项、背部和大腿，大小可达 10 cm 或更大，初为弥漫性浸润性紫红斑，表面紧张发亮，触痛明显，之后局部出现多个脓头，有较多脓栓和血性分泌物排出，伴有组织坏死和溃疡形成，可见窦道，局部淋巴结肿大。临床上患者自觉搏动性疼痛，可伴有发热、畏寒、头痛、食欲不振等全身症状，严重者可继发毒血症、败血症导致死亡。本病愈合缓慢，伴有瘢痕形成。

（三）实验室检查

血常规：白细胞总数可增高，嗜中性粒细胞可增高。

（四）诊断依据

1. 可发生于体表的任何部位。
2. 初起患处皮肉之间突然肿胀，光软无头，迅速结块，红肿疼痛，少数病例初起皮色不变，结块范围多在 6~9 cm。
3. 发病迅速，易肿，易脓，易溃，易敛，轻者无全身症状，重者可伴有恶寒，发热，头痛，泛恶，舌红苔黄腻，脉弦滑或洪数等全身症状。

（五）治疗

1. 内治法

（1）火毒凝结证

症状：局部突然肿胀，光软无头，迅速结块，皮肤焮红，灼热疼痛，日后逐渐扩大，变成高肿发硬，重者可伴有恶寒发热、头痛、泛恶、口渴。舌苔黄腻，脉弦滑或洪数。

治法：清热解毒，活血化瘀。

方药：《校注妇人良方》仙方活命饮（白芷、贝母、防风、赤芍药、当归尾、甘草节、炒皂角刺、炙穿山甲、天花粉、乳香、没药、金银花、陈皮）加减。

成药：金银花颗粒、牛黄解毒片。

（2）热胜肉腐证

症状：红热明显，肿势高突，疼痛剧烈，痛如鸡啄，溃后脓出则肿痛消退。舌红，苔黄，脉数。

治法：和营清热，透脓托毒。

方药：《医宗金鉴·外科心法》五味消毒饮（金银花、野菊花、蒲公英、紫花地丁、紫背天葵子）加减。

（3）气血两虚证

症状：脓水稀薄，疮面新肉不生，色淡红而不鲜或暗红，愈合缓慢，伴面色无华，神疲乏力，纳少。舌质淡胖，苔少，脉沉细无力。

治法：益气养血，托毒生肌。

方药：《外科正宗》托里消毒饮（生黄芪、党参、当归、金银花、连翘、白术、茯苓、赤芍、皂角刺、白芷、生甘草、桔梗）加减。

成药：黄芪内补丸。

2. 外治法

（1）痈肿初起者，外敷金黄膏：以天花粉 500 g、姜黄 250 g、白芷 250 g、苍术 100 g、南星 100 g、甘草 100 g、大黄 250 g、黄柏 250 g、厚朴 100 g、陈皮 100 g、小磨麻油 2500 mL、黄丹 750 g，以上中药用麻油浸泡 48 小时，文火先炸前六位中药，后炸后四位炸至表面深褐色为佳，取出中药过滤药渣，剩下的麻油放入黄丹成膏状物。取适量外敷患处，外敷面积超过肿胀范围，且中间留孔，使之透气及使肿势集中。3 天换药一次。

（2）溃脓后外敷八二丹：以熟石膏24g、升丹6g，研碎混匀。取适量掺于疮面，或制成药线插入疮中，外用膏药或油膏盖贴。

（3）脓腐已尽、肌肉迟生者，外敷生肌散：以石膏、轻粉、赤石脂各30g、黄丹（飞）6g、龙骨、血竭、乳香、樟脑各9g，研粉混匀装瓶备用。先用甘草、当归、白芷各3g，煎汤洗净患处，取适量干掺外用，软油纸盖贴，二日一洗一换。

（六）注意事项

1. 保持局部皮肤清洁，养成良好的生活习惯。
2. 饮食宜清淡，忌生冷、辛辣、鱼腥发物及肥甘厚味之品，忌烟酒。

六、丹毒

丹毒，是皮肤突然发红成片，色如涂丹为表现的急性感染性疾病。以起病突然，边界清楚的水肿性红斑、灼热疼痛、伴恶寒发热为特征。发于头面者名抱头火丹、大头瘟，发于胸腹者名内发火丹，发于下肢者名流火，与现代医学的丹毒同名。

（一）病因病机

因皮肤外伤后加之刺伤、抓伤、虫咬、皮裂、足癣等感染邪毒所致。或因外感湿热、瘟毒之邪，内有蕴热，内外合邪而发。病机主要在于毒热入于血分。

（二）临床表现

1. 发病急，病情发展迅速。

2. 好发于小腿、头面部。

3. 局部出现大片水肿性红斑，表面紧张、灼热，迅速向四周扩大，有时损害部出现水疱或血疱、脓疱，严重时可发生坏疽。伴疼痛。

4. 可有高热，烦躁，神昏谵语，恶心，呕吐等症状。

（三）实验室检查

血常规：白细胞总数、嗜中性粒细胞明显升高。

（四）诊断依据

1. 有皮肤黏膜破损或脚癣等病史。

2. 本病好发于小腿、头面部。

3. 发病急骤，常先有畏寒、发热等全身不适，体温可高达39℃～40℃。

4. 局部出现大片水肿性红斑，表面紧张、灼热，迅速向四周扩大，有时损害部出现水疱或血疱、脓疱，严重时可发生坏疽。

5. 自觉灼热、疼痛、局部肿胀。

6. 血常规：白细胞总数、嗜中性粒细胞明显升高。

（五）治疗

1. 内治法

（1）风热火炽证

症状： 常发于头面，局部掀肿灼红，重则双目不能睁开，大便干结，口渴引饮。舌红，苔薄黄，脉滑数。

治法： 清热解毒，消风散肿。

方药：《东垣试效方》普济消毒饮加减（野菊花、紫花地丁、生地、丹皮、金银花、板蓝根、连翘、黄连、赤芍、生甘草、生石膏、黄芩）。

头痛身痛者，加葛根；口渴咽干者，加天花粉；小便短赤者，加白茅根。

成药：连翘败毒丹。

（2）湿热瘀滞证

症状：主要发于下肢，反复发作，小腿橡皮样肿胀，偶伴水疱或血疱，胃纳不思，渴不欲饮。舌暗或瘀斑，脉滑或涩。

治法：清热利湿，化瘀消肿。

方药：《金匮要略》防己黄芪汤加减（苍术、黄柏、防己、白术、甘草、萆薢、紫草、紫花地丁、丹参、牛膝）。

成药：甘露消毒丹。

2. 外治法

（1）外擦西藏紫草露，以西藏紫草、土荆皮、蛇床子、大风子仁、百部、防风、当归、凤仙透骨草、侧柏叶、吴茱萸、蝉蜕、斑蝥各适量，过滤萃取备用，药棉蘸擦拭患处，每日2～3次。

（2）外涂地龙液，以活地龙数条，洗净放进碗中，加白糖适量浸渍一昼夜，取液涂患处。

（六）注意事项

1. 急性期患者应卧床休息；如下肢发病者，宜抬高患肢，可减轻症状。

2. 忌烟酒、辛辣、鱼腥食品。

七、代甲（甲沟炎）

代甲，是发生在指（趾）甲一旁或两旁的急性化脓性疾病。以甲沿部红肿，灼热剧痛，数日成脓，脓难自出，甚或损伤筋骨为特征。一年四季均可发生，男女老少均可罹患，因其发生与手指部的外伤关系密切，尤多见于从事手工劳动者。相当于现代医学的甲沟炎。

（一）病因病机

因湿热火毒凝结，或外伤（刺伤、挫伤、皮肤裂伤、剪甲不当），或嵌甲而成。病机为热毒凝滞肌肤。

（二）临床表现

初起时多局限于指（趾）甲一侧边缘的近端处，有轻微的红肿热痛，如不及时治疗，可蔓延至对侧，一般4～5天成脓，局部红肿疼痛加剧，形成指（趾）甲周围炎，此时指（趾）甲背面上可透现出黄色或灰白色的脓液积聚阴影，致使指（趾）甲溃空或胬肉突出，一般无明显的全身症状，偶有轻度发热，全身不适。

（三）实验室检查

1. 血常规：可有白细胞总数及中性粒细胞数升高。
2. 急性甲沟炎脓液培养：可查见革兰阳性球菌或其他细菌，慢性甲沟炎脓液中常可查见假丝酵母菌孢子和菌丝。

（四）诊断依据

1. 多发于手工劳动者，指（趾）部常有外伤史。
2. 皮损初起多局限于指（趾）甲的一侧，渐可蔓延至对侧，一般4～5天化脓，甲间及甲下可见积脓，并可发生甲床溃空，或胬肉突出，甚或指（趾）甲脱落。

3. 自觉疼痛，一般无全身症状，少有发热等全身不适。

（五）治疗

1. 内治法

一般不须内治，而以外治为主。如红肿热痛甚，伴有发热等全身症状者，宜清热解毒，辅以活血通络，选用五味消毒饮合黄连解毒汤酌加桑枝等。

2. 外治法

（1）初起湿毒蕴结外敷如意金黄散：取姜黄、大黄、黄柏、苍术、厚朴、陈皮、甘草、生天南星、白芷、天花粉，各等量研粉，用水、蜜调成膏状，掺冲和散外敷。

（2）热胜成脓、肉腐外敷黄连膏：黄连 9g、当归尾 15g、生地30g、黄柏 9g、姜黄 9g、用香油 360g，将药煤枯，去滓；加入黄蜡120g 溶化，用纱布将油滤净，倾入瓷碗内，搅拌，以凝成膏状为度。脓肿局限于一侧甲沟者，可在脓肿中央切开排脓，或剪去部分指甲；甲下有积脓，或行拔甲术，半个或整个拔除，用黄连膏油纱条引流；如嵌甲、胬肉形成，应考虑拔甲治疗，拔甲后用黄连膏纱条覆盖，隔日换药 1 次。

（3）溃脓后余毒未外敷八二丹：以熟石膏 24g、升丹 6g 研碎混匀，取适量掺于溃脓面，外用膏药或油膏盖贴。

（六）注意事项

1. 注意手足卫生。
2. 忌辛辣、荤腥、酒。

第二章 杆菌性皮肤病

一、流皮漏（寻常性狼疮）

流皮漏，是结核杆菌由外界侵入皮肤而发生的最常见的一种皮肤结核病。以颜面及身体其他部位出现苹果酱色小结节，破溃后形成萎缩性瘢痕，瘢痕处可再生小结节为主要表现。相当于现代医学的寻常狼疮。

（一）病因病机

多因身体虚弱，气血不足，外感毒邪，湿痰凝滞血脉而成。

（二）临床表现

皮损初起为针尖至黄豆大小，呈鲜红或褐红色浸润性结节，渐渐扩展，融合成片，玻片压之可见不褪色的苹果酱色结节，此结节探针极易刺入，结节破溃后可出现溃疡，愈后残留萎缩性瘢痕，在瘢痕上仍可出现新的结节。常单侧性发病，可发于全身任何部位，尤以面部的鼻、口、颊、耳等处为常见。病程缓慢，自觉症状不明显。

（三）实验室检查

1. 病理检查：病理检查呈结核结节改变，中心可见干酪样坏死。
2. 组织病理检查：真皮内有肉芽肿性浸润及结核形成，每一个结核是一团上皮样细胞及少数郎罕氏巨细胞所组成。在结核中央，偶然发现结核菌，但无干酪形成，或是只有轻度的干酪形成，周围有淋巴细胞及一些浆细胞。表皮的变化为继发性，根据临床类型而肥厚或萎缩。组织边损毁，边修复，有的部分形成瘢痕，有的部分为结核或坏死而成溃疡；瘤状狼疮的组织显著水肿，而结核常不显著。

（四）诊断依据

1. 可发于任何年龄，以儿童、青年为多见。

2. 病程缓慢，自觉症状不明显。

3. 常单侧性发病，可发于全身任何部位，尤以面部的鼻、口、颊、耳等处为常见。

4. 皮损初起为针尖至黄豆大小，呈鲜红色或褐红色的浸润性结节，渐渐扩展，融合成片，玻片压之可见不褪色的苹果酱色结节，此结节探针极易刺人，结节破溃后可出现溃疡，愈后残留萎缩性瘢痕，在瘢痕上仍可出现新的结节。

（五）治疗

1. 内治法

（1）湿热瘀阻证

症状：颜面可见黄豆大小褐红色结节，四周浸润融合成片，或有溃疡。伴有纳差、烦躁易怒。舌淡红或边尖红，苔白腻或黄腻，脉弦滑。

治法：清热除湿，化瘀散结。

方药：《外科正宗》海藻玉壶汤（连翘、海藻、贝母、陈皮、昆布、青皮、川芎、当归、半夏、甘草、独活、海带）加减。

（2）气血亏虚证

症状：颜面有暗红或淡红色的斑片，结节浸润，脓水稀薄，瘢痕凹陷，溃疡色暗，伴神疲乏力，低热盗汗，纳差。舌质淡，苔薄白，脉细缓。

治法：补益气血。

方药：《太平惠民和剂局方》十全大补汤（人参、肉桂、川芎、酒地黄、茯苓、白术、炙甘草、黄芪、当归、白芍）加减。

2. 外治法

以炉甘石30 g、冰片10 g、狼毒6 g，甘油适量，制成狼毒洗剂。浸渍，摇匀，装瓶备用。每取适量外涂患处。

（六）注意事项

1. 注意环境卫生。
2. 避免与病人接触。
3. 注意营养，加强锻炼，增强体质。

二、驴眼疮（硬红斑）

驴眼疮，是一种以小腿部发生硬结，破溃后不易愈合的皮肤病。属一种脂膜炎，损害是皮下炎性结节，对称发生于小腿下部，病程慢性，破溃后不易愈合。可由深部皮肤结核引起，多见于女性。相当于现代医学的硬红斑。

（一）病因病机

因脾失健运，湿邪内停，肾阴不足，虚火妄动，日久炼液为痰，壅遏气血，阻塞经络，聚成硬结。

（二）临床表现

发生于小腿中下部后侧，多在冬春季反复发生。起初为皮肤深部结节，逐渐扩大与皮肤粘连，表皮呈暗红或青紫色，软化破后成溃疡，不易愈合，但愈合后遗留萎缩性有色素沉着的瘢痕。

（三）实验室检查

结核菌素试验可呈阳性反应。

（四）诊断依据

1. 常见于青年女性，皮疹常对称发生于小腿屈侧。
2. 皮损初起为皮肤深部结节，硬实而浸润，大小不一，边缘不清，疼痛，表面紫红或暗红色。
3. 病程缓慢，往往旧的损害消退或愈合，新的损害又继而起之。
4. 结核菌素试验呈阳性反应。

（五）治疗

1. 内治法

（1）痰湿瘀阻证

症状：初起硬结集聚，皮色暗红，尚未破溃，触之灼热疼痛，足踝肿胀，身倦乏力。舌红，苔腻，脉象细滑者。

治法：利湿化痰，活血散结。

方药：《校注妇人良方》仙方活命饮加减（炮甲珠、皂角刺、当归、银花、乳香、没药、天花粉、浙贝母、生苡仁、槟榔、黄药子、白药子）。

成药：大黄蟅虫丸。

（2）气亏血虚余毒证

症状：日久破溃，脓汁稀薄，疮口不敛，短气乏力。舌淡，脉细。

治法：补养气血，托里排脓法。

方药：《医宗金鉴·外科心法》托里排脓汤（生黄芪、人参、当归、白术、白芷、赤芍、酒白芍、茯苓、陈皮、肉桂、桔梗、甘草、牛膝、浙贝母）加减。

成药：人参养荣丸。

2. 外治法

（1）取天花粉 500 g、姜黄 250 g、白芷 250 g、苍术 100 g、南星 100 g、甘草 100 g、大黄 250 g、黄柏 250 g、厚朴 100 g、陈皮 100 g、黄丹 750 g、小磨麻油 2500 mL，以上中药用麻油浸泡 48 小时，文火先炸前六味中药，后炸后四味，炸至表面深褐色为佳，取出中药过滤药渣，剩下的麻油放入黄丹成膏状物即金黄膏，驴眼疮未溃时取适量外敷患处。

（2）取熟石膏 24 g、升丹 6 g，研细混匀即八二丹，驴眼疮溃后，每取适量，以适量红油膏盖贴患处。

（六）注意事项

1. 定期进行健康检查，做好卡介苗预防接种工作。
2. 增强体质，注意营养。
3. 忌食辛辣刺激食物。

三、颜面播散性粟粒性狼疮

颜面播散性粟粒性狼疮，又称颜面播散型粟粒性结核。现今认为并非皮肤结核，典型皮疹为暗红色小结节，高出皮面，常对称分布，吸收后遗留小陷凹状萎缩瘢痕。中医文献中尚未查到类似本病的记载。

（一）病因病机

因素体阴虚，虚火内炽，炼湿化痰，痰热阻络，蕴结肌肤而成。病机为肺肾阴虚，邪热蕴阻头面皮肤。

（二）临床表现

对称分布在眼周、眉部及口围。初起为孤立散在的粟粒大紫红色丘疹，表面光滑，压之不褪色，呈苹果酱色，丘疹顶端有结痂，痂脱落遗留小的萎缩性瘢痕。病程缓慢，无自觉症状。

（三）实验室检查

1. 结核菌素试验阳性或强阳性，常可发现活动性病灶。
2. 病理组织改变，在真皮内可见典型的结核结构，中央有干酪样坏死。

（四）诊断依据

1. 好发于成年人。
2. 皮疹散在分布，以面颊部和眼睑处为多，为粟米到黄豆大小的圆形丘疹，在下眼睑处有数个丘疹融合成堤状，是本病的特点。

3. 丘疹呈半球形或略带扁平，色泽鲜红，有的半透明，如丘疹隐藏在皮内，可以略带紫红色，日久呈黄褐色或红褐色。丘疹坚实，表面光滑，有的顶部有针尖大小的黄色脓点或鳞屑痂，少数病例的皮疹可坏死、溃烂。

4. 病程缓慢，常需数月或数年以后，丘疹渐渐消失而留有粟米大小的萎缩性瘢痕。

5. 自觉有轻微灼热不舒，可伴有潮热、盗汗、腰酸背痛、苔薄舌红、脉细数等症状。

（五）治疗

1. 内治法

（1）痰瘀凝聚证

症状：颜面可见粟粒大至绿豆大小之结节，呈红色或皮肤色，质地较实，全身症状不明显。舌苔白腻或有瘀斑，脉滑或弦细。

治法：化痰消瘀，理气通络。

方药：《外科正宗》海藻玉壶汤加减（海藻、昆布、半夏、贝母、青皮、陈皮、当归、川芎、连翘、牛膝、赤芍、桃仁、红花、枳壳）。

成药：内消瘰疬丸。

（2）气血两虚证

症状：颜面有粟粒大至绿豆大小之结节，全身症状可有面色苍白，食欲不振，气短懒言，四肢无力，头晕目眩等。舌淡苔薄，脉沉细无力。

治法：益气养血，温化寒痰。

方药：《瑞竹堂经验方》八珍散加减（党参、白术、茯苓、炙甘草、熟地黄、白芍、当归、川芎、半夏、陈皮、升麻、白芥子）。

成药：十全大补丸。

（3）阴虚血热证

症状： 颜面有粟粒大至绿豆大小之结节，全身症状可有手足心热，口干咽燥。舌红少苔，脉细数或滑细。

治法： 滋阴清热，消痰软坚。

方药：《医方考》知柏地黄汤加减（知母、黄柏、熟地黄、山药、山茱萸、茯苓、泽泻、丹皮、贝母、半夏、牡蛎、鳖甲）。

成药： 知柏地黄丸。

2. 外治法

（1）取大黄 30 g、牡蛎 30 g、生地黄 30 g，先将大黄、牡蛎研成细粉，与生地黄一起用清水浸泡，熬成膏备用即牡蛎地黄膏。每取适量涂患处，一日一次。

（2）以山药、蓖麻各等量，捣烂成糊状，每取适量外贴患处，每日 1 次。

（六）注意事项

1. 加强营养，增强体质。
2. 勿挤压结节，防止感染。

四、阴蚀

阴蚀，是发生于青年妇女外阴部的急性炎症性溃疡。以外阴部急性剧痛性溃疡，易复发为特征。又称阴肿、阴痒，相当于现代医学的急性女阴溃疡。

（一）病因病机

饮食不节，脾气不畅，运化失司，致湿热下注于阴部；或肝肾阴虚，兼感毒邪，蕴结肌肤，阻滞经络而发病。

（二）临床表现

多发生于青年女性，发病前可有前驱症状、全身乏力、疲倦，可有发热，继而阴部出现灼热瘙痒剧烈，随即出现大小不等、深浅不一的圆形或椭圆形的溃疡，边缘不规则，表面可有较多脓性分泌物，伴剧烈疼痛。

（三）实验室检查

无特异性改变。

（四）诊断依据

1. 多发于青年女性。
2. 好发于外阴部位。
3. 发病前可有全身乏力、疲倦，发热等前驱症状。
4. 阴部出现灼热、剧烈瘙痒，大小不等、深浅不一的圆形或椭圆形的溃疡，边缘不规则，表面可有较多脓性分泌物，伴剧烈疼痛。

（五）治疗

1. 内治法

（1）湿热下注证

症状：急性外阴溃疡，溃疡表面附有大量脓性分泌物，剧烈疼痛，常伴有发热、全身不适等症状。舌质红，苔黄或腻，脉滑数。

治法：清热解毒，健脾除湿。

方药：《医方集解》龙胆泻肝汤（龙胆草、柴胡、干生地、车前子、黄芩、生栀子、丹皮、泽泻、木通、甘草）加减。

成药：龙胆泻肝丸。

（2）肝肾阴虚证

症状：阴部溃疡反复发作，缠绵不愈。伴腰酸，腿软，手足心热，口燥咽干，易怒。舌质红少苔，脉沉弦或沉细。

治法：滋补肝肾，除湿解毒。

方药：《小儿药证直诀》六味地黄丸加减（熟地、山茱萸、山药、泽泻、茯苓、当归、陈皮、北沙参、麦冬、首乌藤、川断、女贞子、旱莲草、苦参、蒲公英）。

成药：六味地黄丸、知柏地黄丸。

2. 外治法

（1）蛇床子适量，水煎剂坐浴后，外涂黄连膏。
（2）龙珠软膏外涂。

（六）注意事项

1. 注意外阴卫生。局部及时清洗、消毒。
2. 避免接触刺激性内裤及护垫等。
3. 注意休息，提高免疫力。

第三章　病毒性皮肤病

一、热疮（单纯疱疹）

热疮，是在皮肤黏膜交界处发生的急性疱疹性皮肤病，又称热气疮，俗称火燎疮。以皮肤黏膜交界处成群的水疱，有的互相融合，多在1～2周痊愈，易于复发为特征。相当于现代医学的单纯疱疹。

（一）病因病机

外感风热之毒，阻于肺胃二经，蕴蒸皮肤而生；或因反复发作，热邪伤津，阴虚内热所致。发热、受凉、日晒、行经、妊娠、肠胃功能障碍等常为诱发因素。

（二）临床表现

感染初期，水疱红肿，瘙痒、灼热感，皮疹为密集成群、针尖大小的水疱，破溃后形成浅溃疡。之后每年发病1～2次或数次，伴有轻微的疼痛，大多数人症状在1周至2周痊愈。

（三）实验室检查

急性感染期 HSV-IgM 抗体：阳性。

（四）诊断依据

1. 好发于皮肤黏膜交界处，常见于口角、唇缘、鼻孔周围、面颊及外阴等部位。

2. 皮损初起为红斑，继而形成针头大小簇集成群的水疱，内含透明浆液，破裂后露出糜烂面，逐渐干燥，结痂脱落而愈，留有轻微色素沉着。

3. 病程1～2周，易反复发作。

（五）治疗

内治法

（1）肺胃热盛证

症状：群集小疱，灼热刺痒，轻度周身不适，心烦郁闷，大便干，小便黄。舌红，苔黄，脉弦数。

治法：疏风清热。

方药：《外科正宗》辛夷清肺饮（辛夷、黄芩、山栀、麦门冬、百合、石膏、知母、甘草、枇杷叶、升麻）合《伤寒论》竹叶石膏汤（竹叶、石膏、半夏、麦冬、人参、炙甘草、粳米）加减。

成药：牛黄清肺丸合用黄连清胃丸。

（2）湿热下注证

症状：疱疹发于外阴，灼热痛痒，水疱易破糜烂；可伴有发热，尿赤、尿频、尿痛。苔黄，脉数。

治法：清热利湿。

方药：《医方集解》龙胆泻肝汤（龙胆草、栀子、黄芩、木通、泽泻、车前子、柴胡、甘草、当归、生地）加板蓝根、紫草、延胡索。

成药：龙胆泻肝丸。

2. 外治法

（1）外涂金黄散，取姜黄、大黄、黄柏、苍术、厚朴、陈皮、甘草、生天南星、白芷、天花粉各等量研粉，取适量，香油调匀涂于患处，一日一次。

（2）或外涂二味拔毒散，取雄黄、白矾各等量研粉，清茶调匀涂于患处，一日一次。

（六）注意事项

1. 注意清洁卫生。
2. 饮食清淡，忌辛辣刺激食物。
3. 注意休息，避免疲劳。

二、蛇串疮（带状疱疹）

蛇串疮，是以成簇水疱、丘疹等皮肤损害沿身体一侧呈带状分布，排列宛如蛇行，伴有疼痛为特征的一种病症。相当于现代医学的带状疱疹。

（一）病因病机

多因情志内伤、肝经郁热，或饮食不洁，脾失健运，湿热内蕴，外溢肌肤而生；或感染毒邪，湿热火毒蕴结于肌肤而成。初期以湿热火毒为主，后期属正虚气滞血瘀兼夹湿邪为患。

（二）临床表现

群集成簇性丘疱疹，水疱，多沿某一周围神经分布，呈带状排列，单侧性，并伴有剧烈烧灼刺痛为主症的病证。好发于春、秋两季，很少复发，多见于腰腹、胸背及颜面部。多数患者初起时先觉发病部位皮肤灼热刺痛，皮色发红。继则出现簇集性粟粒大小丘状疱疹，多呈带状排列，多发生于身体一侧，以腰、胁部为最常见。

（三）实验室检查

无特异性改变。

（四）诊断依据

1. 好发于春秋季，潜伏期为7～14天。先可出现低热、乏力等前驱症状。

2. 基本损害发病初期为不规则的红斑，继而出现多数或群集的粟粒至绿豆大的丘疱疹，迅速变为水疱，内容透明澄清，疱壁紧张发亮。数日后水疱内容可浑浊化脓，或部分破裂，形成糜烂面，最后干燥结痂，痂脱而愈，可留有暂时性淡红色斑和色素沉着，一般不留瘢痕。

3. 皮疹排列成带状，发生于身体的一侧，不超过中线。好发部位为胁肋、颈项、头面及腰腿部。双侧者极为少见。

4. 疼痛为本病特征之一，但程度轻重不等，且与皮疹严重程度无一定关系。老年体弱者多疼痛剧烈，甚至难以忍受，可缠绵不愈。

5. 青年人的全病程一般为2～3周，老年人约3～4周。皮损消退4周后疼痛仍持续存在者，为后遗症期。

（五）治疗

1. 内治法

（1）肝经郁热证

症状：皮损鲜红，灼热刺痛，疱壁紧张；口苦咽干，心烦易怒，大便干燥，小便黄。舌质红，苔薄黄或黄厚，脉弦滑数。

治法：清泄肝火，解毒止痛。

方药：《医方集解》龙胆泻肝汤（龙胆草、栀子、黄芩、木通、泽泻、车前子、柴胡、甘草、当归、生地）加板蓝根、紫草、延胡索。

成药：龙胆泻肝丸。

（2）脾虚湿毒证

症状：皮损色淡，疼痛不显，疱壁松弛；口不渴，食少腹胀，大便时溏。舌淡或正常，苔白或白腻，脉沉缓或滑。

治法：健脾利湿，解毒止痛。

方药：《医宗金鉴·外科心法》除湿胃苓汤加减（防风、苍术、白术、赤茯苓、陈皮、厚朴、猪苓、山栀、木通、泽泻、滑石、甘草、肉桂）。

成药：甘露消毒丹。

（3）气滞血瘀证

症状：皮疹减轻或消退后局部疼痛不止，放射到附近部位，痛不可忍，坐卧不安，重者可持续数月或更长时间。舌暗，苔白，脉弦细。

治法：理气活血，通络止痛。

方药：《景岳全书》柴胡疏肝散（柴胡、陈皮、川芎、香附、枳壳、芍药、甘草）合《医宗金鉴·妇科心法》桃红四物汤（桃仁、红花、当归、熟地、川芎）加减。

成药：柴胡舒肝丸与血府逐瘀丸合用。

2. 外治法

（1）水疱未破外敷青黛膏：取青黛、黄柏各 60 g，石膏、滑石各 120 g，将前四味研为细末，加入凡士林搅拌均匀而呈软膏状。适量涂于患处，每日 1～2 次。

（2）水疱破溃后掺敷九一丹：煅石膏 29 g、升药 3 g，研成细粉，取适量，掺入破溃处，一日一次。

（六）注意事项

1. 保持患部清洁。
2. 避免劳累、恼怒，保持情绪稳定。
3. 饮食宜清淡、易消化，忌食辛辣肥甘及鱼腥发物。

三、疣目（寻常疣）

疣目，是指发生在皮肤浅表的赘生物，多发生于手背、手指等处，皮损为高起皮面的坚实丘疹，表面粗糙，状如花蕊。又称千日疮、瘊子、枯筋箭、刺瘊等，相当于现代医学的寻常疣。

（一）病因病机

情志失调，怒动肝火，肝旺血燥，筋气不荣；或劳累忧郁，伤筋耗血，肝血不足，血不养筋而致；肝火偏亢，暗灼肾水，肾气不荣，筋失濡养，疣赘丛生。

（二）临床表现

皮损可以发生在皮肤的任何部位，但以手足背、手指、足缘或甲廓等处常见。皮疹初期为孤立的粟粒至绿豆大小灰白色半球状角质性丘疹，数周或数月后，逐渐增大至豌豆大或更大，灰褐色、黄褐色或正常皮色，表面坚实、粗糙不平或呈菜花状、花蕊状、乳头瘤状，或有裂隙，易出血。数目不定，有一个至数个或更多。一般无自觉症状，偶有压痛。病程慢性，有自限性，部分皮疹可自然消退。

（三）实验室检查

无特异性改变。

（四）诊断依据

1. 多见于儿童及青少年。

2. 好发于手足背、手指、足缘或甲廓等处。

3. 皮损处为粟粒至绿豆大小、半球状角质性丘疹，逐渐增大至豌豆或更大，灰褐色、黄褐色或正常皮色，表面呈乳头瘤状增生，粗糙不平，或有裂隙，触之坚硬，易出血。数目不定，有一个至数个或更多。

4. 大多无自觉症状，偶有压痛，撞击或摩擦时易出血。

5. 病程缓慢，可自愈，愈后不留痕迹。

（五）治疗

1. **内治法**

（1）肝经血燥，风邪外搏证

症状： 病程短，皮损数目较多，遍生肢体，可自觉微痒，伴口干心烦。舌质红，苔薄黄，脉弦数。

治法： 清肝泻火，疏风平疣。

方药： 《校注妇人良方》清肝益荣汤加减（柴胡、川芎、焦山栀、木瓜、茯苓、熟地黄、白术、炒白芍、当归、金银花、板蓝根、钩藤、防风、生薏苡仁、紫贝齿）。

成药： 丹栀逍遥丸。

（2）肾气不荣，筋失濡养证

症状： 病程较长，反复发作，或用腐蚀剂后，疣体翻掌如菌，时有渗血。伴头昏耳鸣、肢软乏力。舌质淡红，苔少，脉细数。

治法：滋补肾水，平肝祛疣。

方药：《症因脉治》归芍六味地黄丸加减（熟地黄、茯苓、当归、白芍、牡丹皮、山药、山茱萸、桑椹子、何首乌、贯众、柴胡、桑枝、生石决明、生薏苡仁）。

成药：逍遥丸合用左归丸。

2. 外治法

（1）中药熏洗方，取板蓝根、马齿苋、木贼草、生香附、紫草、败酱草、红花、蜂房、芒硝各 20 g，加水适量，煎成汤液去渣。熏洗患处，每天 2 次。

（2）鸦胆子蚀疣方，取鸦胆子 5 粒，捣烂备用。先用热水浸洗患部，用刀刮去表面角质层，将药粉敷于患处。用胶布固定，3 天换药 1 次。

（六）注意事项

1. 防止皮肤干裂及外伤。
2. 不要自行抠挖疣子，以防自身接种传播。

四、扁瘊（扁平疣）

扁瘊，是多发于颜面、手背部的皮肤良性赘生物，以针头至粟粒大小的扁平丘疹为临床特征。又名晦气疮、疣疮，相当于现代医学的扁平疣。

（一）病因病机

外感风热邪毒，脏腑肝火妄动，致气血不和，郁结肌肤为病。

（二）临床表现

好发于颜面、手背、手臂等处，起病较突然。皮损为粟粒至黄豆大小的扁平丘疹，呈圆形或椭圆形，表面光滑，质硬，淡褐色或正常皮色，数目不定，散在或密集，可互相融合，亦可因搔抓出现同形反应而呈线状排列。一般无自觉症状，偶有微痒，慢性经过，可自行消退。

（三）实验室检查

无特异性改变。

（四）诊断依据

1. 青年男女易多发。
2. 起病突然，病程缓慢，可达数月至数年之久。
3. 颜色紫褐，或正常皮色，呈圆形、椭圆形、多角形，大如针头或芝麻，境界明显，数目多少不一，有达数百或更多，散发或簇集成群，互相融合或因搔抓沿抓痕呈线状，常对称性发生。

（五）治疗

1. 内治法

（1）风热湿毒证

症状： 淡红或淡褐色扁平丘疹，数目较多，微痒或不痒，多见于颜面部，可与粉刺同时存在，病程短。舌边尖红，苔薄黄或薄白，脉浮数或滑或弦。

治法： 疏风清热，解毒除湿。

方药：《北京中医医院经验方》紫蓝方加减（紫草、板蓝根、马齿苋、生薏苡仁、红花、赤芍、大青叶、升麻）。

方药：龙胆泻肝丸。

（2）气滞血瘀证

症状：病程较长，疣体大小不一，苍老而坚，黄褐色或暗红色，患者常伴有胸胁胀痛、月经不调、痛经等。舌质淡或紫暗，舌边有瘀点、瘀斑，苔薄白，脉弦或涩。

治法：理气活血，软坚散结。

方药：《太平惠民和剂局方》桃红四物汤加减（桃仁、红花、当归、川芎、赤芍、牡丹皮、三棱、莪术、香附、紫草、丹参、穿山甲）。

成药：犀黄丸。

2. 外治法

擦洗扁瘊：布包板蓝根 30 g、生薏仁 30 g、红花 15 g、乌梅 15 g、川椒 15 g。加水 1500 mL，煮沸后取药液。以粗布蘸药液适度用力摩擦皮疹，以微灼热或微痛而皮肤不破为度，每次 5 分钟，每天 4~5 次。

（六）注意事项

1. 患者应经常洗手，洗脸毛巾应隔日水煎消毒 1 次。

2. 治疗过程中，如突发瘙痒，基底部发红，损害突然增大，损害趋于不稳定等，是消退期出现的预兆，此时应坚持治疗。

五、鼠乳（传染性软疣）

鼠乳，是发生于皮肤浅表的豆状赘生物，为一种有一定接触传染性的皮肤病。多见于儿童，全身任何部位均可发生，但主要好发于面部、躯干、四肢、阴囊等部位。有轻度传染性，愈后不留瘢痕，可自行消失。因如鼠乳状，故名。相当于现代医学的传染性软疣。

（一）病因病机

多系风热、湿毒搏于肌肤，经气不荣，或由气血失和，外染风热湿毒，蕴结肌肤而成。

（二）临床表现

初起皮肤出现米粒至豌豆大的半球型丘疹。散在分布互不融合，表面光滑如蜡，色灰白或乳白，中央凹陷如脐窝，形似鼠乳，挑破顶端，可挤出豆腐渣样物，自觉微痒。

（三）实验室检查

皮损组织病理学检查发现特征性软疣小体即可确诊。

（四）诊断依据

1. 本病起病缓慢，潜伏期为2～3周，病程长。
2. 初起的损害为米粒大的半球形丘疹，与正常皮肤颜色无异，逐渐或迅速增至豌豆大，中央有脐窝样凹陷，表面呈蜡样光泽，境界明显，早期质地坚韧，能挤出一个半同体的乳酪状的白色小栓，称为软疣小体，有时此物从中央窝突出而明显易见。
3. 皮损的数目不定，数个至数十个，或少数散在，或数个聚集，相继出现，互不融合。
4. 皮损可长期存在而不引起任何自觉症状，可因搔抓或自身传染而扩散。一般经过 6～9 个月可自然消退，也有持续 3～4 年者，甚至个别皮损可长达 5 年以上。病程与数目无关，愈后不留瘢痕。

（五）治疗

1. 内治法

（1）风热蕴肤证

症状： 丘疹光亮，微痒，抓破疼痛，口周稍红。舌红，苔薄，脉细。

治法： 清热疏风止痒。

方药： 《温病条辨》桑菊饮（连翘、桑叶、菊花、杏仁、薄荷、桔梗、甘草、芦根）加减。

成药： 桑菊冲剂。

（2）湿热蕴结证

症状： 丘疹搔抓流汁，或有抓痕，破后可挤出粉状白色小体。舌红，苔薄腻，脉濡。

治法： 清热利湿，解毒散结。

方药： 《医方集解》龙胆泻肝汤（龙胆草、柴胡、泽泻、车前子、木通、生地黄、当归、栀子、黄芩、甘草）。

成药： 龙胆泻肝丸。

（六）注意事项

1. 预防杜绝不洁性生活，洁具不混用。
2. 勿搔抓、勿用搓澡巾搓澡，以免损伤皮肤。
3. 患病后衣服应煮沸消毒。

六、水痘

水痘，是由水痘-带状疱疹病毒引起的具传染性的急性出疹性皮肤病。临床以发热，皮肤及黏膜分批出现、同时存在小水疱、斑丘疹、丘疱疹及结痂为特征。多见于儿童，成人也可发生。或称水花、水疱、水疮，与现代医学病名相同。

（一）病因病机

因感受水痘时邪，病变主要在肺脾二经。病机为水痘时邪由口鼻而入，蕴郁肺脾，与内湿相搏，蕴蒸于肌表，发为水痘。

（二）临床表现

1. 多发于儿童。成人也可发生。
2. 起病前2～3周有水痘接触史。
3. 发病急。常有发热、鼻塞、流涕、全身不适等症状。
4. 1～2日后出疹。初起为米粒大小的小丘疹，一日后发展为绿豆大小的光亮的小水疱，周围红晕，后干燥、结痂、脱落。多种皮疹同时存在。头面、躯干皮疹较多，四肢较少。头皮及口腔黏膜常累及。
5. 有传染性，痊愈后有终生免疫力。

（三）实验室检查

1. 血常规：白细胞总数正常或稍低，合并细菌感染时升高。
2. 疱液涂片可见多核巨细胞。

3. 血清中水痘病毒特异性 IgM 抗体阳性。

（四）诊断依据

1. 起病前 2～3 周有水痘或带状疱疹接触史。

2. 疾病初起见发热、流涕、咳嗽、食少等症，发热大多不高。

3. 皮疹常在发病 1～2 日内出现，始发于头、面和躯干，继而扩展至四肢，呈向心性分布，躯干部较多，头面四肢末端稀少。开始为红色斑丘疹，1 日后变成疱疹，位置表浅，形似露珠水滴，大小不一，呈椭圆形，内含水液，胞浆清亮，壁薄易破，周围红晕，常伴瘙痒。1～2 日后疱疹凹陷、破溃，2～3 日迅速结痂，痂盖脱落后不留瘢痕，无色素沉着。

4. 皮疹分批出现，此起彼伏，在同一时期、同一部位斑丘疹、疱疹、结痂并见。

5. 口腔、咽喉、眼结膜、外阴黏膜及发际内亦可见疱疹，且疱疹易破，形成溃疡。

（五）治疗

1. 内治法

（1）邪伤肺卫证

症状：发热恶寒，或无发热，鼻塞流涕，喷嚏，咳嗽，1～2 天后出现皮疹，初为斑疹，继而丘疹、疱疹，皮疹分布稀疏，疹色红润，疱浆清亮，此起彼伏，伴有痒感。舌苔薄白，脉浮数。

治法：疏风清热，利湿解毒。

方药：《温病条辨》银翘散（连翘、金银花、桔梗、薄荷、竹叶、生甘草、荆芥穗、淡豆豉、牛蒡子）加车前子、滑石。

成药：小儿豉翘清热颗粒。

（2）邪炽气营证

症状：壮热不退，烦躁不安，口渴欲饮，面红目赤，皮疹分布稠密，疹色紫暗，疱浆混浊，甚至可见出血性皮疹、紫癜，可呈离心性分布，大便干结，小便短黄。舌红或绛，苔黄糙而干，脉数有力。

治法：清气凉营，解毒化湿。

方药：《痘疹传心录》清胃解毒汤（当归、黄连、生地黄、天花粉、连翘、升麻、牡丹皮、赤芍药）加减。

发热较重者，加黄芩、石膏、栀子。

成药：黄连清胃丸。

（3）邪陷心肝证

症状：壮热持续，烦躁不安，神昏谵语或昏愦不语，甚则昏迷抽搐。舌质红绛，舌苔黄糙，脉弦数。

治法：清热解毒，镇惊开窍。

方药：《疫疹一得》清瘟败毒饮（生地、黄连、黄芩、丹皮、生石膏、栀子、甘草、竹叶、玄参、犀角、连翘、芍药、知母、桔梗）加减。

成药：安宫牛黄丸。

（4）邪毒闭肺证

症状：高热不退，咳嗽痰鸣，气急喘憋，鼻翼扇动，口唇紫绀，小便黄赤，大便秘结。舌红，苔黄，脉洪数。

治法：清热解毒，开肺化痰。

方药：《伤寒论》麻杏石甘汤加减（麻黄、苦杏仁、生石膏、炙甘草、黄连、黄芩、栀子、桑白皮、苏子、葶苈子）。

成药：黄连清肺丸。

2. 外治法

（1）水痘皮疹较密、瘙痒明显外洗方：以苦参30g、芒硝30g、浮萍15g，加水适量煎汤，擦洗患处，1日2次。

（2）水痘疱浆混浊或疱疹破溃者外涂方：以青黛 30 g、煅石膏 50 g、滑石 50 g、黄柏 15 g、冰片 10 g、黄连 10 g，共研细末，和匀，拌油适量，调搽患处，每日 1 次。

（六）注意事项

1. 勿抓挠，避免吃刺激性的食物。
2. 患者应自身隔离至全部皮疹结痂，避免接触传染他人。

第四章　皮肤真菌病

一、白秃疮（头癣）

白秃疮，是发生于头部毛发及皮肤的一种真菌病。因头生白屑，发落成秃疮而定名。多见于小儿。本病为风邪侵入头皮腠理结聚而成，又名癞头疮，相当于现代医学的头癣。

（一）病因病机

因脾胃湿热内蕴，湿盛则瘙痒流汁，热盛则生风生燥，肌肤失养，以致皮生白屑，发焦脱落而成。

（二）临床表现

初期丘疹色红，灰白色鳞屑成斑，毛发干枯，容易折断，易于拔落，而不疼痛。头发自行断落，长短参差不齐。在接近头皮的毛发干白屑围绕，是本病的特点。自觉瘙痒，稍有疼痛。病程缠绵，往往迁延多年不愈。往往青春期可以自愈。新发再生，不留疤痕。也有继发感染者，则在化脓处遗留疤痕，该处头发永不再生。

（三）实验室检查

镜检：发外可见有多数圆形孢子聚集。

（四）诊断依据

1. 好发于小儿。

2. 初期丘疹色红，灰白色鳞屑成斑。

3. 毛发干枯，易断，长短不一，毛发干外围有白屑围绕，是本病的特点。

4. 自觉瘙痒，少数患者有轻微的红肿、丘疹、脓疱、结痂而稍有疼痛。

5. 病程缠绵，往往迁延多年不愈。不经治疗常常到青春期可以自愈。新发再生，不留疤痕。

6. 镜检发外可见有多数圆形孢子聚集。

（五）治疗

1. 内治法

一般不需要内治。

2. 外治法

（1）肥油膏涂敷，以番木鳖 18 g，当归、藜芦、黄柏、苦参、杏仁、狼毒、白附子各 9 g，在用香油 500 g 熬至黑黄色去渣，加入黄蜡 36 g，熔化备用。用棉签蘸取适量涂于患处，一日一次。

（2）连床散调敷，以黄连 15 g，蛇床子 7.5 g，五倍子 10.5 g，轻粉 4.5 g，研为细粉备用。先用荆芥、葱白各适量煎汤擦洗患处，晾干后用清油调敷连床散。

（六）注意事项

1. 一经发现应该尽早治疗。

2. 不可与本病患者共用生活用具，防止传染。

二、圆癣（体癣）

圆癣，是指发生于除头皮、毛发、掌跖甲板以外其他部位的皮肤癣菌感染的真菌感染性皮肤病。又称钱癣，民间俗称金钱癣或铜钱癣。常于夏季发作，冬季好转。青壮年患者较多。好发于臀部、季胁等处，相当于现代医学的体癣。

（一）病因病机

因风、湿、热、虫侵袭皮肤而致。病机为湿热之邪蕴于肌肤。

（二）临床表现

好发于面部、颈部、躯干、四肢等处。初起为丘疹或水疱，逐渐形成边界清楚的钱币形红斑，其上覆盖细薄鳞屑。以后病灶中央常有自愈倾向，而向四周蔓延，有丘疹、水疱、脓疱、结痂等损害，日久形成环形、多环形或同心环形等多种形态。发于近腹股沟的大腿内侧、外阴、臀部、会阴、肛门周围等处者，叫股癣，多因患处温度转高，潮湿多汗，易受摩擦，故常见糜烂、渗出、结痂，亦可蔓延到耻骨，下腹部，阴囊。因剧烈搔抓，使皮肤苔藓样变。多在夏季发作或加重，入冬则痊愈或减轻。本病有不同程度的瘙痒感。

（三）实验室检查

真菌培养或镜检，常见小孢子菌属、毛癣菌属及表皮癣菌属等致病菌。

（四）诊断依据

1. 多发于肥胖体型的青壮年，夏季多发，冬季好转。

2. 好发于颜面、颈、腋等多汗潮湿部位。

3. 皮损为圆形或不整形，边缘有炎性丘疹，逐渐向外扩展，亦可呈同心环或多环形，相邻皮损亦可相互融合呈花环状。表面附有细碎鳞屑，常有中心自愈倾向，瘙痒明显。

4. 真菌培养或镜检，常见小孢子菌属、毛癣菌属及表皮癣菌属等致病菌。

（五）治疗

1. 内治法

（1）风湿蕴肤证

症状： 皮疹如钱币，渐次扩展，瘙痒无休。舌淡红，苔白腻，脉滑。

治法： 祛风除湿。

方药：《内外伤辨惑论》羌活胜湿汤（羌活、独活、藁本、防风、甘草、川芎、蔓荆子）加减。

成药： 加减胜湿丸。

（2）湿热毒聚证

症状： 皮损呈花环红斑，伴有脓疱，轻微疼痛，糜烂结痂，或有低热不适。舌红，苔薄，脉数。

治法： 清热利湿。

方药：《疡科心得集》萆薢化毒汤（萆薢、归尾、丹皮、牛膝、防己、木瓜、薏苡仁、秦艽）加减。

方药： 甘露消毒丹。

2. 外治法

（1）皮损一般者，以颠倒散洗剂外洗，取硫黄、生大黄各 50 g 煎汤，外洗，一日三次。

（2）皮损糜烂疼痛者，以雄黄软膏（雄黄、氧化锌、羊毛脂、凡士林），每取适量，外搽患处，一日一次。

（六）注意事项

1. 饮食宜清淡，多吃新鲜蔬菜、水果，忌食辛辣刺激、肥腻、鱼腥虾蟹发物。忌酒，以免致皮肤毛细血管扩张而潮红，引起奇痒。

2. 保持全身皮肤清洁干燥，勤洗澡，及时更换衣物，避免刺激皮肤，引起病人不适。

3. 病变处皮肤忌搔抓，忌用刺激性肥皂洗浴，也忌用热水烫洗止痒。否则会加重局部症状。

三、鹅掌风（手癣）

鹅掌风，是真菌侵犯手部皮肤所引发的皮肤癣菌感染。因手掌粗糙裂如鹅掌而得名。其特点是皮损多形态，常发于单侧手掌，可见丘疹、水疱、糜烂、脱屑、皮损肥厚、皲裂、脱皮等，自觉瘙痒，易反复发作。多见于成年人，春夏季多发。相当于现代医学的手癣。

（一）病因病机

因嗜食辛辣或阴亏而有血燥，外受风毒侵犯。邪毒凝聚手掌部皮肤，使气血瘀阻，脉络不通，皮肤失于濡养而发病。

（二）临床表现

一般单侧手先发病，可感染双手部皮肤。患者自觉瘙痒，多见于拇指与食指的邻近面、指间及掌心部，初起时表现为丘疹、水疱、糜烂，后期可变现为干燥、脱屑、皲裂肥厚等。

（三）实验室检查

1. 直接镜检：在皮损活动边缘处刮取鳞屑或疱液直接镜检，可见菌丝或孢子。

2. 真菌培养：将鳞屑或者疱液接种于沙堡培养基培养，结果可为红色毛癣菌、须癣毛癣菌、念珠菌等。

3. 组织病理：PAS 染色可见到角质层的真菌菌丝。

（四）诊断依据

1. 春夏季多发本病，多见于中老年人。

2. 单侧起病，多见于拇指与食指的邻近面、指间及掌心部，初起时表现为丘疹、水疱、糜烂，后期可变现为干燥、脱屑、皲裂肥厚等。

3. 患者自觉瘙痒。

（五）治疗

1. 内治法

（1）风热湿蕴证

症状：皮损为散在丘疹，蔓延浸淫，上覆鳞屑，或有轻度的水疱，瘙痒较甚，伴心烦口渴，大便干，小便短赤。舌质红，苔黄微腻，脉浮滑。

治法：清热除湿，疏风止痒。

方药：《外科正宗》消风散（当归、生地、防风、蝉蜕、知母、苦参、胡麻、荆芥、苍术、牛蒡子、石膏、甘草、木通）加减。

成药：肤痒颗粒。

（2）湿热内蕴证

症状：皮损为散在小水疱，个别融合成片，瘙痒甚，或表皮浸渍软化，糜烂渗液，伴身热不扬，心烦口渴，纳呆，便溏，小便短赤。舌质红，苔黄腻，脉滑数。

治法：清热利湿止痒。

方药：《医方集解》龙胆泻肝汤（龙胆草、栀子、黄芩、木通、泽泻、车前子、柴胡、甘草、当归、生地）加减。

成药：龙胆泻肝丸、四妙丸。

（3）血虚风燥证

症状：病程迁延，皮损粗糙肥厚，脱皮，干燥皲裂，表面可有抓痕、血痂，颜色暗红，冬天皲裂加重，伴口干不欲饮，纳差，腹胀。舌质淡，苔白，脉细。

治法：养血润肤，祛风止痒。

方药：《医宗金鉴·外科心法》当归饮子（当归、生地、白芍、川芎、何首乌、荆芥、防风、刺蒺藜、黄芪、生甘草）加减。

成药：湿毒清胶囊、润燥止痒胶囊。

2. 外治法

用二矾散熏蒸：以白矾 120 g、皂矾 120 g、儿茶 15 g、侧柏叶 240 g，水 2000 mL 煎煮。先以桐油搽患处，再用纸巾捻擦，让桐油浸透，用火烤患处 3 分钟。再用药汤热气熏蒸患处，反复熏洗十遍以上。

（六）注意事项

1. 注意个人卫生，保持皮肤干燥、清洁。避免共用浴盆、毛巾、指甲钳等。
2. 避免热水烫洗、挠抓、肥皂水洗涤等刺激，以防感染加重。
3. 忌食辛辣、海鲜、牛羊肉等发物。
4. 积极治疗，坚持治疗，定期复查。

四、脚湿气（足癣）

脚湿气，是发生在足部的皮肤癣菌感染性皮肤病。以足底皮肤发白、浸渍、湿烂或足跖、趾间起水疱，瘙痒异常为特征。若皮损处感染邪毒，足趾焮红肿痛，起疱糜烂渗液而臭者称臭田螺、田螺疮。夏秋病重，多起水疱、糜烂；冬春病减，多干燥裂口。相当于现代医学的足癣。

（一）病因病机

因脾胃湿热下注，足部皮肤腠理失于固密，或因久居湿地、赤足水中作业等，水湿浸渍，毒邪浸淫而发病。湿毒搏结蕴郁皮肤腠理，则水疱丛生，或糜烂渗出。湿毒蕴结日久，阻滞气血，则鳞屑多，或皮肤角化增厚。

（二）临床表现

足癣的初发部位以趾间多见，更多见于第3、4及第4、5趾间，然后渐向其他趾间和跖部发展，病程长者可波及整个足跖，甚至向足背蔓延。根据皮损的特点，一般分为3型。

1. 水疱型：初起为足部皮下粟米大小水疱，四周无红晕，数日后水疱逐渐消失，有脱屑；如继发感染，水疱变成脓疱，四周有红晕，有疼痛及灼热感。也有初起水疱，以后发展为圆形或环形的斑片，边界清楚，颜色褐红，病久则皮肤变厚、粗糙，秋冬季发生皲裂，疼痛明显。

2. 糜烂型：多发生在第3及第4趾缝间，潮红、糜烂、渗液、覆以白皮，白色表皮撕去后，可见基底鲜红，重者亦可在其他趾间同时发生，伴有瘙痒，往往搔抓至皮烂疼痛、渗血方止，有腥臭味。夏季多发，冬季减轻。

3. 鳞屑角化型：表现为片状屑不断脱落，角质增厚，热水浸足后可刮下一层白粉样物质，主要发生在足趾及趾旁，也可在足底、足侧或趾间，以中老年患者为多，冬季加重。

足癣在临床上虽可分为水疱、糜烂、鳞屑角化三型，但水疱、糜烂、渗液、脱屑、角化过度等皮损往往同时存在，其中以一、二种损害为主。水疱型和糜烂型可继发感染而发生小腿丹毒、急性淋巴管炎，致使腹股沟淋巴结肿痛，伴恶寒、发热、头痛、关节酸痛等症状。患者高热时，不利于真菌的生长繁殖，足癣常可好转，但热退后又复发。

（三）实验室检查

镜下直接涂片：病甲碎屑中可见菌丝或孢子。
真菌培养：可见真菌菌丝或孢子。

（四）诊断依据

1. 足趾间浸渍，脱屑，常伴恶臭。或足跖、足缘群集水疱，干燥脱屑。或足跟足缘甚至整个足跖皮肤肥厚、干燥、皲裂。自觉剧痒，夏季尤甚。

2. 足部多汗者易患本病。

3. 真菌培养和镜检多为阳性。

（五）治疗

1. 内治法

（1）湿热下注证
症状：趾间浸渍发白，糜烂、渗液，伴瘙痒疼痛，气味腥臭。局部皮肤可红斑肿胀。舌质红，苔薄黄，脉濡数。
治法：清热利湿，解毒消肿。
方药：《辨证录》五神汤加减（金银花、紫花地丁、生薏苡仁、赤茯苓、黄柏、川牛膝、泽泻、炒丹皮、车前子、生甘草）。
成药：龙胆泻肝丸。

（2）肾虚风袭证
症状：病久不愈，趾间奇痒难忍，可浮肿、渗液，或干燥、脱皮、皲裂，可伴疼痛不适。舌质淡红，少苔，脉虚细。
治法：益气养阴，散风利湿。
方药：《奇效良方》犀角散加减（干地黄、山萸肉、生黄芪、天麻、羌活、防风、炒黄芩、槟榔、乌梢蛇、白鲜皮、山药、泽泻）。
成药：犀角丸。

（3）血虚风燥证
症状：足底皮肤增厚，脱屑，粗糙、皲裂，无渗液，伴瘙痒。舌红，苔薄，脉弦。
治法：养血润燥，祛风止痒。
方药：《济生方》当归饮子加减（当归、制首乌、白芍、熟地、川芎、刺蒺藜、白鲜皮、苍术、甘草）。
成药：当归饮子丸。

2. 外治法

（1）皲裂角化疼痛者浸泡方：以王不留行30 g、明矾9 g，加水适量，水煎 1 小时，待半温时将手或脚泡 15 分钟，每日 2 次，再泡时加温。

（2）醋泡方：以荆芥 18 g 防风 18 g、红花 18 g、地骨皮 18 g、皂角 30 g、大枫子 30 g、明矾 18 g。用米醋 1500 mL，放盆中泡 3～5 天后备用。每晚上将手或脚浸泡半小时，每剂药可连泡 2 周为 1 疗程，有效继续泡 2～3 个疗程。

（3）外涂红油膏：红信 250 g、棉籽油 2500 mL、黄蜡 250～500 g。将红信捣成细粒，与棉籽油同放入大铜锅内，置煤球炉或炭火上，熬至红信呈橘黄色，离火待冷，取去药渣，再加温加入黄蜡（冬用 250 g，夏用 500 g）熔化，离火调至冷成膏。用时先薄涂上一层，试擦一小片，观察有无过敏反应，如有反应即停用。不宜大面积用。

（六）注意事项

1. 保持足部卫生、干燥。
2. 清淡饮食，忌食辛辣刺激等食物。

五、灰指（趾）甲（甲癣）

灰指（趾）甲，是指发生在指（趾）甲部位的皮肤癣菌感染性皮肤病。一般以 1～2 个指（趾）甲开始发病，重者全部指（趾）甲均可累及。患病甲板失去光泽，日久甲板增厚变形，呈灰白、污黄色。甲板变脆而破损脱落，有时甲板与甲床分离。相当于现代医学的甲癣。

（一）病因病机

内因肝血不足，爪甲失养，外因虫毒侵染所致。

（二）临床表现

一般单侧单个甲起病，逐渐蔓延多个指（趾）甲，但常常不对称，也可长年不发展。常见有两种类型，一为浅表型：初起甲板表面发生小点状混浊区，逐渐扩大增多，形成不规则的云片状混浊，可局限一处，也可波及全甲，甲面脆落。二为甲下型：病变常自甲板两侧或末端开始，多先有轻度甲沟炎，逐渐地侵犯甲板而出现沟纹、凹点、混浊、增厚、脆碎、变形，呈灰白或带污秽褐色。

（三）实验室检查

1. 真菌镜检与培养：检出真菌菌丝、孢子。
2. 甲组织病理：病甲组织标本中有真菌菌丝或孢子时，诊断可以确立。

（四）诊断依据

1. 多见于成人，常为一侧 1～2 个指甲起病，日后蔓延多个指甲，但常常不对称，也可长年不发展。
2. 常见有两种类型：浅表型、甲下型。
3. 病程缓慢，少有自愈，如不治疗常终身不愈。
4. 一般无自觉症状。
5. 甲真菌镜检与培养：真菌菌丝或孢子阳性。

（五）治疗

1. 内治法

一般不需要内治。

2. 外治法

（1）白芷醋浸方：取白芷 90 g、醋 500 mL，共煎取浓汁。把灰指（趾）甲放在白芷醋汁中，浸泡 30 分钟，每日 1 次。

（2）艾灸治疗方：先用刀片刮除病甲表层，然后点燃艾条在病甲上熏灸，调节艾火与病甲的距离，使温度适宜，以患者能耐受为度。要防止烫伤周围皮肤。每次灸 15～20 分钟，每日灸 3～4 次，一般连续灸15～20 日。

（六）注意事项

1. 保持足部卫生、干燥。
2. 清淡饮食，忌食辛辣刺激等食物。

六、紫白癜风（花斑癣）

紫白癜风，是指由球形/糠秕马拉色菌引起的皮肤浅表皮肤感染。以皮肤出现褐色和白色的色素改变，状如花斑，游走不定为特征。南方炎热区域发病较多。又名汗斑，相当于现代医学的花斑癣。

（一）病因病机

多因汗溢体外，毛窍常开，被风湿侵袭，郁于肌肤腠理，或因汗衣着体，复经日晒，暑湿浸渍毛窍，致皮肤毛窍闭塞，气血运行不畅，气滞则成白斑，血瘀则成紫斑。

（二）临床表现

好发于颈项、躯干、四肢近心端，尤其是皮肤汗腺丰富部位，皮损初起为以汗孔为中心、境界清楚、大小不一的点状斑疹，呈白色、褐色、淡褐色、淡红色，逐渐增大至指甲大小，圆形或类圆形，临近斑疹可融合为不规则的斑片，表面可覆盖少许糠秕状细鳞屑。一般无自觉症状，偶有轻度瘙痒。常在炎热夏季发病，冬天自愈，复发率高。

（三）实验室检查

1. 直接镜检：在皮损活动边缘处刮取鳞屑直接镜检，可见圆形或卵圆形孢子和短粗、两头钝圆的腊肠形菌丝。

2. 真菌培养：将标本接种于沙堡培养基培养，有奶油色酵母菌落生成。

3. 直接观察：有时在紫外灯下观察皮损，可呈黄色荧光。

4. 组织病理：一般不需做病理切片，但切片 PAS 染色对糠秕孢子菌丝性毛囊炎有诊断意义。

（四）诊断依据

1. 男女老幼皆可患病，多汗体质的青年人多见。

2. 好发于颈项、躯干、四肢的近心端，尤其是皮肤汗腺丰富部位。

3. 皮损初起为以汗孔为中心、境界清楚、大小不一的点状斑疹，呈白色、褐色、淡褐色、淡红色，逐渐增大至指甲大小，圆形或类圆形，临近斑疹可融合为不规则的斑片，表面可覆盖少许糠秕状细鳞屑。

4. 一般无自觉症状，偶有轻度瘙痒。常在炎热夏季发病，冬天自愈，复发率高。

5. 结合实验室检查。

（五）治疗

1. 内治法

一般不需要内治。

2. 外治法

（1）外擦汗斑散，取密陀僧、乌贼骨各 30 g，硫黄、川椒各 15 g，共研细末。用生姜片蘸药粉外擦患处，早晚各 1 次。

（2）外洗方：取紫草、苦参、大黄、黄柏、荆芥各 30 g，藿香 20 g。加水适量煎成药汤外洗，一日一次。

（3）外涂方：取土槿皮、丁香各 20 g，藿香 30 g，用 75% 酒精 200 mL，浸泡 1 周。取药液外涂患处，每天 2～3 次。

（六）注意事项

1. 勤洗澡，注意皮肤清洁，保持干爽。
2. 注意衣物日晒或煮沸消毒。

七、鹅口疮

鹅口疮，是一种由白念珠菌引起的口腔黏膜局限性损害。以口腔黏膜或口角处被覆色灰白或乳白色斑块为特征。又称燕口疮、剪口疮、夹口疮、雪口，相当于现代医学的鹅口疮。

（一）病因病机

心、脾、胃三经蕴热，热循经上蒸于口，导致口角、口腔发为白斑；

或虚劳体弱，气阴两虚，风邪湿热所乘，与津液相搏，则发为口疮。

（二）临床表现

多发生于婴儿或幼童，亦可发生于体弱的成人。皮损为灰白或乳白色薄膜状斑片，类似凝结之牛乳皮，剥离后，基底发红，易出血。亦可发生于口角及其他部位引起发红浸渍脱皮及糜烂等。

（三）实验室检查

真菌培养：白色念珠菌感染。

（四）诊断依据

1. 多发生于婴儿或幼童。
2. 好发于口腔黏膜或口角。
3. 皮损为灰白或乳白色薄膜状斑片，类似凝结之牛乳皮，剥离后，基底发红，易出血。
4. 真菌培养：白色念珠菌感染。

（五）治疗

1. 内治法

（1）脾胃湿热证

症状：口腔黏膜及舌体处有炎症性皮损，上覆乳白色膜状物，微痛。舌质微红，苔薄黄，脉滑或微数。

治法：清利湿热，解毒祛风。

方药：《肘后备急方》黄连解毒汤（黄连、黄芩、黄柏、栀子）合

《小儿药证直诀》导赤散（生地、栀子、竹叶、泽泻、木通、甘草）加减。

成药：金莲花片、导赤丹。

（2）气阴两虚证

症状：久病后，口腔黏膜多处局限性膜状损害，伴少气懒言，心烦急躁，五心烦热，食少腹胀。舌质微红，苔白或无苔，脉沉细。

治法：养阴益气，清热疏风。

方药：《太平惠民和剂局方》参苓白术散加减（炒白术、炒扁豆、炒芡实、生地、玄参、麦冬、山豆根、防风、黄连、甘草）。

成药：养阴清热丸、养阴清肺丸。

2. 外治法

（1）可以冰硼散外用患处。
（2）可以西瓜霜外涂，每日 1～2 次。

（六）注意事项

注意患儿口腔的及时清理及进食餐具的消毒。

第五章 昆虫所致皮肤病

一、疥疮

疥疮，是由疥螨寄生于人体表皮引起的一种接触性传染性皮肤病。以皮肤皱褶部位如手缝、腕曲面、下腹部、股内侧处发生丘疱疹、水疱伴奇痒，夜间尤甚，传染性大，易造成家庭集体流行为特征。又称干疤疥、虫疥，现代医学也称疥疮。

（一）病因病机

除接触"虫"外，与风湿热蕴结有关。为虫毒湿热相搏，结聚肌肤而成。

（二）临床表现

可发生于任何年龄，男女皆可患病。好发于皮肤皱褶部位，如指侧、指缝、腕肘关节的屈侧、腋窝前缘、女子乳房下、少腹、外阴、臀沟、大腿内侧等，而以手指缝处最为重要，但头面部一般不累及，婴幼儿患者可侵犯头面部。通过握手、同卧等密切接触传播，易在集体和家庭中流行。皮疹主要为丘疹、丘疱疹；可形成小水疱和少数隧道及结节。皮疹可疏散分布或密集成群。水疱约小米粒大小，多见于指缝、腕部等处。隧道为灰白色或浅黑色线纹，长 3～15 mm，弯曲微隆起，盲端可有丘疹和小水疱，为雌虫停留处。典型隧道不易见到，可能因清洗、搔抓、感染、湿疹化及苔藓样变而不典型。有的患者可以伴发风团，瘙痒剧烈，可见抓痕、结痂及湿疹样变或引起继发感染而发生脓疱疮、毛囊炎、疖、淋巴结炎甚至发展为肾炎等。自觉剧痒，尤以遇热及夜间为甚，常常影响睡眠。

（三）实验室检查

显微镜检：用针尖刺入隧道，在其盲端，可挑出疥螨。一般须刮取丘疹、水疱或隧道表皮及渗液置载玻片上，在低倍镜下观察，可发现疥螨或椭圆形黄褐色虫卵。

（四）诊断依据

1. 有接触传染史。常一家或在集体生活环境中数人同时或先后患病。
2. 皮肤皱褶及柔嫩之处有丘疹、水疱及隧道。
3. 自觉剧痒，尤以遇热及夜间为甚。
4. 镜检：可找到疥螨。

（五）治疗

1. 内治法

一般不需要口服药物。

2. 外治法

（1）5%～10%的硫软膏：儿童用5%浓度，成人用10%浓度。洗澡后从脖子以下涂满全身，每日早晚各涂1次，连续3日。3日不洗澡不换衣物，第4日洗澡换被褥衣服，为1个疗程。一般治疗1～2个疗程，停药观察1周左右。无新皮疹即治愈。

（2）外涂百部酊（《中医皮肤病学简编》）：以百部、酒精各适量，酒浸百部，三天后擦涂患处。涂药前先消毒，取适量搽抹患处，一日一次。

（六）注意事项

1. 注意清洁卫生，勤洗澡、勤换衣服，被褥常洗晒。
2. 患者衣服、被褥均需煮沸消毒，或在阳光下充分曝晒，以便杀灭疥虫及虫卵。
3. 患者需隔离，家庭和集体宿舍同病者要同时治疗，以杜绝传染源。

二、毒虫咬伤（虫咬皮炎）

毒虫咬伤，是指被致病虫类叮咬，接触其毒液或虫体的毒毛而引起的炎性皮肤病。以皮肤呈风团样丘疹，上有针尖大的瘀点、丘疹或水疱，呈散在性分布为特征。较常见的致病害虫有蠓、螨、蚊、隐翅虫、刺毛虫、跳蚤、虱类、臭虫、飞蛾、蜂等。相当于现代医学的虫咬皮炎。

（一）病因病机

禀赋不耐，为昆虫叮咬，邪毒侵入肌肤所致。

（二）临床表现

多见于夏、秋季节，好发于暴露部位。皮损以丘疹、风团或瘀点为多见，亦可出现红斑、丘疱疹或水疱，皮损中央常有刺吮点，散在分布或数个成群。常由于搔抓而致水疱破裂，引起糜烂，有的可继发感染或局部淋巴结肿大。无全身不适，严重者可有畏寒、发热、头痛、恶心、同虫类叮咬的皮损有各异表现。

1. 蠓虫皮炎：叮咬后局部出现瘀点、水肿性红斑和风团样丘疹，奇痒，个别发生水疱，甚至引起全身性过敏反应。

2. 螨虫皮炎：皮损主要为红斑、水肿性风团样丘疹、丘疱疹及瘀斑，可成批发生、散在分布，偶尔出现张力性大疱，有时中央为出血性红斑。自觉奇痒难忍。严重者可出现头痛、关节痛、发热、乏力、恶心等全身症状。

3. 蚊虫皮炎：蚊虫叮咬引起的表现因人而异，有的人毫无反应，有的仅在皮肤上出现一红色瘀点；而有的则出现局部风团、丘疹，剧痒，迅速消退；也可出现瘀斑，一般无全身表现。婴幼儿被叮咬后可发生血管性水肿。有免疫缺陷的儿童被蚊叮咬后可发生高热，被叮处出现溃疡和进行性坏死，可因继发感染而死亡。

4. 隐翅虫皮炎：皮损呈条状、片状或点簇状水肿性红斑，其上有密集丘疹、水疱及脓疱，部分皮损中心脓疱融合成片，表面可继发糜烂、结痂，少数皮损中央可呈稍下陷的灰褐色表皮坏死。自觉瘙痒、灼痛，甚至可伴发热、头晕、局部淋巴结肿大。病程约 1 周，愈后可遗留暂时性色素沉着。

5. 刺毛虫皮炎：一般先有剧痒，随后出现绿豆至黄豆大小的水肿性红斑、斑丘疹，呈淡红或红色，中央常有一针头大的黑色或深红色刺痕；部分患者可表现为丘疱疹、风团样丘疹性皮损，皮损可数个、数十个至数百个不等，常成批出现。有时出现恶心、呕吐及关节炎。个别情况下毒毛进入眼内可引起结膜炎、角膜炎，如不及时处理可致失明。

6. 蜂蜇皮炎：蜂蜇后局部立即出现明显疼痛、烧灼感或痛痒感，很快出现红肿，中央有一瘀点，甚至形成水疱、大疱样损害，偶可引起组织坏死。严重者可出现过敏性休克。

（三）实验室检查

皮肤镜观察到被叮咬后的咬痕或靶形损害，是确定诊断的直接证据。

（四）诊断依据

1. 皮肤上呈丘疹样风团，上有针尖大小的瘀点、丘疹或水疱，呈散在性分布。
2. 有昆虫咬伤史。
3. 皮肤镜检阳性，则可确诊。

（五）治疗

1. 内治法

（1）湿热毒蕴证

症状：皮损以小出血点、丘疹、疱疹、风团及肿胀为主，叮咬处有瘀点、破损，有不同程度的瘙痒、灼热、疼痛；可伴发热，口渴，小便短赤，大便干燥。舌红，苔黄，脉滑数。

治法：清热解毒，除湿消肿。

方药：《肘后备急方》黄连解毒汤（黄连、黄芩、黄柏、栀子）加减。

成药：牛黄解毒片。

（2）热入心营证

症状：叮咬处大片灼红肿胀，有斑丘疹、疱疹、风团等皮损，局部疼痛剧烈，瘙痒麻木；伴恶寒、发热、头痛、心烦、夜寐不安，甚则神昏谵语、恶心、呕吐、抽搐痉挛。舌质红绛，苔黄燥，脉洪数。

治法：凉血解毒，清心开窍。

方药：《温病条辨》清营汤［犀角（水牛角代）、生地、银花、连翘、元参、黄连、竹叶心、丹参、麦冬］加减。

成药：安宫牛黄丸。

2. 外治法

外敷《医宗金鉴·外科心法》颠倒散：以大黄、硫黄各等分，为细末。以凉水调敷，敷前消毒患处，取适量搽抹，一日一次。

（六）注意事项

1. 本病以预防为主。
2. 及时就医，防止病情加重。

三、阴虱病（虱病）

阴虱病，是由寄生在人体阴毛和肛门周围体毛上的阴虱叮咬附近皮肤，引起瘙痒的一种皮肤接触性传染性寄生虫病。通常由密切接触和性接触传播。阴虱寄生在人体的阴毛上，反复叮咬吸吮人血，同时放出有毒的唾液致病。该病常由性接触而传染，也会由内裤、床垫或马桶圈密切接触传播。相当于现代医学的虱病。

（一）病因病机

虱类叮咬刺入人体皮肤，腠理受损，毒汁灌注肌肤，其毒凝聚、激惹而发病。

（二）临床表现

主要表现为阴毛部位及其附近皮肤剧烈瘙痒，阴毛上或毛根部位可见到虱卵，可见到红斑、丘疹、抓痕、血痂，继发感染时，可有毛囊炎、脓疱等。

（三）实验室检查

可在显微镜或放大镜下镜检发现阴虱成虫或虫卵。

（四）诊断依据

1. 流行病学居住环境、卫生条件差，或有婚外性生活史，或夫妻共患此病。
2. 阴毛部位出现红斑、丘疹、抓痕、血痂，内衣、内裤相应部位常可见血迹。
3. 镜检阴毛处可发现成虱或虱卵。

（五）治疗

1. 内治法

一般无需内服方药，以外治为主。

2. 外治法

涂搽百部酊（《中医皮肤病学简编》）：以百部、酒精各适量，酒浸百部，三天后擦涂患处。涂搽前消毒患处，剃除阴毛，取适量搽抹，一日一次。

（六）注意事项

1. 加强卫生宣教，养成良好的卫生习惯。
2. 内衣物注意清洁消毒。避免接触传染。

第六章　物理性皮肤病

一、冻疮

冻疮，是因气候寒冷引起局部皮肤反复红斑、肿胀性损害，严重者可出现水疱、溃疡的皮肤病。常见于冬季，病程缓慢，气候转暖后自愈，易复发，又名冻烂疮。相当于现代医学的冻疮。

（一）病因病机

寒邪侵袭过久，耗伤元气，以致气血运行不畅，气血凝滞而成冻疮；重者肌肤坏死，骨脱筋连，甚至阳气耗竭而亡。

（二）临床表现

好发于手、足、面颊、耳部等血循环较差的暴露部位。局限性瘀血性红斑或暗紫红色肿块，触之皮温低，自觉痒感，受热后更剧。重者肿胀明显，表面可发生水疱，疱内为淡黄色或血性浆液，疱破后形成糜烂、溃疡、坏死，此时自觉麻、胀、疼痛感。愈合后色素沉着或遗留萎缩性瘢痕。

（三）实验室检查

无特异性改变。

（四）诊断依据

1. 在寒冷环境工作或有受冻史。

2. 患处有肿胀感，得温后有刺痒感和烧灼感，破溃后疼痛，病程较长，一般到春季才逐渐痊愈。局部见有暗红色水肿性斑片，手指按压后褪色，压力去掉后，红色恢复较慢，重者伴有水泡或破溃。

3. 临床分为三度：Ⅰ度（红斑性冻疮）皮肤从白变为红色，出现明显的红肿，自觉轻度疼痛和灼痒。Ⅱ度（水疱性冻疮）早期有红肿，继而出现大小不一的水疱，有不同程度疼痛。Ⅲ度（坏死性冻疮）轻者在受冻后3～7天局部出现水疱，蔓延至整个肢体，活动受限，病变部位呈紫黑色，周围水肿，呈干性坏疽，患部感觉和机能完全丧失，2～3周后出现受损组织和健康组织的分界线，严重时出现湿性坏疽。

（五）治疗

1. 内治法

（1）寒凝血瘀证

症状：形寒肢冷，颜色苍白，继而红肿，有灼痛或瘙痒，麻木，或出现水疱、肿块，皮色紫暗，感觉迟钝或消失。舌淡苔白，脉弦细。

治法：温阳散寒，调和营卫。

方药：《伤寒论》当归四逆汤（当归、桂枝、芍药、细辛、通草、甘草、大枣）加减。

成药：温经活血颗粒。

（2）瘀滞化热证

症状：患处暗红肿胀，甚则灼如腐溃，脓水淋漓；恶寒，发热，口干。舌红，苔黄，脉弦数。

治法：清热解毒，理气活血。

方药：《验方新编》四妙勇安汤（金银花、玄参、当归、甘草）加减。

成药：活血解毒丸。

2. 外治法

外搽生肌膏：以当归 60 g、甘草 30 g、白芷 15 g、紫草 9 g、血竭 12 g、轻粉 12 g，麻油 500 g 浸药三天，久熬去滓，滤清，再熬至滴水成珠，加白蜡 60 g，溶化，再加血竭、轻粉，最后搅匀成膏。消毒患处，取适量药物搽抹患处，一日一次。

（六）注意事项

1. 注意保暖。
2. 皮损处勿禁忌抓挠、水洗，以免感染。
3. 受冻后不宜立即用热水浸泡或取火烘烤。
4. 严重全身性冻伤患者，应采取急救措施，首先使病人迅速脱离寒冷环境，脱去冰冷潮湿的衣服鞋袜，给予热饮料、热茶、温酒等。

二、皲裂疮

皲裂疮，是发生于手足部的皮肤干燥粗糙，继而出现裂口的一种皮肤病。多发于冬季，常见于成年人及体力劳动者。以手足皮肤干燥、粗糙、皮肤弹性降低、皲裂为特征。因手足肌肤发生枯裂、疼痛，常影响日常生活和工作。相当于现代医学的手足皲裂。

（一）病因病机

外受风寒，以致血脉阻滞，气血不和，肤失濡养，皮肤干燥弹性降低而成皲裂，并与出汗少、经常摩擦、压力、破伤、浸渍等有关。

（二）临床表现

好发于掌面、指尖，或手侧、足侧、足跟等经常受到摩擦的部位。初起皮肤干燥、发紧、变硬，继而粗糙、肥厚，从而失去光泽，进一步出现浅深、长短不一的裂隙。深者可出血，伴疼痛。病程缠绵，以秋冬季多发，多数至春暖花开时自愈，亦有终年不愈者。

（三）实验室检查

无特异性改变。

（四）诊断依据

1. 多见于工人、农民、家庭妇女等成年人或鹅掌风患者。
2. 好发于掌面、手指尖，或手侧、足侧，或足跟等处。
3. 局部皮肤干燥粗糙，并有长短深浅不一的裂隙，深者可有出血，还可并发急性淋巴结炎、淋巴管炎、急性蜂窝组织炎等。
4. 裂隙浅者不痛，深者常有疼痛。
5. 病程缠绵，常发于秋末和冬季，至春暖时自愈，但亦有始终不愈者。

（五）治疗

1. 内治法

（1）营卫失和证

症状： 冬季多发，多见于手指伸侧及足跟两侧，皮温低，皮肤变硬发紧，干燥粗糙，皲裂疼痛，接触水湿或刺激物加重，伴有畏寒。舌淡红，苔薄白，脉细。

治法： 疏风散寒，调和营卫。

方药：《伤寒论》桂枝汤（桂枝、芍药、生姜、大枣、炙甘草）加减。

成药： 苍术膏。

（2）血虚失荣证

症状： 皮肤有细小裂隙、疼痛，有麻热感。舌质红，苔薄白，脉细。

治法： 补益气血，养血润肤。

方药：《医宗金鉴·外科心法》当归饮子（当归、川芎、生地、白芍、何首乌、生黄芪、防风、荆芥穗、炙甘草、刺蒺藜）加减。

成药： 十全大补丸、八珍颗粒。

2. 外治法

外搽生肌膏：取当归60 g、甘草30 g、白芷15 g、紫草9 g，用麻油500 g，浸药三天，久熬去滓，滤清；再熬至滴水成珠，加白蜡60 g，溶化；再加血竭、轻粉各12 g，最后搅匀即成膏。消毒患处，取适量药膏搽抹患处，一日一次。

（六）注意事项

1. 温和清洁，不宜用碱性肥皂等刺激性清洁产品。

2. 注意保持皮肤湿润。
3. 预防患处破溃感染。

三、水火烫伤

水火烫伤，是由火焰、热水、蒸汽、电流、放射线、激光、强酸或强碱等导致的皮肤潮红、烧灼疼痛、局部起水疱、肿胀，严重者皮肤糜烂，甚至坏死。相当于现代医学的烧伤。

（一）病因病机

因火毒之邪，外伤皮肉；甚者热邪入里，火毒攻心，耗气伤阴，阻滞脉络，而致气阴两脱之象。

（二）临床表现

局部疼痛、起水疱、渗出、溃烂，严重时可见发热、乏力、昏迷等全身症状。成人Ⅲ度烧伤面积超过 15%、小儿超过 10%，就可能发生休克。烧伤愈重，休克出现越早。

（三）实验室检查

合并感染者可见血常规白细胞总数和中性粒细胞升高。

（四）诊断依据

依靠烧烫伤病史诊断。分为三度：
Ⅰ度：损伤仅及表皮，局部发生红斑充血，无水疱。

Ⅱ度：伤及真皮组织，局部出现水疱，基底红润、肿胀、剧痛。

Ⅲ度：伤及全层皮肤及肌肉，甚至骨组织等，局部皮肤焦黑和苍白，呈皮革样，干燥，失去弹性和知觉。

（五）治疗

1. 内治法

（1）热毒炽盛证（早期）

症状： 局部疼痛，起水疱，渗出，溃烂，口渴尿黄。舌红、苔黄，脉数。如有继发感染，热象更甚。

治法： 清热解毒，养阴生津。

方药：《疡科心得集》银花解毒汤（金银花、紫花地丁、犀角、赤茯苓、连翘、丹皮、川连、夏枯草）加减。

成药： 清热解毒胶囊。

（2）热盛伤阴证（中期）

症状： 壮热烦渴，喜冷饮。局部肉腐皮烂，久不愈合。舌红绛，苔黄燥，脉细数。

治法： 养阴清热，利湿解毒。

方药：《奇效良方》四顺清凉饮（大黄、赤芍药、当归、甘草、青皮、枳壳）加减。

（3）气血亏虚证（后期）

症状： 壮热转为低热或不发热反畏寒，精神萎靡不振，神倦懒言，呼吸短促。舌质淡红，脉沉细无力。

治法： 滋阴养血。

方药：《内外伤辨惑论》当归补血汤（黄芪、当归）加减。

成药： 生脉饮。

2. 外治法

以《万氏秘传外科心法》大黄蛋清方外搽：取生大黄100g加水至100毫升，加入3个生鸡蛋清混合调匀备用。消毒患处，取适量药物搽抹患处，一日三次。

（六）注意事项

1. 注意清洁，预防患处皮肤感染。
2. 忌辛辣刺激食物。

四、痱疮（痱子）

痱疮，是主要发生于夏天炎热之时，因汗液蒸发不畅而引起的一种常见的表浅性炎症性皮肤病。多发于头面、颈、胸、背及皱襞等部位。以针头大小的丘疹、丘疱疹、水疱为主要特征。儿童发病为多，肥胖、长期卧床、体质虚弱者也易患本病。相当于现代医学的痱子。

（一）病因病机

因夏日炎热之时，热体蕴湿，复感暑邪，暑湿交阻，汗泄不畅，熏蒸肌肤，闭阻毛窍而成。

（二）临床表现

1. 白痱又名晶状粟丘疹，常见于体弱，高热、大量出汗者，颈、躯干等部位出现多数的非炎症性针头大半透明的壁薄、浅在性水疱，内容清透，周围无红晕，疱壁易破，或自行吸收而出现轻度脱屑，一般无自觉症状。

2. 红痱又称红色粟丘疹，为临床上最常见的一种，多发于小儿或体胖者的胸、背、颈、腋窝、腘窝、臀部、头面及妇女乳房下皱褶处等，表现为如针头大的丘疹或丘疱疹，周围绕有红晕，密集分布，自觉轻度灼热或刺痒。皮疹因天气转凉可自行消退，退后有轻度脱屑。

3. 黄痱又称脓痱，多见于小儿皮肤皱褶处和头部，于痱子顶端有针头大浅表性小脓疱。

（三）实验室检查

无特异性改变。

（四）诊断依据

1. 多见于夏天炎热之时，常见于小儿。

2. 好发于前额、颈部、胸、背，及皮肤皱襞等处。

3. 皮损发生迅速，在皮肤见针头大小密集的丘疹，很快变成小水疱或脓疱，其周常有红晕。疹退后常有轻度脱屑。

4. 自觉灼热或轻度瘙痒刺痛。

（五）治疗

1. **内治法**

（1）暑湿证

症状： 额、颈、胸、背及四弯等处出现较密集的丘疹、丘疱疹，如针头或粟粒大小，周围绕有红晕，自觉刺痒或灼热感，小便短赤。舌质红，脉数。

治法： 清暑利湿。

方药：《外科全生集》清暑汤加减（金银花、连翘、天花粉、淡竹叶、滑石、泽泻、车前子、生甘草）。

成药：甘露消毒丹。

（2）热毒证

症状：黄痱多见，除可有白痱或红痱的表现外，同时伴有脓疱或疖肿，疼痛，口苦咽干，大便干结。舌质红，苔黄，脉滑数。

治法：清热解毒、祛暑除湿。

方药：《医宗金鉴·外科心法》五味消毒饮（金银花、野菊花、蒲公英、紫花地丁、紫背天葵子）加减。

成药：连花清瘟胶囊。

2. 外治法

外搽六一散：取滑石粉600 g、甘草100 g，碾为细末，加凉水调匀。患处消毒，以适量药粉搽抹，一日一次。

（六）注意事项

1. 衣着宜宽大透气，要勤洗澡和更衣，洗澡后可扑上一些爽身粉或六一散，尤其注意额、颈、胸、背、腋窝等皮肤皱襞部位。
2. 皮损处勿禁忌抓挠、水洗，以免感染。
3. 适时进服清凉饮料以解暑温、利湿热。

五、湮尻疮（尿布皮炎）

湮尻疮，是一种因屎、尿刺激和湮渐臀部、外阴等部位而湿烂、红肿、生疮的皮肤病，又名红臀。相当于现代医学的尿布皮炎。

（一）病因病机

因小儿血热，皮肤娇嫩，大小便之后，未及时更换，粪尿污垢，湿热浊邪，浸渍皮肤；或因尿布烘烤未干，火气未除，风热相乘，刺激皮肤而生。

（二）临床表现

皮疹主要局限在臀部接触尿布的部位，初起出现水肿性红斑，继续发展有丘疹、水疱、糜烂，和浅表溃疡，自觉刺痛不适。

（三）实验室检查

无特异性改变。

（四）诊断依据

1. 皮损主要发生于尿布覆盖部位，尤其是阴囊、会阴、大腿内侧、臀部、外阴等处。
2. 初起出现水肿性红斑，与尿布遮盖范围吻合，境界清楚，边缘整齐；继而可见丘疹、水疱、糜烂，甚则浅表溃疡。
3. 自觉刺痛不适，部分还会出现患儿哭闹不安，发热，不喜进食等。

（五）治疗

1. 内治法

（1）湿热蕴结证

症状：患处发红肿胀，粟疹、水疱丛生，部分糜烂渗出，脂水频溢；

兼有患儿吵闹不安，便秘溲赤，口舌生疮。舌质红，苔黄，脉濡数。

治法：清热利湿，凉血解毒。

方药：《小儿药证直诀》导赤散（木通、生地黄、生甘草梢、竹叶）加减。

成药：清火栀麦片、豉翘清热颗粒。

（2）毒染成疮证

症状：尿布浸渍日久不除，遂在患处出现丘疱疹、脓疱，糜烂，甚则浅表溃疡；自觉灼热刺痛，伴有发热，大便秘结。舌质红，苔少，脉数。

治法：清热利湿，解毒止痛。

方药：《医学心悟》银花甘草汤（金银花、生甘草）加减。

成药：龙胆泻肝丸。

2. 外治法

外搽《疡科捷径》黄连膏：取黄连 30 g、黄芩 30 g、大黄 60 g、黄蜡 180 g、麻油 1000 g，先用三黄入麻油煎枯，去滓再熬，临好收上黄蜡，瓷杯收贮。患处消毒，取适量搽抹，一日一次。

（六）注意事项

1. 注意保持皮肤清爽洁净。
2. 皮损处勿禁忌抓挠、水洗，以免感染。
3. 忌辛辣。

六、汗淅疮（间擦疹）

汗淅疮，是间擦部位腋窝、股沟、乳房下等由于汗液或污物刺激，引起皮肤红斑、浸软、糜烂等皮肤病。自觉灼痛或瘙痒。以肥胖多汗及卫生条件不佳之人多发，尤见于长期卧床护理不良的患者。相当于现代医学间擦疹。

（一）病因病机

体肥汗沤，汗垢浸渍，湿热熏蒸而致。

（二）临床表现

好发于皮肤褶皱部，湿热季节多见。初期损害为局限性鲜红或暗红色水肿斑，界清，随后出现浸渍、糜烂、渗出，重者发生水疱和溃疡，易继发感染。皮损范围与皱褶皮肤相一致，边界清楚。自觉瘙痒或灼痛。常见于肥胖的婴儿和妇女。

（三）实验室检查

伴细菌、真菌感染时，需做真菌直接镜检，必要时做真菌培养或致病细菌培养鉴定。

（四）诊断依据

1. 皮损好发于皱褶处，如乳房下、腹股沟、臀沟、腋窝、肘窝、脐窝、颈部、会阴等处。

2. 湿热季节，间擦部位出现红斑、浸渍、糜烂、渗出。

（五）治疗

1. 内治法

以外治为主，一般无需内服方剂。

2. 外治法

外搽《外科正宗》蛤粉散：以蛤粉、石膏（煅）各 50 g，轻粉、黄柏各 25 g，碾为细末，凉水调匀。患处消毒，取适量药物搽抹患处，一日一次。

（六）注意事项

1. 注意保持皮肤清洁、干燥。
2. 平常洗浴后擦干，撒以粉剂。
3. 保持环境干燥、清洁、凉爽，避免高温环境。

七、鸡眼

鸡眼，是一种多见于足底及足趾的角质增生性皮肤病，呈灰黄色或蜡黄色。由于足上较突出部分的皮肤长期受压或摩擦，发生局限性角质增厚，其尖端逐渐深入皮层。现代医学也称鸡眼。

（一）病因病机

病因较多，局部摩擦和受压是重要的诱因。长期穿鞋不合适、足畸形或趾畸形是鸡眼生成的重要原因。角化型和鳞屑型足癣患者，也可伴随发生。

（二）临床表现

皮损为圆形或椭圆形的局限性角质增生，针头至蚕豆大小，呈淡黄或深黄色，表面光滑与皮面平或稍隆起，境界清楚，中心有倒圆锥状角质栓嵌入真皮。因角质栓尖端刺激真皮乳头部的神经末梢，站立或行走时引起疼痛。鸡眼好发于足跖前中部第3跖骨头处、蹋趾胫侧缘，也见于小趾及第2趾趾背或趾间等突出及易受摩擦部位。

（三）实验室检查

无特异性改变。

（四）诊断依据

1. 好发于足底、趾和指。
2. 有局部摩擦和受压史。
3. 皮损为黄色圆锥形角质栓，外周为半透明的角质环，状如鸡眼。
4. 自觉症状为压痛或碰撞痛。

（五）治疗

1. 内治法

以外治为主，一般无需内服药物。

2. 外治法

敷贴鸦胆子方：取鸦胆子仁10粒捣烂备用。消毒后，除去患处角化层，取适量敷患处，外盖胶布固定，2～3日一次。

（六）注意事项

1. 应减少摩擦和挤压。
2. 足部畸形者应及时治疗。
3. 若患处破溃，注意防止感染。

八、胼胝

胼胝，是由局部皮肤长期受压或摩擦所致的局限性、半透明、坚硬的黄色角质增厚性斑块样损害。好发于掌、跖及足底受压迫或摩擦处，俗称茧子。多见于体力劳动者，一般不影响健康和劳动，并起一定的保护作用。如除去受压磨原因后往往可逐渐自行消退。相当于现代医学的胼胝。

（一）病因病机

手、足长期受到机械刺激、摩擦、压迫，气血运行不畅，肌肤失养，气血凝滞而致。

（二）临床表现

质地坚硬呈半透明状，中央较厚，边缘模糊，表面光滑，皮纹清晰，局部反应迟钝，一般无症状，严重时挤压会有疼痛甚至刺痛感。

（三）实验室检查

无特异性改变。

（四）诊断依据

1. 往往与劳动、运动有极大的关系，与走路摩擦、穿鞋大小有关。
2. 好发于掌、跖及足底受压迫或摩擦处。
3. 皮损呈蜡黄色丘状隆起、局限性增厚的角化性扁平斑块，中央厚，边缘薄，境界不清楚，皮纹清晰。可有轻度压痛。

（五）治疗

1. 内治法

以外治法为主，一般不需内服药。

2. 外治法

（1）慎以单味腐蚀赘疣药物进行治疗。可用丹参、三棱、五倍子、乌梅、莪术、甘草、蒲公英、鸡血藤、当归等复方中药煎水外洗患处。

（2）五妙水仙膏（黄柏、紫草、五倍子、碳酸钠、生石灰）涂于脚部患处。

（3）液氮冷冻治疗。

（六）注意事项

1. 尽量减少外界对手足的挤压与摩擦。平日宜穿宽松、底软、适足的鞋靴。

2. 从事手工操作者，工作时应戴手套。

3. 已患病者，不可自行随意剃割，以免感染。

九、日晒疮（日光性皮炎）

日晒疮，是由于强烈日光照射后在照射部位出现红斑、水肿、水疱和色素沉着、脱屑的一种急性炎症性皮肤病。相当于现代医学的日光性皮炎。

（一）病因病机

多因素体体虚，皮毛腠理不密，复感风热之邪，致使热不得外泄，郁于肌肤而成或素体湿盛，热毒与湿邪相合，发于皮肤。

（二）临床表现

多有日光曝晒史，暴露部位（面、颈、手臂等）局部皮肤于日晒后出现境界清楚的红斑，颜色鲜红，严重者可出现水疱、破裂、糜烂。随后红斑颜色逐渐变暗、脱屑，留有色素沉着或减退。自觉烧灼感或刺痛感。

（三）实验室检查

无特异性改变。

（四）诊断依据

1. 多发于春夏季，有日光暴晒史。

2. 多发于皮肤暴露部位。

3. 局部皮肤潮红肿胀、自觉灼热或刺痛，冷敷可缓解。

（五）治疗

1. 内治法

（1）热毒炽盛证

症状：受日光曝晒后皮肤出现潮红、肿胀、红斑、丘疹，自觉刺痛、灼热、瘙痒。伴口干欲饮，大便干结，小便短黄。舌红，苔薄黄，脉数。

治法：清热凉血解毒。

方药：《肘后备急方》黄连解毒汤（黄连、黄芩、黄柏、栀子）加减。

成药：牛黄解毒片、银翘解毒片。

（2）湿毒蕴结证

症状：受日光曝晒后皮肤出现潮红、红斑、丘疹、水疱、糜烂、渗液、结痂等多形性损害，自觉瘙痒、刺痛。伴身热，神疲乏力，食欲不振。舌红，苔黄腻，脉濡或滑数。

治法：清热利湿解毒。

方药：《医方集解》龙胆泻肝汤（龙胆草、栀子、黄芩、木通、泽泻、车前子、柴胡、甘草、当归、生地）加减。

成药：龙胆泻肝丸、藿香正气水。

2. 外治法

（1）以马齿苋 120 g、黄柏 30 g，煎水冷湿敷，1 日 1 次，每次 15～20 分钟。

（2）晒伤处涂甘草油，后扑止痒粉（滑石 30 g，寒水石 9 g，冰片 2.4 g）。

（六）注意事项

注意暴露皮肤的防护，避免日光直射。

十、席疮（褥疮）

席疮，是因长期卧床，躯体长期受压或摩擦，导致皮肤破损而形成的难愈性溃疡。好发于尾骶、足跟、肩胛等骨骼突出部位。又称压疮、恶肉、腐肉等。其特点是受压部位初起为红斑，继而溃烂，坏死难敛。相当于现代医学的褥疮。

（一）病因病机

多因素体气血虚弱，运行不畅，不能濡养肌肤，稍加外力摩擦，极易致使皮肤溃破或坏死；或因外伤诸疾，久着床席，转侧困难，长期受压，气血运行不畅，复受擦磨染毒而成。气血虚衰或气血不畅为其本，外因摩擦为其标。

（二）临床表现

多发生于骶骨、枕骨、脊柱、肩胛、坐骨结节、股骨粗隆、足外踝及足跟等处。皮损最初苍白、灰白或青红色，境界清楚，中心颜色较深。继之在表面发生水疱，破后形成溃疡。可深达肌肉、骨或关节，表面形成坏疽。

（三）实验室检查

无特异性改变。

（四）诊断依据

1. 多见于久病卧床患者，如外伤性瘫痪、中风后遗症等。好发于骶骨、坐骨结节、肩胛等骨骼突出，易受压和摩擦部位。

2. 疼痛不明显甚至麻木不仁。

3. 初期（红斑期）：局部受压出现红斑，初起为淡红色，逐渐变为暗紫；中期（水疱期）：局部出现水疱或皮损，皮下组织肿胀，出现硬结；后期（溃疡期）：局部受压部位变为暗褐色坏死皮肤，继则溃烂渗出少许脓液，疮面逐渐扩大，久不收口。

（五）治疗

1. 内治法

（1）气虚血弱证

症状：疮周焮赤肿胀，水疱或溃，脓腐尚稠，不易脱落；自觉疼痛。舌质红，苔薄白，脉数。

治法：托里消毒，扶正活血。

方药：《外科正宗》托里消毒散（党参、当归、白术、白芍、白芷、银花、黄芪、甘草）加减。

成药：黄芪内补丸。

（2）正虚邪恋证

症状：疮周肤色苍白，脓水稀薄或如粉浆污水。伴有周身困乏，肢软乏力，食少。舌质淡红，苔少，脉沉细。

治法：扶正益脾，清热解毒。

方药：《圣济总录》四妙汤（紫草、升麻、炙甘草）加减。

成药：四妙丸。

2. 外治法

（1）外涂鸡蛋黄油：鸡蛋1个煮熟，取出蛋黄置锅内熬至出油，取出油部分，外涂，每日2～3次。

（2）鸡蛋内膜贴敷治疗压疮出新鲜疮面方：取鸡蛋一个，消毒新鲜鸡蛋，小心分离出蛋膜。清洗压疮疮面，清除坏死组织，露出新鲜疮面。压迫止血后表面涂以庆大霉素注射液；压疮表面干燥后，贴以新鲜鸡蛋内膜，贴敷范围大于压疮边缘1～2cm，如有脱落及时补贴。局部以红外线灯照射30分钟。一般10cm×10cm以内的压疮可在7～19天痊愈。

（六）注意事项

1. 注意局部清洁，保持局部干燥。
2. 护理人员定时为患者翻身，注意看疮面情况。

第七章 皮炎湿疹类皮肤病

一、漆疮

漆疮，是指由于接触某些外源性物质后致敏，再次接触后在皮肤黏膜接触部位或者以外部位发生的急性或慢性炎症反应。轻者出现红斑，局部瘙痒，重者可表现为红斑、肿胀、丘疹、水疱、甚至大疱为临床特征。男女老幼均可发病，尤以禀赋不耐者多见，相当于现代医学的接触性皮炎。

（一）病因病机

因禀赋不耐，皮肤腠理不密，接触外界某些物质（如漆、染料、药物、橡胶制品、某些金属如镍、某些植物的花粉、叶、茎）后，毒邪毒客于皮肤，或敛于肺经，蕴郁化热，甚而动风生火，毒热与气血相搏而发病。

（二）临床表现

1. 有明确的接触史。一般有一定的潜伏期，首次接触潜伏期在4～5日发生。再次接触发病时间缩短，数小时或1日内发病。也可接触某些强刺激物质后马上发病。

2. 皮损主要发生在接触或暴露部位，以颜面、颈部、手腕关节周围、手背及前臂等处为多，少数可同时发生于阴茎、包皮、阴囊及股内侧，甚至可延及躯干、四肢等处。表现为境界清楚的红斑、丘疹、丘疱疹，继而发生显著水肿，可以有水疱、大疱。自觉瘙痒、灼热，其后迅速出现皮损。

3. 瘙痒、灼热感，严重者疼痛感。

4. 少数严重可伴有全身反应，如头痛、发热、食欲不振等全身症状。

（三）实验室检查

血常规：可见白细胞总数升高。

（四）诊断依据

1. 发病前有明确的接触史。

2. 初发多在接触部位或暴露部位，以颜面、颈部、手腕关节周围、手背及前臂等处为多。

3. 境界清楚的红斑、丘疹、丘疱疹，继而发生显著水肿，可以有水疱、大疱。

4. 自觉灼热、瘙痒、疼痛。

（五）治疗

1. 内治法

毒热壅盛证

症状：手腕、指缝、手背、前臂等接触部位皮肤剧烈瘙痒，焮红肿胀，丘疹、水疱、渗出、糜烂，搔之更甚。舌红，苔薄黄，脉浮数或滑数。

治法：清热，凉血，解毒。

方药：《赵炳南临床经验集》清热除湿汤加减（龙胆草、黄芩、白茅根、生地，车前草、蒲公英，大青叶，甘草）。

继发感染者，加紫花地丁；红肿较重者，加紫草、六一散、丹皮；瘙痒剧烈者加白鲜皮。

成药：龙胆泻肝丸、皮肤病血毒丸。

2. 外治法

（1）皮损以潮红、水肿性红斑为主者，选用炉甘石洗剂、三黄洗剂外搽。

（2）皮损以丘疱疹、水疱、渗液、糜烂为主者，选用生地榆、黄柏、马齿苋各15 g，水煎冷湿敷。

（3）皮损结痂、脱屑、肥厚粗糙者，选用青黛膏或玉露散，黄连膏或植物油调成糊状外涂。

（六）注意事项

1. 积极查找过敏原，避免再次接触而发病。
2. 在工作中要加强防护措施，如穿防护衣袜和戴手套等。
3. 忌食辛辣、鱼腥等发物，局部禁用热水、肥皂烫洗，避免搔抓，忌用刺激性强的外用药物。

二、湿疮

湿疮，是一种由多种内外因素所引起的具有明显渗出倾向的皮肤炎症性疾病。以对称分布的多形性皮损，易于渗出，自觉瘙痒，反复发作，易成慢性为临床特征。可发生于任何年龄、性别和季节。病因不明者，都可以称为湿疮。以先天禀赋不耐者为多。按病程分为急性、亚急性、慢性三型，相于现代医学的湿疹。

（一）病因病机

总因禀赋不耐，继而后天失养，饮食不节，过食辛辣鱼腥动风之品，或嗜酒伤及脾胃，脾失健运，水湿停滞，致湿热内生；更兼外感风、湿、热邪，内外合邪，两相搏结，浸淫肌肤而发。主要与风、湿、热邪相关。风盛则痒，故急性湿疹剧痒，浸淫泛发；湿热化火则皮疹发红、灼热、肿胀；湿性重浊黏腻，故病情迁延反复；湿热蕴久，耗伤阴血，化燥生风而致血虚风燥，肌肤甲错、皮肤肥厚干燥皲裂，迁延不愈。

（二）临床表现

根据病程和皮损特点，一般分为急性、亚急性、慢性三型。

1. 急性湿疮：起病较快，常对称发生，好发于面、耳、手、足、前臂、小腿等外露位。腋窝、阴部、股部、肛周等皮肤皱褶处也常有发生，严重时可延及全身。皮损为多形性，初起红斑、水肿，伴灼热瘙痒，继之红斑基础上出现密集的粟粒或小水疱，水疱经搔破后形成糜烂面，有明显浆液性渗出。皮损常融合成片，向周围扩延，境界不清楚。如继发感染可出现脓疱、脓液和脓痂。

2. 亚急性湿疮：局部红肿炎症减轻，皮损呈暗红色，水疱和糜烂逐渐愈合，渗出减少，可有丘疹、少量丘疱疹以及鳞屑。自觉瘙痒。遇诱因可再次呈急性发作，或时轻时重、经久不愈而发展为慢性湿疮。好发于手、足、小腿、肘窝、股部、乳房、外阴及肛门等部位，以四肢皮疹较多。

3. 慢性湿疮：皮疹在同一部位久不愈合或反复发作，皮肤肥厚、粗糙，苔藓样变，鳞屑，色素沉着或色素减退斑等，可呈浸润肥厚的斑块，或角化性皲裂性斑片等。瘙痒程度轻重不一。病情时轻时重，迁延数月或更久。受某些内、外因素的刺激，可急性发作。

（三）实验室检查

组织病理：急性者表皮内可有海绵水肿形成和水疱，真皮浅层毛细血管扩张，周围有淋巴细胞、少数中性及嗜酸性粒细胞。慢性者有表皮角化过度及角化不全，表皮突延长，棘层肥厚，真皮浅层血管周围淋巴细胞浸润，间有嗜酸性细胞及嗜黑素细胞，胶原纤维可轻度增粗。

（四）诊断依据

1. 急性湿疮

（1）急性发作。

（2）对称发生，好发于面、耳、手、足、前臂、小腿等外露部位，严重时可延及全身。

（3）皮损多形性，可在红斑基础上出现丘疹、丘疱疹及小水疱，集簇成片状，边缘清。常因搔抓出现糜烂、渗液。可有脓疱、脓液及脓痂，界核肿大。

（4）自觉剧痒及灼热感。

2. 亚急性湿疮

（1）急性湿疮经治疗，红肿及渗出减轻，进入亚急性阶段，或由慢性湿疮加重所致。

（2）皮疹以小丘疹、鳞屑和结痂为主，仅有少数丘疱疹及糜烂。

（3）自觉瘙痒。

3. 慢性湿疮

（1）由急性及亚急性湿疮迁延而成，或少数开始即呈慢性。

（2）好发于手、足、小腿、肘窝、股部、乳房、外阴及肛门等部位。

（3）损害为皮肤增厚、浸润、表面粗糙，呈苔藓样变，有色素沉着或色素减退及鳞层。边缘较清楚。

（4）自觉明显瘙痒。

（五）治疗

1. 内治法

（1）湿热内蕴证（热重于湿）

症状： 发病迅速，皮损潮红灼热，伴剧烈瘙痒，可有渗出、糜烂、结痂；伴身热心烦，口渴思饮，大便干结，小便黄赤。舌红，苔薄白或黄腻，脉滑数或濡滑。

治法： 清热利湿，凉血。

方药：《赵炳南临床经验集》清热除湿汤加减 [龙胆草、黄芩、生栀子、白茅根、生地，大青叶、车前草、生石膏、六一散(布包)]。

红肿明显者，加丹皮、赤芍；出现脓疱者，加银花、连翘；大便干结者，加大黄；心火炽盛、口干心烦、口舌生疮、失眠易惊者，加连翘心、栀子心、莲子心；渗液较重者，加泽泻、猪苓、冬瓜皮。

成药： 龙胆泻肝丸。

（2）脾虚湿盛证（湿重于热）

症状： 发病较缓，皮损潮红，瘙痒，可有糜烂，渗液清稀，可有结痂，鳞屑，浸润的斑片，伴有神疲，腹胀，纳呆便溏。舌淡，苔白或腻，脉弦缓。

治法： 健脾利湿，佐以清热。

方药：《医宗金鉴·外科心法要诀》除湿胃苓汤加减（苍术、炒白术、厚朴、陈皮、滑石块、茯苓、猪苓、炒黄柏、炒枳壳、泽泻、炙甘草）。

皮损色红者，加丹皮、黄芩；胃纳不佳者，加藿香、佩兰；腹胀者，加厚朴、大腹皮；瘙痒较重者，加苦参、白鲜皮；发于下肢者，加牛膝、草薢。

成药： 二妙丸、参苓白术丸。

（3）脾虚血燥证

症状： 病程日久，皮损粗糙肥厚，颜色暗或色素沉着，可有较多抓痕、血痂，伴瘙痒，口干不欲饮，纳差腹胀。舌淡，苔白，脉细弦。

治法： 健脾燥湿，养血润肤。

方药：《经验方》健脾润肤汤加减（党参、茯苓、苍白术、当归、丹参、鸡血藤、首乌藤、赤白芍、生地、陈皮）。

瘙痒明显者，加地肤子、苦参、白鲜皮；气虚明显者，加黄芪、太子参。

成药： 秦艽丸、润肤丸、湿毒清胶囊。

2. 外治法

（1）急性湿疮：发病初期，仅有皮肤潮红、丘疹，或少数水疱而无渗液时，外治宜清热，避免刺激，选用清热止痒的中药苦参、蒲公英、地肤子、荆芥、野菊花等煎汤凉洗；或10%黄柏溶液、炉甘石洗剂外搽；若水疱糜烂、渗出明显时，外治宜收敛、消炎，促进表皮恢复，可选用黄柏、马齿苋、野菊花等煎汤后冷湿敷，或10%黄柏溶液等外洗并冷湿敷。

（2）亚急性湿疮：可用三黄洗剂外搽；祛湿散、二妙散外用。

（3）慢性湿疮：可外搽青黛膏、黄连膏、普连膏等。

（六）注意事项

1. 尽可能找出并去除病因。

2. 避免各种刺激，避免热水、肥皂水烫洗、搔抓，并忌食辛辣、牛羊肉、海鲜等发物。

3. 急性湿疮或慢性湿疮急性发作期间，应暂缓预防注射。

三、瘾疹

瘾疹，是一种常见的瘙痒性过敏性皮肤病。以皮肤出现红色或苍白色风团，伴剧烈瘙痒，皮疹骤然发生，发无定处，一般24小时内可自行消退，消退后不留任何痕迹为主要临床特征。男女老幼均可发病，由以禀赋不耐者多见。急性者发病较快，消退迅速；慢性者反复发作，常达数月或数年之久。又称风疹块，相当于现代医学的荨麻疹。

（一）病因病机

禀赋不耐，外邪侵袭则易发；外邪入侵，卫表不固，风热、风寒之邪客于肌表，阻于肌肤而致；饮食不节，嗜食鱼腥海味、辛辣或不洁之物，而致脾失健运，肠胃湿热内生，化热动风，熏蒸肌肤所致；情志内伤，脏腑功能失调，阴阳失衡，营卫失和引发。

（二）临床表现

发病突然，皮损可发生于身体的任何部位。一般皮肤先有瘙痒，随即出现风团，呈鲜红色、苍白色或正常肤色，少数患者也可仅有水肿性红斑。风团大小形态不一，成批发生，可因搔抓刺激而扩大、增多，风团逐渐蔓延，可互相融合成片，风团一般消退迅速，可持续数分钟至数小时，少数可长至数日。消退后不留痕迹。皮肤划痕试验阳性。自觉灼热，瘙痒剧烈。部分患者可有怕冷、发热等症状。如侵犯消化道黏膜，可伴有恶心、呕吐、腹痛、腹泻等。发生于咽喉者，可引起喉头水肿和呼吸困难，有明显气闷窒息感，甚至可以发生晕厥。如有高热寒战等中毒症状，应警惕有无感染。

根据病程长短，可分为急性和慢性两种。急性者，骤发速愈，一般

1周左右可以痊愈；慢性者反复发作，迁延数月，甚至数年。

（三）实验室检查

血常规：可有嗜酸性粒细胞增高。血清总 IgE：升高。特异性 IgE：升高。

（四）诊断依据

1. 皮损可发生于全身任何部位。
2. 发病突然，皮损为鲜红色、苍白色或正常肤色风团，发无定处，骤起骤退，消退后不留任何痕迹。
3. 自觉灼热、瘙痒剧烈。
4. 皮肤划痕症：阳性。

（五）治疗

1. 内治法

（1）风热犯表证

症状：发病较急，风团鲜红色，灼热剧痒，可伴有发热、恶寒，咽喉肿痛、呕吐、腹痛，遇热皮疹加重。舌红，苔薄白或薄黄，脉浮数。

治法：疏风清热。

方药：《赵炳南临床经验集》荆防方加减（荆芥穗、防风、僵蚕、金银花、牛蒡子、丹皮、浮萍、干生地、薄荷、黄芩、蝉衣、生甘草）。

如胃热炽盛，口渴口臭，大便干结，舌红，苔黄，脉滑数，可加生石膏、栀子、芒硝、大黄，以清热通下泻火。

成药：疏风解毒胶囊、肤痒颗粒、银翘解毒丸。

（2）风寒束表证

症状：风团苍白或淡红色，遇风寒加重，剧烈瘙痒，遇温暖皮疹缓解，口不渴。舌淡，苔白，脉浮紧。

治法：疏风散寒。

方药：《伤寒论》麻黄方加减（麻黄、杏仁、干姜皮、浮萍、白鲜皮、丹皮、陈皮、白僵蚕、丹参、甘草）。

遇风加重者，加黄芪、白术、防风。

成药：消风止痒颗粒。

（3）血虚风燥证

症状：风团苍白色，午后或夜间加剧；反复发作，迁延日久，伴神疲乏力，面色无华，口干，手足心热。舌淡红，苔薄白，脉细弱。

治法：滋阴养血，疏散风邪。

方药：《医宗金鉴·外科心法》当归饮子（当归、川芎、熟地、赤白芍、首乌藤、生黄芪、刺蒺藜、浮萍、防风、荆芥穗、甘草）加减。

（4）肠胃湿热证

症状：风团红色，发疹前后或发疹时，胃脘腹胀满疼痛，神疲纳呆，大便干结或溏薄。苔黄腻，脉滑数。

治法：疏风解表，通腑泄热。

方药：《黄帝素问宣明论方》防风通圣散加减（荆芥、防风、茵陈、栀子、熟大黄、苍术、苦参、茯苓、法半夏、陈皮、甘草）。

成药：防风通圣丸。

（5）冲任不调证

症状：常在月经前数天起风团，往往随月经干净而消失，但在下次来潮前，再次发生，伴月经不调或痛经；舌质正常或色淡，脉弦细或弦滑。

治法：调理冲任。

方药：《仙授理伤续断秘方》四物汤合二仙汤加减（当归、白芍、熟地、川芎、仙茅、仙灵脾、香附、黄柏）。

月经色暗有血块者，加桃仁、红花、丹参。

成药：八珍颗粒。

2. 外治法

（1）一般以炉甘石洗剂外涂。

（2）皮疹广泛痒重者，选用苦参、苏木、樟树皮、苍耳草、浮萍、威灵仙，任选2~3种煎水先熏后洗。

（六）注意事项

1. 积极寻找和去除病因及可能的诱因。
2. 饮食适度，忌食辛辣发物，避免摄入可疑致敏食物、药物等。
3. 注意气候变化时，冷暖适宜，加强体育锻炼，增强体质，保持良好心态。

四、土风疮

土风疮，是一种好发于儿童及青少年的瘙痒性疾病。以纺锤形风团、丘疹，中央有针头至豆大水疱，剧烈瘙痒为临床特征。多发生于温暖季节。又称水疥，相当于现代医学的丘疹性荨麻疹。

（一）病因病机

多因禀赋不耐或胎中遗热、蚊虫叮咬、体内虫积，或食入腥发动风之品，或内有食滞，复感风邪而发。

（二）临床表现

多见于幼儿、青年，夏秋季多发，好发四肢伸侧、腰、腹、臀等暴露部位。起病突然，皮损为 1～2 cm 大小的淡红色风团样丘疹，呈纺锤形，中央常有小坚硬之小水疱，剧烈瘙痒。皮疹常分批出现，多数群集，较少融合。可与蚊虫叮咬及胃肠道功能紊乱有关。

（三）实验室检查

无特异性改变。

（四）诊断依据

1. 多见于儿童，多发生于夏、秋季节。
2. 好发四肢伸侧、腹、腰背、臀部皮肤。
3. 皮损为淡红色纺锤形风团样丘疹，中央可有水疱。
4. 自觉剧烈瘙痒。

（五）治疗

1. 内治法

（1）风热犯表证

症状：风团样菱形红斑，中心有小丘疹或水疱，部分皮损糜烂结痂。舌尖红，苔薄白，脉浮数。

治法：清热解毒，疏风止痒。

方药：《赵炳南临床经验集》荆防方加减（荆芥、防风、薄荷、地肤子、金银花、蒲公英、丹皮、生地）。

成药：清解片。

（2）胃肠食滞证

症状：风团红斑、小丘疹，偶见水疱及糜烂结痂，伴腹胀，纳呆、咽干、小便短赤，大便秘结。舌质稍红，苔白腻或黄，脉弦滑。

治法： 清热消导，疏风止痒。

方药：（自拟验方）防风、黄芩、黄连、栀子、赤芍、焦三仙、白鲜皮、焦槟榔、炒莱菔子、丹皮。

成药： 导赤丹、三黄丸。

2. 外治法

（1）若有水疱破裂渗出者，用马齿苋、生地榆各等量，煎水，冷湿敷，每日2～3次；或用三黄洗剂外擦。

（2）搔抓糜烂者，可用植物油调祛湿散外涂。

（六）注意事项

1. 注意个人卫生，勤洗澡、勤换衣，消灭臭虫、虱、蚤、螨等昆虫。

2. 卧具保持干燥清洁，床垫床单等物品应常洗常晒。

3. 防止食物过敏，注意调整消化道功能等。

五、药毒

药毒，是指药物通过口服、注射、皮肤黏膜等给药途径，进入人体所引起的皮肤黏膜急性炎症反应。有一定的潜伏期，突然发病，除固定型药疹外，皮损呈多形性、对称性、全身性、广泛性，多由面颈部迅速向躯干、四肢发展为临床特征。又称药疹，相当于现代医学的药物性皮炎。

（一）病因病机

1. 禀赋不耐：胎中遗热，血热内蕴，热毒外达肌表，可发斑疹，这是引起药毒的内因。

2. 药毒入营，津液内耗：中药丹石、西药化学药物，多属火毒热性、辛温燥烈之品，先天禀赋不耐之人，食入后蕴热成毒，透发肌肤，发为斑疹，引起壮热、呕恶等；若邪热入血，燔灼阴津，肌肤失养，可见皮肤脱屑如云片。

3. 脾失健运，湿热下注：过食肥甘厚味，脾失健运，湿热内生，湿热与药毒相结，下注阴器则浸淫湿烂，焮肿灼痛；若湿热瘀阻络道，气血瘀滞，则见皮疹黯紫或紫红；如血溢成斑，则紫斑点片相连。

（二）临床表现

发病前有明确的用药史，首次用药潜伏期一般为 5～20 天，平均 7～8 日内发病。重复用药，常在 24 小时内发病，短者甚至在用药后立刻或数分钟内发生。皮损为全身性，对称性，可泛发或仅限于局部。皮损形态多样，临床常见类型：

1. 瘾疹型：皮损表现为大小不等、形状不规则的风团，多泛发全身，重者可出现口唇、包皮及喉头等皮肤黏膜疏松部位的血管神经性水肿。这种风团性皮损较一般荨麻疹色泽更鲜红，持续时间更长。部分病人多伴有关节痛、腹痛、腹泻等症状，严重者可引起过敏性休克，多由抗生素及血清制品所致。

2. 麻疹样或猩红热样型：皮损焮红灼热，色鲜红，有针尖至米粒大小的丘疹或斑丘疹，分布或稀疏或密集，发疹分布自上而下，躯干皮疹较多，也可扩展到四肢。多由解热镇痛药、巴比妥、青霉素、链霉素及磺胺类等引起。

3. 固定型：皮疹为多发于口唇、口周、龟头、肛门等皮肤黏膜处的类圆形或椭圆形的水肿性红色或紫红色斑，边界清楚，中央可有水疱，愈后遗留色素沉着，再次服用相同药物，皮疹在相同部位反复发作。一般 7～10 日可消退，发于阴部糜烂、溃疡者，病程较长。常由磺胺制剂、解热镇痛剂或巴比妥类药物引起。

4. 多形红斑型：皮损为豌豆至蚕豆大圆形或椭圆形水肿性红斑或丘疹，中央常有水疱，边缘紫色，对称发生于四肢。严重者，口腔、外阴黏膜也出现水疱、糜烂，疼痛较剧。常由磺胺类、巴比妥类及解热解痛药等引起。

5. 湿疮样型：此型比较特殊，其中部分患者可先由致敏的外用药物引起局部接触性皮炎，使皮肤敏感性增高，后若再内服、注射或外用相同或类似的药物，即可发生泛发性或对称性湿疮样损害的皮损。

6. 瀢皮疮型：此型较为严重，潜伏期长约20天左右，先有皮肤瘙痒，全身不适，寒战高热，头痛等前驱症状，发病后高热可达39℃～40℃以上，畏寒战栗，口渴思饮，烦躁不安，严重者有肝肾损害并可出现昏迷、衰竭。皮损初呈麻疹样或猩红热样，多见于胸腹及四肢屈侧，其后皮损迅速扩大，全身潮红，浮肿呈鲜红色至棕红色，大量脱屑。有干剥与湿剥两种，前者手足部可呈大片式剥脱，这种脱屑大约可持续1个月左右，重者毛发、指甲都可脱落；后者可出现水疱及广泛性糜烂，尤其是皱褶部位更易出现。多由巴比妥类、磺胺类、苯妥英钠、保泰松、对氨水杨酸钠、青霉素、链霉素等药引起。此类药毒，虽停用致敏药物，仍消退较慢，病程常超过1个月，甚至更长。

7. 大疱性表皮松解型：此型为严重型药毒，是本病中最严重的类型。其发病急，常有高热，烦躁不安，严重者出现神志恍惚，甚至昏迷。腋窝、腹股沟部出现大片鲜红色或紫红色斑片，自觉灼痛，迅速扩大融合，1～2天内可遍及全身，数日内变为棕黄色，表面出现疱膜菲薄的松弛性大疱，形成皱纹纸样外观，尼氏征阳性，大疱极易破裂，破裂后糜烂面呈深红色，口腔、支气管、食道、眼结膜等黏膜以及肝肾心等器官均可同时受累。常由磺胺类、解热镇痛剂、抗生素、巴比妥类等引起。自觉灼热瘙痒，重者伴有发热、倦怠、全身不适，纳差，大便干，小便黄赤等全身症状。病程不定，严重病例可导致心、肝、肾及造血系统等内脏损害，甚至昏迷、死亡。

（三）实验室检查

血常规白细胞总数、中性粒细胞可增多，常伴有嗜酸性粒细胞增多。血生化可有肝肾功能异常。

（四）诊断依据

1. 有明确的用药史，潜伏期首次用药多在5～20天内发病，重复用药常在24小时内发病。

2. 皮损突然发生，色泽鲜明一致，除固定型外，多为对称性或广泛性分布，进展较快。

3. 自觉灼热、瘙痒、重者伴有发热、倦怠，全身不适，纳差，大便干，小便黄赤等全身症状，严重者可伴有肝、肾、心脏等内脏损害。

（五）治疗

1. **内治法**

（1）湿毒蕴肤证

症状： 皮肤出现红斑、丘疹、水疱，甚有糜烂渗液，表皮剥脱等，剧痒；伴烦躁，口干；大便燥结，小便黄赤，可有发热。舌红，苔薄白或黄，脉弦滑或弦数。

治法： 清热利湿解毒。

方药：《赵炳南临床经验集》清热除湿汤加减（龙胆草、白茅根、生地、紫草、大青叶、金银花、黄芩、六一散、车前草）。大便秘结者，加大黄；痒甚者，加白鲜皮、苦参。

成药： 龙胆泻肝丸。

（2）毒入营血证

症状：皮疹鲜红或紫红，甚则紫斑、血疱；发热、神志不清，口唇焦燥，口渴不欲饮；大便干结，小便短赤。舌绛，苔少或镜面舌，脉洪数。

治法：清营解毒。

方药：《赵炳南临床经验集》解毒凉血汤加减（生玳瑁、生地炭、金银花炭、莲子心、白茅根、花粉、紫花地丁、生栀仁、蚤休、生甘草、川黄连、生石膏、丹皮、紫草、麦冬、玄参）。

大便秘结者，加熟大黄。

（3）气阴两虚证

症状：皮疹消退期；伴低热，口渴，乏力，气短；大便干，小便黄。舌红，少苔，脉细数。

治法：益气养阴清热。

方药：《温病条辨》增液汤加减（黄芪、金银花、石斛、玄参、麦冬、生地、沙参）。

低热者，加银柴胡、地骨皮、青蒿；食欲不振者，加鸡内金、白扁豆；睡眠不安者，加首乌藤、酸枣仁。

成药：生脉饮口服液。

2. 外治法

（1）一般皮损，用三黄洗剂外搽或马齿苋煎汤外洗。

（2）皮损广泛者，用青黛散干扑；结痂干燥者，用青黛膏外涂。

（3）渍皮疮型湿润期，全身用青黛散麻油调涂，用麻油、清凉油乳剂或甘草油外搽，以保护皮肤；如结厚痂，用棉花蘸甘草油霜搽痂皮。

（六）注意事项

1. 询问既往药敏史。

2. 合理用药，了解药物的适应证、禁忌证和毒性反应，对青霉素、血清类制剂等药应作皮试。

3. 用药过程中，要注意观察用药后反应，及时发现药毒的早期症状，及时停药。

4. 加强对药毒皮损的护理，防止继发感染，避免用水洗或搔抓。

5. 多饮开水，忌食鱼腥虾蟹和辛辣发物。

六、传染性湿疹样皮炎

传染性湿疹样皮炎，是局部细菌感染或其他物质刺激所诱发的一种急性湿疹样的皮肤病。在中医文献中尚未查到明确记载。

（一）病因病机

湿热内蕴，外感风邪，风湿热毒结聚、浸淫肌肤而成。

（二）临床表现

常发生于脓性病灶周围，原发病灶治疗不当之后周围出现多形性皮疹，湿疹样损害，边界明显但不规则，自觉瘙痒，常伴有附近淋巴结肿大。亦可散发全身各处。

（三）实验室检查

血常规：白细胞总数、嗜酸性粒细胞可增高。

（四）诊断依据

1. 原发皮肤病病灶治疗不当或经搔抓等刺激导致。

2. 继发的周围多形性皮疹，湿疹样损害，自觉瘙痒。

3. 常伴有附近淋巴结肿大，可散发全身。

（五）治疗

1. 内治法

湿热内蕴证

症状：原损害处出现红斑、丘疹、水疱，抓破呈糜烂、渗出；常伴有口苦，口干，尿黄，大便干。舌质淡红，苔白或薄黄，脉滑数。

治法：清热解毒，凉血利湿。

方药：《赵炳南临床经验集》清热除湿汤加减（龙胆草、白茅根、干生地、丹皮、六一散、泽泻、金银花、车前草、连翘、黄芩、大青叶）。

痒甚者，加白鲜皮、苦参、刺蒺藜。

成药：龙胆泻肝丸、连翘败毒丸、湿毒清胶囊。

2. 外治法

同湿疹。

（六）注意事项

1. 尽可能追寻病因，积极治疗原发感染病灶。

2. 注意皮肤卫生，避免过热的水烫洗和刺激性的清洁剂。

3. 避免刺激性止痒药物和搔抓局部皮疹。

4. 忌食辛辣、腥荤发物。

七、四弯风（特应性皮炎）

四弯风，是一种与遗传过敏体质有关的慢性炎症性皮肤病。以自幼发病；肘、膝关节屈侧多发的对称性干燥性皮疹，可有渗出倾向，伴剧烈瘙痒；常伴哮喘、过敏性鼻炎等过敏性疾病为特征。属中医奶癣、胎敛疮、湿疮、浸淫疮，相当于现代医学的特应性皮炎。

（一）病因病机

因先天禀赋不耐，饮食不节，脾失健运，致湿热内生，郁而化热；复感风湿热邪，郁于肌肤所致；或久病耗伤阴血，血虚生风化燥，肌肤失于濡养而发病。

（二）临床表现

按年龄分婴儿期、儿童期、青年成人期3个阶段。

1. 婴儿期：2岁以内发病，出生后2～3个月多发。初发皮损为面颊部瘙痒性红斑，继而出现密集的丘疹、丘疱疹、水疱，搔抓后出现皮肤红肿、渗出、糜烂、鳞屑及结痂等多形性损害，皮损可扩展至其他部位。大多数患儿在随年龄增长逐渐减轻，部分患者病情迁延并发展成儿童期。

2. 儿童期：婴儿期缓解后1～2年后发病，或直接从婴儿湿疹发展而来。皮疹多发生于腘窝、肘窝等四肢屈侧或伸侧。眼睑、颜面部也可有皮疹。常表现为丘疹、脱屑、渗出、苔藓化，伴剧烈瘙痒。可暂时痊愈，数年后复发。亦有迁延不愈而至青年成人期。

3. 青年成人期：12岁以后的青少年期及成人阶段，可以从儿童期发展而来或直接发生。头面部、颈部及肘膝关节屈侧多发，皮疹为局限性干燥性皮损、红斑、丘疹、皮肤肥厚、苔藓样变，伴剧烈瘙痒。

以上三期患者常伴哮喘、过敏性鼻炎、荨麻疹、鱼鳞病、掌纹加深等。

（三）实验室检查

1. 血常规可有血嗜酸性粒细胞增高。
2. 血清 IgE 升高。

（四）诊断依据

1. 家族中如有哮喘、过敏性鼻炎、特应性皮炎等过敏史。
2. 婴幼儿湿疮病史，反复发作。
3. 好发于四肢屈侧肘窝或腘窝，也可见于小腿伸侧及颜面、眼睑、口周等部位。
4. 皮疹多为干燥、粗糙、肥厚、苔藓化，也可有急性湿疮样发作，剧烈瘙痒，呈慢性复发性过程。
5. 血嗜酸性细胞计数升高，血清中 IgE 增高。

（五）治疗

1. 内治法

（1）风湿蕴肤证

症状： 常发生于四肢肘膝关节的屈侧，红斑、丘疱疹，水疱和渗出，剧烈瘙痒；伴乏力、便溏。舌淡，苔薄腻，脉弦滑。

治法： 健脾化湿，祛风止痒。

方药：《医宗金鉴·外科心法》除湿胃苓汤（苍术、厚朴、陈皮、猪苓、泽泻、赤茯苓、炒白术、滑石、防风、栀子、木通、肉桂、甘草、灯芯草）加减。

（2）血虚风燥证

症状：成人期多见，主要发生于肘窝、腘窝、颈部等处，皮损干燥肥厚呈苔藓样变，较多抓痕、血痂、脱屑、皲裂，剧烈瘙痒；伴口干、纳差，腹胀、便秘或便溏。舌淡胖，苔薄，脉细弦。

治法：养血祛风，滋阴除湿。

方药：《医宗金鉴·外科心法》当归饮子（当归、生地、白芍、川芎、何首乌、黄芪、刺蒺藜、荆芥、防风、甘草）加减。

成药：当归补血丸，养血润燥胶囊。

2. 外治法

（1）急性期红肿、渗出、糜烂者，以适量复方黄柏液涂剂或皮肤康洗液药液涂抹患处，有糜烂者可稀释 5 倍后湿敷，1 日 2 次。

（2）急性期、亚急性期皮疹者，以除湿止痒软膏外涂，1 日 2 次。

（3）慢性期皮疹者，外涂龙珠软膏或冰黄肤乐软膏，1 日 2 次。

（六）注意事项

1. 避免接触过敏原。

2. 避免过度搔抓及烫洗。

3. 注意保湿，配合使用恢复皮肤屏障功能的润肤剂，沐浴后立即使用。

4. 忌食辛辣刺激食物。

第八章 神经功能障碍性皮肤病

一、痒风（皮肤瘙痒症）

痒风，是指临床无原发损害，而以皮肤瘙痒为主的一种神经功能障碍性皮肤病。以无原发皮损，自觉皮肤瘙痒，可有抓痕、出血、血痂、色素沉着及苔藓样变等继发性皮损为特征。又称风痒、风瘙痒、爪风疮、血风疮，相当于现代医学的皮肤瘙痒症。

（一）病因病机

素体血热，风热外感，与血气相搏于肌肤，发为瘙痒。或年老体弱，肝肾阴虚；或久病体虚，气血亏损，肤失濡养，血虚生风而痒，气血瘀滞经气而瘙痒不止；或饮食不节过食辛辣油腻，损伤脾胃，湿热内生，化热生风而致痒；或肝气瘀滞湿热下注而郁于肌肤，肤失濡养而致瘙痒。

（二）临床表现

1. 可发于任何年龄，成人、老年人多见。
2. 全身任何部位皆可发病。
3. 无原发损害，反复搔抓可见抓痕、出血、血痂、色素沉着、苔藓样变等继发性损害。
4. 疾病分型可分为全身性瘙痒病和局限性瘙痒病。全身性瘙痒病有老年性、冬季性、夏季性之分。局限性瘙痒病科分为肛门瘙痒病、阴囊瘙痒病、女阴瘙痒病,其他如头部瘙痒病、掌跖瘙痒病等。

(三) 实验室检查

常规检查无特异性。必要时做全面的体格及实验室检查,以排除内脏疾病及恶性肿瘤。

(四) 诊断依据

1. 多见于成年人,尤其老年人。
2. 皮肤出现剧烈瘙痒症状,但无原发皮疹。如出现继发性皮疹,则需要根据病史和其他检查,排除其他疾病,方能确诊为瘙痒病。

(五) 治疗

1. 内治法

(1) 血热风热证

症状: 多发于夏季,皮肤瘙痒发红,有明显血痂、抓痕,受热瘙痒加重,或口干、烦躁。舌尖红,苔薄黄,脉滑或数。

治法: 凉血清热,消风止痒。

方药:《医宗金鉴·外科心法》消风散(荆芥、防风、当归、生地、苦参、炒苍术、蝉蜕、胡麻仁、牛蒡子、知母、煅石膏、生甘草、木通)加减。

成药: 消风止痒颗粒。

(2) 湿热蕴结证

症状: 多见春夏炎热潮湿之令。皮肤瘙痒,散发红色丘疹,搔抓后滋流黄水,小便黄赤,大便不畅,口苦心烦。舌苔黄腻,脉滑。

治法: 祛风胜湿,清热止痒。

方药：《太平惠民和剂局方》龙胆泻肝丸（汤）加减（龙胆草、黄芩、栀子、泽泻、车前子、当归、生地、柴胡、生甘草、木通）。

成药：湿毒清胶囊。

（3）血虚风燥证

症状：多见老年体弱或有慢性疾病的患者，以秋冬季节居多。症见皮肤干燥，抓痕遍布全身，面色不华，头晕，大便干结。舌淡红，苔薄白，脉细。

治法：养血祛风，润燥止痒。

方药：《医宗金鉴·外科心法》当归饮子（当归、白芍、生地黄、川芎、刺蒺藜、防风、荆芥穗、何首乌、黄芪、生甘草）加减。

成药：润燥止痒胶囊。

（4）血瘀证

症状：皮肤瘙痒，夜间为重，皮肤抓痕累累，皮肤发紫，或有结节。舌质紫，脉多涩。

治法：活血化瘀，消风止痒。

方药：《朱仁康临床经验集》活血祛风汤（当归、桃仁、益母草、防风、荆芥、红花、蝉蜕、赤芍）加减。

2. 外治法

（1）外洗方，以白鲜皮、地肤子、蝉蜕、苦参、马齿苋、侧柏叶、黄柏、生地、浮萍各15～30 g，选3～4味，水煎取汁，加适量温水外洗或溻渍。

（2）或外搽润肤膏、冰黄肤乐软膏等。

（六）注意事项

1. 忌食辛辣刺激食物，多食水果蔬菜，保持大便通畅等。

2. 患处避免碱性肥皂洗浴，避免热水过度烫洗及搔抓，内衣柔软、棉织品为主。

二、摄领疮（神经性皮炎）

摄领疮，是指好发于颈项部的慢性瘙痒性皮肤病。以好发于颈项、肘部等部位皮肤苔藓样变，伴阵发性剧烈瘙痒为特征。又称牛皮癣、顽癣。相当于现代医学的神经性皮炎、慢性单纯性苔藓。

（一）病因病机

情志内伤，风邪外袭是本病的诱发因素，营血失和、筋脉失疏为本病的病机特点。或因七情内伤，肝郁气滞，郁久化火，火热内生，伏于营血，熏蒸肌肤而成；或因风邪外袭，郁于肌肤，郁久化热，致使营血失和，筋脉失养而成。

（二）临床表现

1. 皮疹好发于颈项、肘膝关节伸侧、骶尾部、眼睑、小腿及前臂伸侧。
2. 皮损初起为粟粒至绿豆大小多角性扁平丘疹，苔藓样变，肤色淡红或淡褐色，表面可有少许鳞屑，可见抓痕、血痂，边界清楚。
3. 自觉瘙痒明显，呈阵发性加剧，瘙痒难忍而影响睡眠。
4. 病程慢性，反复发作；可呈局限型或泛发型。

（三）实验室检查

组织病理：表皮角化过度，棘层肥厚，表皮突延长；真皮浅层毛细血管增生，周围淋巴细胞浸润，可见真皮纤维母细胞增生。

（四）诊断依据

1. 好发于青壮年。

2. 皮疹好发于颈项、肘膝关节伸侧、骶尾部、眼睑、小腿及前臂伸侧，也可泛发。

3. 皮损初起为粟粒至绿豆大扁平丘疹，密集成片，逐渐形成皮嵴明显增厚的典型苔藓样变斑块，肤色淡红或淡褐色，表面可有少许鳞屑，间见抓痕、血痂，皮损边界清楚。

4. 自觉瘙痒明显，呈阵发性加剧，晚间往往因瘙痒难忍而影响睡眠。

（五）治疗

1. 内治法

（1）肝郁化火证

症状：皮损初起，色红界清，瘙痒阵作，伴心烦易怒，或神志抑郁，失眠多梦，口苦咽干，目赤心悸。舌边尖红，舌苔薄白或白，脉弦滑。

治法：清肝化火，祛风止痒。

方药：《医方集解》龙胆泻肝汤（龙胆草、黄芩、栀子、泽泻、车前子、当归、生地、柴胡、生甘草、木通）加减。

成药：龙胆泻肝丸。

（2）湿热内蕴证

症状：皮损色淡或淡褐色，肥厚成片，阵发性剧痒，夜间尤甚，伴纳食无味，便秘或溏，夜眠不安。舌质淡暗，舌苔白或白腻，脉濡或滑。

治法：清热除湿，疏风止痒。

方药：《外科正宗》除湿胃苓汤（陈皮、赤茯苓、白术、猪苓、苍术、泽泻、厚朴、木通、滑石、防风、栀子、肉桂、甘草、灯芯草）加减。

成药： 湿毒清胶囊。

（3）血虚风燥证

症状： 皮损色暗或灰白，肥厚粗糙，斑块经久不消，间见抓痕血痂，痒不能抑，伴心悸乏力，气短健忘，或月经不调，便秘纳差。舌质淡，舌苔白，脉沉细。

治法： 养血祛风润燥。

方药： 《医宗金鉴》当归饮子（当归、生地、白芍、川芎、何首乌、黄芪、荆芥、防风、刺蒺藜、甘草）加减。

成药： 四物胶囊、当归补血丸。

2. 外治法

（1）丘疹或轻度苔藓化皮损者，外搽冰黄肤乐乳膏，每日 2 次。

（2）局限性肥厚性苔藓化皮损者，可外搽 5%～10%黑豆馏油软膏，每日 2 次。

（六）注意事项

1. 请注意对诱发本病的其他疾病进行治疗（慢性胃肠功能障碍、内分泌失调、感染性病灶、神经衰弱等）。

2. 部分外用药不适于全身大面积、长时间应用，应注意。

3. 应注意保持心情舒畅，学会自我调节，自我放松。

4. 起居规律，生活有节制，劳逸结合。

5. 避免搔抓、摩擦、蹭刮等刺激，可以局部拍打缓解阵痒。

6. 饮食宜清淡，禁食辛辣刺激与腥发动风之品。

三、顽癣湿聚（结节性痒疹）

顽癣湿聚，是一种慢性炎症性皮肤病。以多发结节性皮损伴奇痒为特征。多见于成年人，多有虫咬史，可由丘疹性荨麻疹发展而成，病程迁延，又称马疥，相当于现代医学的结节性痒疹。

（一）病因病机

因内蕴湿邪，外感风毒，致使湿邪风毒凝聚，经络阻隔，气血凝滞，形成结节作痒；或毒虫叮咬，毒汁内侵，湿毒风毒凝聚所致。

（二）临床表现

1. 好发于四肢，小腿伸侧较多，其他部位也可发生。
2. 皮损最初为风团样丘疹或丘疱疹，逐渐形成绿豆至黄豆大小半球形淡褐色结节，数目不一，结节孤立散在而不融合，日久表面由光滑变为粗糙及角化肥厚，因搔抓而出现抓痕、血痂，周围色素沉着。
3. 自觉瘙痒，夜间及精神紧张加重。
4. 病程慢性，持续多年。

（三）实验室检查

组织病理：表皮明显角化过度，棘层肥厚，表皮突出，不规则伸入真皮，呈假性上皮瘤样增生。真皮示非特异性炎细胞浸润。

（四）诊断依据

1. 好发于成年女性。
2. 皮损多发于四肢，小腿伸侧多见，也可泛发全身。
3. 典型皮损为半球形结节，表面粗糙，角化明显。
4. 自觉剧烈瘙痒。

（五）治疗

1. 内治法

（1）湿毒内蕴证

症状： 病程短，皮损为结节，表面略粗糙，色泽灰暗，瘙痒剧烈，有抓痕，血痂。舌淡，苔薄白，脉弦滑或弦数。

治法： 除湿解毒，疏风止痒。

方药：《证治准绳·疡医》秦艽汤（秦艽、防风、黄芩、麻黄、甘草、玄参、犀角、牛蒡子、枳壳、升麻）加减。

成药： 秦艽丸。

（2）血瘀风燥证

症状： 病程较长，皮损呈坚硬结节，表面粗糙，颜色晦暗或紫暗，瘙痒难忍。舌淡，苔薄红，脉涩或迟缓。

治法： 活血软坚，祛风止痒。

方药：《赵炳南临床经验集》全虫方（全蝎、皂角刺、皂角、刺蒺藜、槐花、威灵仙、苦参、黄柏、白鲜皮）加减。

成药： 皮肤病血毒丸、大黄䗪虫丸。

2. 外治法

（1）结节较小者，外涂百部酊或复方土槿皮酊等。

（2）结节较大者，外用冰黄肤乐软膏、黑色拔棍膏外贴等。

（六）注意事项

1. 预防蚊虫叮咬、日晒，注意个人卫生。
2. 避免热水烫洗，尽量避免搔抓。
3. 注意劳逸结合，精神轻松愉快。
4. 忌食辛辣刺激食物，适量瘙痒新鲜水果蔬菜。

四、紫癜风（扁平苔藓）

紫癜风，是发于皮肤、毛囊、黏膜和指（趾）甲的慢性或亚急性皮肤与黏膜的疾病。以紫红色多角形瘙痒性扁平丘疹，表面有蜡样光泽，常伴有口腔黏膜的损害为特征，相当于现代医学的扁平苔藓。

（一）病因病机

多因饮食不节，脾失健运，湿蕴不化，兼因外感风热，以致风湿蕴聚，阻滞经络，发于肌肤；或因情志不畅，气滞血瘀，阻于肌肤而致；或因素体阴血不足，肝肾亏虚，阴虚内热，虚火上炎于口所致。

（二）临床表现

皮损可散发全身，但常局限于四肢，以屈侧为主，对称发生。

典型皮损为红色或紫红色、扁平多角形丘疹，针头至扁豆大，边界清楚，表面有蜡样光泽，有灰白色或网状条纹，又称魏克姆（wickham）纹。自觉瘙痒或瘙痒不明显。病程慢性。

（三）实验室检查

组织病理：角化过度，颗粒层显著增厚，棘层不规则增生，基底层液化变性，真皮上部单一核细胞浸润带，可见淋巴细胞及散在嗜酸性粒细胞浸润。

（四）诊断依据

1. 多见于成年人。
2. 皮损可散发全身，但常局限于四肢，以屈侧为主，对称发生。
3. 典型皮损为红色或紫红色、扁平多角形丘疹，针头至扁豆大，边界清楚，表面有蜡样光泽，有灰白色或网状条纹，又称魏克姆（wickham）纹。
4. 自觉瘙痒或瘙痒不明显。

（五）治疗

1. 内治法

（1）风热搏结证

症状：发病较急，皮疹泛发全身，红色丘疹，斑丘疹或起大疱，自觉瘙痒。舌红，苔少，脉浮数。

治法：疏风清热，佐以通络。

方药：《医宗金鉴·外科心法》消风散（荆芥、防风、当归、生地、苦参、炒苍术、蝉蜕、胡麻仁、牛蒡子、知母、煅石膏、生甘草、木通）加减。

口腔黏膜损害者，加淡竹叶；外阴黏膜损害者，加黄柏、车前子。

成药：消风止痒颗粒。

（2）风湿蕴结证

症状：皮损为斑丘疹，斑块或带状分布斑块为主，色泽紫红，表面有蜡样光泽，女性患者伴有带下淋漓，自觉瘙痒。舌淡红色、胖嫩，苔薄白或微腻，脉濡缓。

治法：祛风利湿，活血通络。

方药：《太平惠民和剂局方》大防风汤（防风、羌活、白芍、白术、杜仲、当归、生地、生黄芪、牛膝、人参、甘草、炮附子、川芎）加减。

成药：皮肤病血毒丸。

（3）脾虚湿热证

症状：病程慢性，口腔黏膜，外阴灰白色斑丘疹，或大疱，或糜烂、溃破，时轻时重，反复发作。舌淡红，苔薄白，脉虚细。

治法：健脾化湿，清热解毒。

方药：《太平惠民和剂局方》参苓白术散（人参、白术、茯苓、陈皮、白扁豆、薏苡仁、山药、砂仁、莲子、桔梗）加减。

成药：参苓白术散（丸）。

（4）血瘀经脉证

症状：病程日久，皮损肥厚、粗糙，上覆少量鳞屑，苔藓样变，色泽紫红或灰暗，自觉剧痒不休。舌暗或有瘀斑，苔少，脉沉涩。

治法：活血通络，软坚止痒。

方药：《医林改错》通经逐瘀汤（桃仁、红花、穿山甲、皂刺、连翘、地龙、柴胡、麝香）加减。

热毒重者，加栀子、黄柏、黄连。

（5）肝肾阴虚证

症状：损害主要发生于口腔、唇部、颊黏膜、舌和齿龈等处，见乳白色网状条纹，或斑丘疹，严重糜烂；兼有头昏目涩，视物不明，周身无力。舌红，苔少或无苔，脉沉细。

治法：补肝益肾，滋阴降火。

方药：《症因脉治》麦味地黄汤（沙参、玄参、黄柏、生黄芪、升麻、生地黄、山茱萸、茯苓、丹皮、麦冬、天冬、石斛、枸杞子）加减。

虚火上升者，加牛膝；咽喉干燥者，加黄芩；外阴发病者，加龙胆草、土茯苓。

成药：麦味地黄丸、知柏地黄丸。

2. 外治法

（1）皮损在口腔伴糜烂者，可用西瓜霜、锡类散，外吹患处，日3～5次。

（2）瘙痒为主者，可用百部酊、三黄洗剂外涂；肥厚者外涂冰黄肤乐软膏、黄柏霜等。

（六）注意事项

1. 患病期间，切忌忧思恼怒，保持心情愉快。
2. 患处避免热水烫洗及搔抓。

五、唇风（剥脱性唇炎）

唇风，是一种唇部黏膜慢性脱屑性炎症。以唇部肿胀、有裂纹、痂皮、脱屑，反复剥脱、日久破裂流水伴瘙痒疼痛为特征。又名紧唇、潘唇等，相当于现代西医学的剥脱性唇炎。

（一）病因病机

多因过食辛辣厚味，脾胃湿热内生，复受风邪外袭，以致风热相搏，引动湿热之邪，循经上蒸，结于唇部，气血凝滞而成病。

（二）临床表现

1. 儿童和青年女性多见。
2. 病变先从下唇中部开始，逐渐延及上下唇。
3. 唇部发痒，色红肿胀，日久破裂流水，伴剧烈瘙痒、疼痛。

（三）实验室检查

无特异性改变。

（四）诊断依据

唇部肿胀、有裂纹、痂皮、脱屑，反复剥脱、日久破裂流水伴瘙痒、疼痛。

（五）治疗

1. 内治法

（1）脾胃湿热证

症状：唇部色红肿胀，日久破裂流水，瘙痒、疼痛较剧，伴口渴喜饮，大便干。舌红，苔薄黄，脉滑数。

治法：健脾和胃，清热除湿。

方药：《赵炳南临床经验集》健脾除湿汤（茯苓、白术、芡实、山药、枳壳、薏苡仁、生扁豆、大豆黄卷、萆薢、黄柏、金莲花）加减。

成药：除湿丸、二妙丸。

（2）血虚风燥证

症状：唇部肿胀，口腔觉热，口甜黏浊，小便黄赤短涩。舌干无津，脉数。

治法：养血，凉血，润燥。

方药：《外科证治全书》四物消风饮（生地黄、当归身、赤芍、荆芥、防风、薄荷、蝉蜕、柴胡、川芎、黄芩、生甘草）加减。

2. 外治法

黄连膏、紫草油或甘草油等搽患处，以清热解毒。

（六）注意事项

1. 减少烟酒刺激，少食辛辣刺激厚味食物。
2. 注意均衡饮食。

第九章 红斑鳞屑性皮肤病

一、猫眼疮（多形性红斑）

猫眼疮，是以靶形或虹膜状红斑为典型皮损的急性炎症性皮肤病。以靶形或虹膜状红斑为特征，常伴发黏膜损害。可有红斑、丘疹、风团、水疱等多形性皮损，少数可伴发内脏损害。又称寒疮，相当于现代医学的多形性红斑。

（一）病因病机

1. 风热与风寒两类外邪入侵，阳气不足，不能通达四末，故而形寒肢冷；寒气隆盛，气血周流不畅，气血凝滞，阻于肌肤而发本病。

2. 饮食不节，恣食肥甘辛辣厚味，脾失健运，运化失司，湿热内蕴，外淫肌肤，发为本病。

3. 素体禀赋不耐，感受药毒，或血热化毒，入扰营血，毒热内攻，外扑于肤，症见斑疹；或毒热与湿热蕴结，湿热浸淫，外症疱疹丛生。

总之，内因多责脾肺湿热蕴结；外因常以风、热、寒三淫为主。此外，毒邪内侵，与湿热搏结，突然发病，病情危重，则表现出毒热入营。

（二）临床表现

1. 好发于手足背、前臂、小腿，亦可见于颜面、颈部等处。

2. 皮损为多形性，如丘疹，斑丘疹，水疱或大疱，典型皮损形如猫眼，中心常有小水疱；重者唇、口腔内易糜烂或溃疡。

3. 初病有头痛、肢乏，纳呆；重者伴壮热、关节酸痛等症状。

（三）实验室检查

组织病理：表现因临床类型不同而有所差异。基本改变为角质形成细胞坏死、基底细胞液化变性，表皮下水疱形成；真皮上部血管扩张、红细胞外渗，血管周围淋巴细胞及少数嗜酸性粒细胞浸润。

（四）诊断依据

1. 好发于手足背、前臂、小腿，亦可见于颜面、颈部等处。
2. 春秋多见，冬季亦有。
3. 皮损为多形性，如丘疹，斑丘疹，水疱或大疱，典型皮损形为靶型、虹膜状红斑，中心常有小水疱；重者唇、口腔内易糜烂或溃疡。
4. 初病有头痛、肢乏，纳呆；重者伴壮热、关节酸痛等症状。

（五）治疗

1. **内治法**

（1）湿热郁肤证

症状：皮疹较多，大小不等，色潮红，并有红色丘疹、水疱散布。舌质红，苔薄根腻，脉滑数或濡。

治法：清热利湿。

方药：《疮疡经验全书》清肌渗湿汤（青皮、厚朴、泽泻、柴胡、栀子、茯苓、苦参、木通、川芎、当归、车前子、黄连、升麻、苍术、甘草）加减。

风热偏盛者，加银花、板蓝根；湿热偏盛者，加防己、泽泻；热盛者，加黄芩、黄柏；瘙痒灼热者，加地肤子、白鲜皮；水疱重者，加生薏苡仁、土茯苓；四肢皮损重者，加桑枝。

成药：龙胆泻肝丸、防风通圣丸。

（2）寒湿瘀结证

症状：皮损散布手足，色泽紫红或暗红，间有少量水疱，四肢不温，遇寒加重，得热减轻。舌质暗红，苔薄白或根微腻，脉沉紧或弦紧。

治法：祛湿，温通经脉。

方药：《伤寒论》当归四逆汤（当归、桂枝、赤芍、细辛、甘草、大枣）加减。

成药：鸡血藤浸膏、大黄䗪虫丸。

（3）毒热入营证

症状：水肿性红斑、瘀斑、水疱或血疱，或鼻、口腔等处糜烂明显，发热，疼痛，乏力，关节疼痛。舌苔红或绛，苔少，脉细数或滑数。

治法：清营凉血，解毒祛湿。

方药：《外科大成》凉血地黄汤（生地黄、当归、赤芍、黄连、枳壳、黄芩、槐角、荆芥、地榆、升麻，天花粉、生甘草）加减。

神昏谵语者，加白虎汤，重用生石膏。

2. 外治法

可用如意金黄散、玉露膏、紫金锭等外敷。

（六）注意事项

1. 要注意保暖与防寒，避免病情的加重与恶化。

2. 忌食鱼虾海鲜及辛辣肥甘之品。

3. 对重症患者，若全身肌肤其大疱，糜烂，创面暴露，注意床单消毒、更换，防止热毒外袭。

二、瓜藤缠（结节性红斑）

瓜藤缠，是以疼痛性红斑结节为主要表现的血管炎性皮肤病。以发于下肢伸侧疼痛性红斑结节，皮色鲜红或暗红为特征。又称梅核火丹、梅核丹、室火丹。相当于现代医学的结节性红斑。

（一）病因病机

1. 多由风寒湿热之邪侵袭，气血瘀阻，经络不通所致。
2. 血分蕴热，兼感毒邪，壅滞肌肤，而致气血运行不畅。
3. 素体蕴湿，郁而化热，湿热下注，凝滞血脉，经络阻隔。
4. 脾虚湿盛，阳气不足，腠理不固，风寒湿邪侵入，留注经络。

（二）临床表现

1. 多见于中青年女性。好发于小腿伸侧。
2. 发病初期多有上呼吸道感染和发热、轻微肌肉疼痛、关节疼痛等全身不适症状。
3. 皮损为鲜红色、对称性、疼痛性结节，蚕豆之核桃大小，数个不等。一般经过数周皮损颜色由鲜红变淡，逐渐自行消退无溃破。自觉局部疼痛。

（三）实验室检查

组织病理：间隔性脂膜炎。脂肪小叶间隔细胞浸润，早期以嗜中性粒细胞、淋巴细胞为主，后出现以组织细胞及多核巨细胞为主的肉芽肿性炎症，后期，以纤维母细胞及胶原纤维增生为主。小血管管壁有炎症浸润及内膜增生。

可有血常规白细胞总数增高。血沉增快，抗链"O"升高。

（四）诊断依据

1. 多发于春秋季节，中青年女性好发。
2. 好发于小腿胫前。
3. 暗红色红斑，结节性损害，无溃破。
4. 局部自觉疼痛、压痛。
5. 间隔性脂膜炎的典型病理表现。

（五）治疗

1. 内治法

（1）血热壅滞证

症状：起病急，结节表面鲜红，灼热疼痛；伴头痛、咽痛、心烦、微热及关节疼痛，口干渴，大便干燥，小便黄赤。舌质红或红绛，苔白腻，脉弦滑或数。

治法：凉血解毒，散结止痛。

方药：《赵炳南临床经验集》凉血五根汤（紫草根、茜草梗、板蓝根、白茅根、瓜蒌根）加减。

咽痛重者，加牛蒡子、玄参；大便干燥者，加大黄、胡麻仁、郁李仁；口干口渴重者，加石斛、玉竹。

（2）湿热阻络证

症状：起病较急结节表面较红，自觉胀痛；伴口渴不欲饮，身重体倦，足踝肿胀，小便黄赤。舌质红，苔黄腻，脉滑数。

治法：清热利湿，活血通络。

方药：《丹溪心法》三妙散（苍术、黄柏、牛膝）加减。

关节疼痛明显者，加牛膝、络石藤、威灵仙、羌活、独活。

成药：三妙散（丸）。

（3）脾虚湿盛证

症状：结节反复发作，消退缓慢；伴关节疼痛，遇寒加重。舌质淡，苔薄白或腻，脉沉迟或缓。

治法：健脾燥湿，疏风散寒。

方药：《医宗金鉴·外科心法》除湿胃苓汤（陈皮、赤茯苓、白术、猪苓、苍术、泽泻、厚朴、滑石、防风、栀子、木通、肉桂、甘草、灯芯草）加减。

结节压痛者，加乳香、没药、玄胡索；足部浮肿者，加萆薢、茵陈。

成药：当归苦参丸、参苓白术丸。

（4）寒湿凝聚证

症状：下肢结节黯红或暗紫，结节反复发作，经年不愈，伴有面色㿠白，心悸气短，手足厥冷。舌质淡红，苔薄白，脉沉细。

治法：益气温经，祛湿和营。

方药：《金匮要略》黄芪桂枝五物汤（黄芪、芍药、桂枝、生姜、大枣）加减。

浮肿较重者，加黑附子、萆薢、猪苓，生白术，陈皮，冬瓜皮；结节疼痛者，加玄胡索、乳香、没药；病久伴有头晕、乏力、烦躁明显者，加党参、鳖甲、龟甲、青蒿、地骨皮。

2. 外治法

外涂化毒散、芩柏膏、紫色消肿膏、龙珠软膏等。

（六）注意事项

1. 积极寻找病因并予治疗，注意休息，避免劳累，防止复发。

2. 急性发作期注意卧床休息，抬高患肢以减轻局部疼痛。

三、风热疮（玫瑰糠疹）

风热疮，是以玫瑰红色斑丘疹伴糠秕状鳞屑为主要表现的炎症性自限性皮肤病。以初起躯干部位先出现玫瑰红色的母斑，上有糠秕状鳞屑，继而分批出现较多形态相似而较小的子斑为特征。又称风癣、血疳，俗称母子癣，相当于现代医学的玫瑰糠疹。

（一）病因病机

多因内有血热，复感风邪，或外感风热所致病。外感风热，或出汗当风，外邪蕴郁肌肤，闭塞腠理，日久不散，郁而化热，热灼阴血，肤失濡养而成。或过食辛辣刺激生物，或心绪烦躁，五志化火，均能导致血热内蕴，复感风邪外袭，风热相搏而发病。或因肺阴不足，气化无力，致使津液难以敷布于腠理，形成阴火炽，脾湿肺燥，肤失濡养，故肤痒而鳞屑亦多。

总之，本病之成，一是血热内蕴，二是复受风热，内外合邪，郁于肌肤，闭塞腠理而发病。热盛而络脉充盈，故皮肤现红斑；风邪燥血，肌肤失养，则起鳞屑；风邪往来肌肤，故发瘙痒。

（二）临床表现

1. 好发于躯干及四肢近端。
2. 多见于成人，春秋多发。
3. 发病前先躯干不出现一个较大的母斑，1～2周后出现较多的子斑，上覆糠秕状鳞屑，典型的皮损为领圈状糠疹鳞屑的玫瑰色斑疹，长轴与皮纹平行，病程为自限性。伴有不同程度瘙痒感。

（三）实验室检查

无特异性改变。

（四）诊断依据

1. 好发于躯干及四肢近端。
2. 多见于成人，春秋多发。
3. 躯干先出现一个较大的母斑，1～2周后出现较多的子斑，上覆糠秕状鳞屑，典型的皮损为领圈状糠疹鳞屑的玫瑰色斑疹，长轴与皮纹平行，病程为自限性。
4. 伴有不同程度瘙痒感。

（五）治疗

1. 内治法

（1）风热证
症状： 发病急骤，皮损呈圆形或椭圆形淡红色斑片，中心有细微皱纹，表面少量细糠状皮屑；伴有心烦口渴，大便干燥，小便黄赤。舌质红，舌苔白或薄黄，脉浮略数。

治法： 疏风清热，消疹止痒。

方药：《温病条辨》银翘散（金银花、炒牛蒡子、桔梗、荆芥、牛蒡子、生甘草、竹叶、豆豉、连翘、薄荷）加减。

瘙痒严重者，加白鲜皮、地肤子，徐长卿。

（2）血热证
症状： 病程较短，皮损主要在躯干，胸腹部较多，斑片鲜红或紫红，鳞屑较多，瘙痒比较剧烈。舌红，苔少，脉弦数。

治法：疏风清热，凉血润燥。

方药：《朱仁康临床经验集》凉血消风散（生地、当归、荆芥、蝉蜕、苦参、刺蒺藜、知母，生石膏、甘草）加减。

大便干燥者，加大黄（后下）；瘙痒重者，加刺蒺藜、牡蛎。

（3）血燥证

症状：病程迁延日久，皮损多见下腹、腰骶部和大腿，呈不规则圆形或椭圆形斑疹，色泽淡褐色或褐色，上覆细纸屑样皮屑，皮肤干燥，皮损肥厚，或有渗出和轻度糜烂，口干，饮水不多，小便黄赤。舌质红，苔少或无苔，脉滑数。

治法：滋阴润燥。

方药：《朱仁康临床经验集》滋阴除湿汤（茯苓、蛇床子、玄参、当归、泽泻、白鲜皮、丹参、生地黄）加减。

口渴喜饮者，加北沙参、麦冬、五味子；大便干燥者，加瓜蒌仁、郁李仁、胡麻仁。

成药：当归苦参丸、润燥止痒胶囊。

2. 外治法

外用硫黄软膏、三黄洗剂、冰黄肤乐软膏等。

（六）注意事项

1. 春秋季注意避免汗出或浴后吹风，避免风热外邪乘虚而入。
2. 忌食辛辣刺激食物等。
3. 避免热水烫洗，避免外涂刺激性较强的药物等。

四、白疕（银屑病）

白疕，是一种以红斑、鳞屑为主要表现的慢性复发性炎症性皮肤病。以红斑基础上覆以多层银白色鳞屑，刮去鳞屑有薄膜及点状出血为特征，又称蛇虱、银钱疯、疕风、干癣，相当于现代医学的银屑病。

（一）病因病机

总因血热内蕴，化燥生风，瘀血停滞或营血亏虚，肤失所养所致。

1. 血热：多因素体血热，饮食不节，情志内伤等致心火旺盛、热伏营血。加之风热外袭，外邪与内火相搏结，郁于肌肤而发病。热毒炽盛，燔灼营血，而见弥漫性红斑、脓疱。病久或老年体弱，肝肾不足，外为风湿所困，内有热伏营血，风湿热邪阻于筋骨关节，而见关节肿痛。

2. 血燥：血热内蕴，加之瘀血内阻，病久营血暗耗，生风化燥，不能荣养肌肤，而见皮损色淡，皮肤干燥、脱屑。

3. 血瘀：久病气血不和，血行失畅，瘀血内阻，肌肤失于濡养，致皮损肥厚难消。

（二）临床表现

根据本病临床特征，一般分寻常型、脓疱型、关节型、红皮病型。

1. 寻常型：好发于头皮、四肢伸侧、背部、腰骶部，部分泛发全身。白色鳞屑、发亮薄膜和点状出血是本病的临床特征。初起一般为炎性红色丘疹，约粟粒至绿豆大小，以后可逐渐扩大或融合成为棕红色斑块，边界清楚，周围有炎性红晕，基底浸润明显，表面覆盖多层干燥的银白色鳞屑。轻轻刮除表面鳞屑，则逐渐露出一层淡红发亮的半透明薄膜，这是表皮内棘细胞层，称薄膜现象。再刮除薄膜，即达到真皮乳头层的顶部，此处的毛细血管被刮破，则出现小出血点，称点状出血现象（Auspitz 征）。

2. 脓疱型：可分为泛发性及掌跖脓疱型银屑病两种。

（1）泛发性脓疱型：大多急性发病，可在数周内泛发全身，常伴有高热、关节痛和肿胀、全身不适、白细胞增多、血沉加快等全身症状，并在银屑病的基本损害上出现密集的针头至粟粒大小的浅在性无菌性小脓疱，在表面覆盖着鳞屑，以后脓疱迅速增多成为大片，部分融合成脓糊或成为环形红斑，边缘部分往往有较多的小脓疱。全身各处均可发疹，但以四肢屈侧及皱襞部为多见，亦有先自掌跖发疹，后再延及全身者。

（2）掌跖脓疱型：皮损只限于手足部，多发生于掌跖，也可扩展到指（趾）背侧，常对称发生。损害为对称性红斑，斑上出现许多针头至粟粒大小的无菌性脓疱，疱壁不易破裂，经 1～2 周后即可自行干涸，结褐色痂。痂脱落后，可出现小片鳞屑，剥除鳞屑后可出现小出血点，以后又可在鳞屑下出现成群的新脓疱，以致在同一病损上可见到脓疱和结痂等不同时期的损害，皮损有疼痛和瘙痒。

3. 关节病型：关节病型银屑病除有银屑病损害外，还伴有关节症状，其关节症状往往与皮肤症状同时加重或减轻。多数病例常继发于银屑病之后，或银屑病多次发病后，症状恶化而发生关节改变，或与脓疱型银屑病或红皮病型银屑病并发。约有 10% 的病例，银屑病出现在关节炎之后。这种关节炎可同时发生于大小关节，亦可见于脊柱，但以手、腕及足等小关节为多见，尤以指（趾）关节，特别是指（趾）末端关节受累更为普遍。受累关节可红肿、疼痛，重者大关节可以积液，附近的皮肤也常红肿，关节的活动逐渐受限制，长久以后，关节可以强直及导致肌肉萎缩。

4. 红皮病型：本病的临床表现为剥脱性皮炎。初起时，在原有皮损部位出现潮红，迅速扩大，最后全身皮肤呈弥漫性红色或暗红色，炎性浸润明显，表面附有大量麸皮样鳞屑，不断脱落，其间常伴有小片正常皮岛。发生于手足者，常呈整片的角质剥脱。

（三）实验室检查

组织病理：角化过度，角化不全，颗粒层变薄；表皮突向下延伸，呈双杵状；真皮乳头上延，其顶端棘层变薄，血管弯曲扩张；表皮角质层或颗粒层内可见牟罗氏（Munro）微脓疡。

（四）诊断依据

依据皮损特点，好发部位、慢性经过，易于复发及病理学特点等，一般易于诊断。

（五）治疗

1. 内治法

（1）血热证

症状：皮损鲜红，皮损不断扩大，瘙痒较重；可伴心烦易怒，咽部充血、口干，小便黄，大便干燥。舌质红或绛，脉弦滑或数。

治法：清热凉血活血。

方药：《赵炳南临床经验集》凉血活血汤（生槐花、紫草根、赤芍、白茅根、生地、丹参、鸡血藤）加减。

瘙痒较重者，加刺蒺藜、白鲜皮、防风；夹湿者，加生薏苡仁、茵陈、萆薢、黄连、黄柏；颜色鲜红者，加生石膏、知母、大青叶；大便干燥者，加生大黄（后下）、厚朴；扁桃体发炎加重者，加连翘、玄参、北豆根。

成药：复方青黛胶囊。

（2）血燥证

症状：皮损淡红，鳞屑干燥，瘙痒明显；伴有口干咽燥。舌质淡，舌苔少或红而少津，脉细或细数。

治法：养血润肤，除湿解毒。

方药：《赵炳南临床经验集》养血解毒汤（鸡血藤、当归、土茯苓、生地、山药、威灵仙、蜂房）加减。

兼脾虚者，加白术、茯苓；风盛瘙痒明显者，加白鲜皮、刺蒺藜、苦参。

（3）血瘀证

症状：皮损黯红、肥厚浸润，经久不退，女性可见月经色黯或有瘀块。舌质紫黯或瘀点、瘀斑，脉涩或细缓。

治法：活血化瘀。

方药：《赵炳南临床经验集》活血散瘀汤（苏木、赤芍、白芍、红花、桃仁、鬼箭羽、三棱、莪术、木香、陈皮）加减。

皮损肥厚者，加当归、煅牡蛎；月经量少者，加益母草、丹参、茜草。

（4）毒热炽盛证

症状：多见于红皮病型或泛发性脓疱型。全身皮肤潮红、肿胀，大量脱皮，或有密集小脓疱，灼热痒痛；伴有壮热、畏寒、头疼、口干、便干、溲赤。舌红绛，苔黄腻或少苔，脉弦滑。

治法：清热解毒，清营凉血。

方药：《赵炳南临床经验集》解毒凉血汤（水牛角、生地、金银花、莲子心、白茅根、天花粉、地丁、栀子、蚤休、甘草、黄连、生石膏）加减。

口干口渴明显者，加玄参、石斛、玉竹。

成药：银屑胶囊。

（5）风湿阻络证

症状：多见于关节病型。红斑浸润，鳞屑黏腻；伴有关节疼痛或肿胀。舌质淡红，苔腻，脉滑。

治法：祛风除湿通络。

方药：《备急千金要方》独活寄生汤（独活、寄生、杜仲、牛膝、细辛、秦艽、茯苓、桂心、防风、川芎、人参、甘草、当归、白芍、熟地黄、生姜）加减。

成药：雷公藤多苷片、白芍总苷胶囊等。

2. 外治法

（1）以中药软膏冰黄肤乐软膏、龙珠软膏、紫草膏等外敷。

（2）中药水剂（或颗粒剂）：根据患者证候特点分别选用凉血、解毒、清热、燥湿、养血、润燥、活血、通络、止痒等中药，煎汤湿敷、溻渍、浸浴或熏蒸。

（六）注意事项

1. 预防感染和外伤。尤其在秋冬季预防感冒和扁桃体炎。必要时考虑扁桃体摘除术。

2. 避免过度劳累、受寒及情绪波动。

3. 忌食辛辣刺激性食物，避免饮酒。

4. 急性期和进行期，外用药应温和，慎用或禁用刺激性药物，避免皮疹加重。

五、蛇皮癣（鱼鳞病）

蛇皮癣，是一种以皮肤干燥粗糙，伴有褐色鳞屑，状如蛇皮的遗传性皮肤病。以下肢或全身皮肤干燥粗糙，伴蛇皮样或鱼鳞样脱屑为特征。有家族遗传史。又名蛇体、蛇身、蛇胎、鱼鳞病、蛇鳞症。系多种营养不良，肌肤失养所致肌表粗糙，状如蛇鳞，相当于现代医学的鱼鳞病。

（一）病因病机

多因先天禀赋不足，而致血虚风燥，或瘀血阻滞，肌肤失养而成。

先天禀赋不足，肾精衰少，精血不荣，化燥生风，肌肤失于精血濡养而致肌肤甲错。或瘀血阻络，气血淤滞经脉，新血不生，肌肤失养，而成鳞甲之状。

（二）临床表现

1. 出生后不久即可发病。有家族史。冬重夏轻。
2. 好发于四肢伸侧，重者可波及全身。
3. 皮损对称分布，轻者表面有较薄的鳞屑，呈网状排列，干燥粗糙；重者鳞屑较厚，呈鱼鳞状，易发生皲裂。
4. 一般无自觉症状。
5. 常伴有掌跖角化过度，指（趾）甲粗糙，毛发稀疏、干燥等。

（三）实验室检查

组织病理：表皮角化过度，伴颗粒层变薄或缺如，可见大的角质毛囊栓。

（四）诊断依据

1. 自幼发病。有家族史。冬重夏轻。
2. 好发于四肢伸侧，重者可波及全身。
3. 皮损对称分布，轻者表面有较薄的鳞屑，呈网状排列，干燥粗糙；重者鳞屑较厚，呈鱼鳞状，易发生皲裂。
4. 一般无自觉症状。

（五）治疗

1. 内治法

（1）血虚风燥证

症状： 幼年发病，皮肤干燥，肌肤甲错，呈鱼鳞样改变，伴面色无华、消瘦、疲乏头昏。舌淡苔薄白，脉细。

治法： 养血活血，润肤止痒。

方药：《外科证治全书》养血润肤饮（当归、升麻、皂角刺、生地、熟地、天冬、麦冬、花粉、红花、桃仁、黄芩、黄芪）加减。

（2）瘀血阻滞证

症状： 幼年发病，常有家族史，皮肤呈弥漫角化，形似鱼鳞，干燥粗糙，甚至皲裂，伴面色晦暗。舌暗紫，有瘀点，脉涩。

治法： 活血化瘀，润燥养肤。

方药：《医林改错》血府逐瘀汤（当归、生地、红花、桃仁、赤芍、枳壳、柴胡、甘草，川芎、牛膝、桔梗）加减。

成药： 血府逐瘀口服液（胶囊）等。

2. 外治法

（1）血虚风燥证，用甘草油等外涂。
（2）瘀血阻滞证，生肌玉红膏外涂。

（六）注意事项

1. 有条件者可以做温泉浴、中药盐浴等。避免使用肥皂等刺激物。
2. 避免风寒，注意保暖。
3. 忌食辛辣刺激食物，多吃水果蔬菜等。
4. 注意保湿护肤。

六、狐尿刺（毛发红糠疹）

狐尿刺，是一种少见的发生于毛囊口处的慢性鳞屑性炎症性皮肤病。特征性损害为皮肤鳞屑性红斑，之后出现成群毛囊性小丘疹，往往同时伴有掌跖角化，病情严重者可发展为脱屑性红皮病，又称狐狸刺。相当于现代医学的毛发红糠疹。

（一）病因病机

脾主肌肉，肺主皮毛。脾虚不健，运化失调，中气不足，外感风邪，营卫不和，气血精卫不能输布，肌肤失养，故皮肤小刺丛生。

1. 风热客肤：卫气不固，风热之邪客于肌肤而发病。

2. 脾胃虚弱：后天饮食失调，脾运不健，胃纳不适，水谷精微不能生化，精液匮乏，肺气虚弱，运化失调，肌肤失养，故皮肤小刺丛生。

3. 气血两亏：久病不愈，精液耗伤，虚热内生，肺失宣降，肌肤不能温煦，故肌肤干燥，色泽晦暗，可见紫红色斑点，状如芒刺。

（二）临床表现

1. 青少年、儿童多发，中年人也可发病。

2. 四肢伸侧，特别是腕、肘、膝、手背伸侧可见明显皮损，少数患者泛发全身。

3. 皮损为小米粒大小淡红色毛囊性丘疹及播散型糠样鳞屑，头面部鳞屑基础上覆以糠状鳞屑，大片皮疹间可见岛屿状正常皮肤是病一个特征，状如锉刀；指（趾）甲粗糙，增厚，严重泛发全身，毛发脱落，自觉皮肤不同程度干燥瘙痒及灼热感。

（三）实验室检查

组织病理：表皮呈不同程度棘层肥厚，毛囊口扩张，内有角栓，角质层增厚，在水平方向和垂直方向可见代交替出现的角化不全及角化亢进，真皮浅层血管周围有淋巴细胞为主浸润。

（四）诊断依据

1. 好发于青少年、儿童，中年人也可发病。
2. 四肢伸侧，特别是腕、肘、膝，手背伸侧可见明显皮损，少数患者泛发全身。
3. 淡红色米粒大小毛囊性丘疹，头面部鳞屑基础上覆以糠状鳞屑，大片皮疹间可见岛屿状正常皮肤是其一个特征，状如锉刀；指（趾）甲粗糙，增厚，严重泛发全身，毛发脱落，自觉皮肤瘙痒，不同程度干燥瘙痒、灼热感。

（五）治疗

1. 内治法

（1）风热客肤证

症状：起病急，皮损蔓延迅速，肤色焮红，上覆糠状皮屑，自觉瘙痒，毛发干枯，稀疏。舌红，苔薄黄，脉浮数。

治法：疏风清热，散邪止痒。

方药：《医学正传》荆防败毒散（荆芥、防风、人参、羌活、独活、前胡、柴胡、桔梗、枳壳、茯苓、川芎、甘草）加减。

成药：连翘败毒丸。

（2）脾胃虚弱证

症状：皮肤淡红，干燥，鳞屑细小如糠秕，层层脱落，掌趾角化，甚至干裂，指趾甲增厚；少汗、口干，唇燥。舌红，苔白或微黄，脉弦略缓。

治法：健脾和胃，养血润肤。

方药：《太平惠民和剂局方》参苓白术散（丸）（人参、白术、茯苓、陈皮、白扁豆、薏苡仁、山药、砂仁、莲子、桔梗）加减。

成药：参苓白术散（丸）。

（3）气血两亏证

症状：皮肤潮红，上覆糠秕状鳞屑，自觉瘙痒，夜间尤甚，口干唇燥。舌红，苔少或薄，脉细数。

治法：益气养阴，活血散瘀。

方药：《瑞竹堂经验方》八珍散（人参、白术、茯苓、甘草、地黄、芍药、当归、川芎）加减。

成药：八珍丸。

2. 外治法

外涂甘草油、蛋黄油等。

（六）注意事项

1. 忌用碱性皂洗浴，洗澡不宜太频繁。每周1～2次。
2. 平素多食含维生素A的水果、蔬菜等，适当进行矿泉浴等。
3. 注意皮肤保湿，适量外涂保湿霜等。

第十章　血管性皮肤病

一、葡萄疫（过敏性紫癜）

葡萄疫，是以侵犯皮肤或其他脏器的毛细血管及毛细血管后静脉的小血管炎。以皮肤黏膜和浆膜下出现瘀点瘀斑，压之不褪色为特征。又称发斑、斑毒、血证等。相当于现代医学的过敏性紫癜，又称 IgA 血管炎。

（一）病因病机

因外感风热，湿毒内蕴；或先天脾肾不足，后天脏腑功能失调。

外感风热，邪毒入里，血热风热，灼伤脉络，迫血妄行，外溢肌肤，发而为皮肤紫斑，内渗脏腑而为腹痛、尿血、便血。或湿热内蕴，郁而化毒，阻滞脉络，血不循经，外溢肌肤而发。或素体脾虚，统摄失司，血溢脉外而发。或脾肾两虚，阴血不足，虚火上炎，血随火动，溢于脉外而发为紫斑。

（二）临床表现

1. 初起可有呼吸道感染、全身不适等先驱症状。
2. 皮疹好发四肢伸侧对称性紫色瘀点，瘀斑。
3. 累及黏膜，胃肠道等。还可兼口、鼻、二便出血，腹痛，尿血，便血，关节疼痛，形寒肢冷等。
4. 好发于儿童及青少年，病程数月至数年不等，易复发。

（三）实验室检查

1. 血常规：血小板及凝血因子正常。

2. 毛细血管脆性试验阳性。

3. 肾型：如有肾脏损害，尿常规可发现红细胞、蛋白及管型。

4. 组织病理：真皮浅层毛细血管及小血管管壁有纤维素样物质沉积、红染，血管周围有嗜中性粒细胞为主浸润，可见核尘及红细胞外渗。

（四）诊断依据

1. 好发于儿童及青少年，病程数月至数年不等，易复发。

2. 初起可有呼吸道感染、全身不适等先驱症状。

3. 皮疹好发四肢伸侧对称性紫色瘀点，瘀斑。

4. 累及黏膜，胃肠道等还可兼口、鼻、二便出血，腹痛，尿血，便血，关节疼痛等。

5. 有肾脏损害，尿常规可发现红细胞、蛋白及管型。

（五）治疗

1. 内治法

（1）血热夹风证

症状： 突然发生的瘀点、瘀斑，初起鲜红色，后渐变紫，易可有血疱；伴有身热。口干，咽痛。舌质红或绛红，苔薄黄，脉细数或弦数。

治法： 清热解毒，凉血止血。

方药：《外台秘要》犀角地黄汤（水牛角、生地黄、白芍、丹皮）加减。

血疱较重者，加藕节炭、地黄炭、银花炭；口干口苦者，加柴胡、地骨皮、生石膏、黄芩。

成药： 复方青黛丸。

（2）湿热熏蒸证

症状： 皮疹发于四肢及臀部，以下肢为重，伴有足踝肿胀，常见有血疱，疱破糜烂；有关节疼痛或腹部绞痛；可有恶心、纳呆、溲赤；黑便或便血。舌红，苔黄腻，脉濡数。

治法： 清热利湿，凉血活血。

方药：《伤寒论》茵陈蒿汤（茵陈、栀子、大黄）合《赵炳南临床经验集》凉血五根汤（白茅根、瓜蒌根、板蓝根，紫草根、茜草根）加减。

腹痛者，加炒白芍、甘松、延胡索。纳呆恶心者，加陈皮、麦芽，焦神曲、焦麦芽；黑便或便血者，加槐花炭、地榆炭。

（3）脾不统血证

症状： 病程日久，反复发作，皮疹紫暗，面色萎黄；伴体倦乏力。舌淡或有齿痕，苔白，脉细弱或沉缓。

治法： 健脾益气，养血止血。

方药：《脾胃论》补中益气汤（黄芪、人参、白术、当归、陈皮、柴胡、炙甘草、升麻）加减。

成药： 补中益气丸。

（4）脾肾阳虚证

症状： 慢性发作，病程日久，斑色淡紫，遇寒加重，面色苍白或紫黯，头晕耳鸣，形寒肢冷，腰膝酸软，纳少便溏，腹痛喜按。舌淡或偏暗，脉细弱。

治法： 健脾补肾，温阳摄血。

方药：《金匮要略》黄土汤（甘草、地黄、白术、炮附子、阿胶、黄芩、灶心黄土）加减。

兼阴虚者，加女贞子、旱莲草。

2. 外治法

外涂炉甘石粉或炉甘石洗剂。

（六）注意事项

1. 发病期间，尽量多食含维生素 C、B 之类的蔬菜、水果等。
2. 少食或忌食鱼腥和酒类食物。
3. 避免过度运动，尽可能抬高患肢，注意保暖。

二、血疳（色素性紫癜样皮病）

血疳，是一组因皮肤毛细血管炎症引起的色素性皮肤病。以下肢小腿多发的胡椒粉样棕黄色或暗褐色紫癜样斑丘疹、苔藓样皮疹为特征。又名血瘙。相当于于现代医学的色素性紫癜样皮病，包括进行性色素性紫癜性皮病、毛细血管扩张性环状紫癜、色素性紫癜性苔藓样皮炎。

（一）病因病机

因风邪客于血分，郁久化火，火灼血络，血溢脉外，则离经成瘀，干燥瘙痒；或日久阴血耗伤，瘀血凝滞，阻碍新血化生，络脉受阻，营血不得宣通，血燥伤阴，肌肤失养，遂致皮肤粗糙，奇痒难忍。

（二）临床表现

1. 多见于老年男性，好发于小腿。
2. 初起皮损为针尖至小米粒大小光滑丘疹，呈胡椒粉样、棕黄色或暗褐色紫癜样，表面轻度苔藓样变，边缘散发紫红色小点，或见铁锈色丘疹，局部肥厚，粗糙。

3. 自觉瘙痒。

（三）实验室检查

组织病理：表现为真皮毛细血管内皮细胞肿胀；管周红细胞外渗，含铁血黄素沉着。

（四）诊断依据

1. 多见于老年男性，好发于小腿。

2. 初起皮损为针尖至小米粒大小光滑丘疹，呈胡椒粉样、棕黄色或暗褐色紫癜样，表面轻度苔藓样变，边缘散发紫红色小点，或见铁锈色丘疹，局部肥厚，粗糙。

3. 自觉瘙痒，病程慢性，反复发作。

（五）治疗

1. 内治法

（1）血热证

症状：病程较短，皮疹以红色丘疹或斑丘疹，间见紫癜性损害；瘙痒抓破可见少许渗血，伴口干舌燥，心烦易怒。舌质红，苔少，脉数。

治法：凉血清热，活血消斑。

方药：《外科大成》凉血地黄汤（生地黄、当归、赤芍、黄连、枳壳、黄芩、槐角、荆芥、地榆、升麻、天花粉、生甘草）加减。

瘙痒较重者，加刺蒺藜、地肤子、白鲜皮；热象明显者，加丹皮、紫草。

（2）风热证

症状： 起病急，皮疹泛发，多见四肢，色泽鲜红为主，兼见暗红，瘙痒较重，口干或咽燥。舌质红，苔薄黄，脉浮数。

治法： 和血消风，清心止痒。

方药：《医宗金鉴·外科心法》消风散（荆芥、防风、当归、生地、苦参、炒苍术、蝉蜕、胡麻仁、牛蒡子、知母、煅石膏、生甘草、木通）加减。

成药： 当归苦参丸。

（3）血瘀证

症状： 病程较长，色斑棕紫色，或铁锈色。舌质暗红，苔薄白，脉细涩。

治法： 理气和血，化瘀通络。

方药：《医宗金鉴·外科心法》桃红四物汤（桃仁、红花、当归、白芍、熟地黄、川芎）加减。

（4）血燥证

症状： 皮肤粗糙，肥厚，干燥脱屑，伴口干舌燥。舌质红且光，苔少，脉细弱或涩。

治法： 养血润燥，活血止痒。

方药：《医方集解》活血润燥生津散（当归、麦冬、天冬、熟地、白芍、桃仁、红花、瓜蒌）加减。

口干多饮者，加白芍、玄参；瘢痕明显者，加丹参。

成药： 润燥止痒胶囊。

2. 外治法

外洗方

初起时，以金银花、艾叶、生侧柏叶各 30 g，川椒 10 g，食用盐 60 g，加水适量煎药液，水温不可太高，温洗或湿敷。

（六）注意事项

1. 多食含维生素 C、B 的蔬菜、水果，如橙子、柠檬。
2. 少食辛辣刺激食物，避免饮酒。
3. 避免过度运动和长时间站立，休息时抬高患肢。

三、梅核火丹（结节性血管炎）

梅核火丹，是一种发生在真皮深部或皮下中小血管炎性皮肤病。属中医学瘀血流注范畴，因皮肤之下似有一杨梅之核，局部感觉像刚从火中取出的丹丸一般，灼热不适，故称梅核火丹。以小腿反复出现皮下结节或浸润斑块，分布对称。自觉疼痛，压痛为临床特征。男女均可发病，以中年女性为多，相当于现代医学的结节性血管炎。

（一）病因病机

发病因阴阳失调、气血凝滞所致。风湿痰核结聚，兼感毒热之邪，导致阴阳不调，气血失和，经络阻滞肌肤而发病。

（二）临床表现

1. 好发下肢，尤其是小腿屈侧，也可发于大腿及上臂。
2. 皮损对称分部，大小不等皮下结节或斑块。急性期表面红热，偶有无痛性溃疡，3～6 周愈合，无瘢痕。局部有纤维性结节。皮疹在一段时间内反复发作。
3. 自觉疼痛或压痛，病程慢性，愈后较好。

（三）实验室检查

组织病理：真皮深层血管壁增厚，血管腔闭塞，血管周围淋巴细胞呈袖口状浸润，可见肉芽肿性或不同程度的脂膜炎样改变。

（四）诊断依据

1. 好发于中青年女性。
2. 皮损多见于小腿后侧。
3. 成批出现数个大小不等皮下结节或斑块，呈暗红色，水肿性，数周消退，复发作。
4. 自觉疼痛及触痛。

（五）治疗

1. 内治法

（1）湿热夹瘀证

症状： 皮下结节或斑块，颜色鲜红，坚硬，触之疼痛；伴口苦，大便干燥，小便黄赤。舌红，苔黄，有瘀斑，脉弦滑。

治法： 清热化湿，活血化瘀。

方药：《验方新编》四妙勇安汤（玄参、金银花、当归、甘草）加减。

疼痛明显者，加延胡索、乳香、没药；大便干燥者，加生大黄（后下）、胡麻仁、郁李仁。

成药： 内消连翘丸、秦艽丸。

（2）气血两亏证

症状： 皮下结节或斑块，舌暗红，自觉疼痛及触痛；伴发热，全身不适，倦怠乏力，纳差等全身症状。舌淡，苔薄白，脉沉细。

治法：补益气血，调和营卫。

方药：《瑞竹堂经验方》八珍汤（人参、白术、茯苓、甘草、地黄、白芍、当归、川芎）加减。

成药：八珍丸。

2. 外治法

（1）皮疹初起，疼痛较重者，外涂紫色消肿膏、芙蓉膏，等量混匀，日换药一次。

（2）结节溃破者，外用化毒散，每日换药一次。

（3）结节溃破，长期不愈合者，外用蛋黄油、黑降丹。

（六）注意事项

注意休息，避免过度劳累。

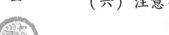

第十一章　大疱性皮肤病

一、天疱疮

天疱疮，是一组慢性复发性、严重的表皮内棘层松解性大疱性皮肤病。以皮肤起浆水疱，初起小如芡实或大如棋子，易于溃破流滋，缠绵难愈为，尼氏征阳性为特征。相当于现代医学的天疱疮。

（一）病因病机

多因心火妄动，脾湿内蕴，兼感风热暑湿之邪，以至火邪侵肺，不得疏泄，熏蒸不解，外越皮肤而发；湿热蕴久化燥，灼津耗气，后期可见气阴两伤。

（二）临床表现

皮肤出现红斑、水疱，疱壁薄而松弛，尼氏征阳性，易破裂形成糜烂，表面可附有淡黄色痂；病程慢性，此起彼伏；偶见血疱、溃疡、组织坏死；可累及全身各处的皮肤，口腔、咽、喉、食管、外阴、肛门等处黏膜也可受累；表现为水疱和糜烂。皮损愈合后可留有色素沉着；自觉瘙痒、疼痛、灼热等。

（三）实验室检查

1. 组织病理：表皮内水疱、棘层细胞松解，基底层可见棘层松解细胞。

2. 免疫病理：直接免疫荧光检查示棘细胞间 IgG、IgM、IgA 或 C3 沉积；间接免疫荧光检查示血清中有抗表皮棘细胞间物质抗体（天疱疮抗体）。根据抗体滴度可监测患者病情的变化。

（四）诊断依据

1. 身起水疱，大小不等，发无定处，可遍及全身，伴痒痛难耐，病程慢性。

2. 好发于中年人，男性多于女性。

3. 一般分为寻常型、增殖型、落叶型和红斑型四种类型，还可有其他特殊类型，如副肿瘤性天疱疮、药物诱发性天疱疮、疱疹样天疱疮和 IgA 型天疱疮等。典型临床表现为水疱发生在红斑或正常皮肤上，疱壁薄而松弛，尼氏征阳性，易破裂形成糜烂，表面可附有淡黄色痂。

4. 病程慢性，此起彼伏；偶见血疱、溃疡、组织坏死；可累及全身各处的皮肤，口腔、咽、喉、食管、外阴、肛门等处黏膜也可受累；表现为水疱和糜烂。皮损愈合后可留有色素沉着；自觉瘙痒、疼痛、灼热等。

5. 组织病理：表皮内水疱、棘层细胞松解。直接免疫荧光示棘细胞间 IgG、IgM、IgA 或 C3 沉积；间接免疫荧光检查示血清中有抗表皮棘细胞间物质抗体（天疱疮抗体）。根据抗体滴度可监测患者病情的变化。

（五）治疗

1. 内治法

（1）毒热炽盛证

症状：发病急骤，水疱迅速扩展、增多，糜烂面鲜红，或上覆脓液，灼热痒痛；伴身热口渴，烦躁不安，便干溲赤。舌质红绛，苔黄，脉弦滑或数。

治法：清热解毒，凉血清营。

方药：《小品方》犀角地黄汤（水牛角、生地、芍药、丹皮）合《肘后备急方》黄连解毒汤（黄连、黄芩、黄柏、栀子）加减。

高热者，加玳瑁；大便干燥者，加大黄。

成药：羚羊角胶囊、清开灵口服液等。

（2）心火脾湿证

症状：燎浆水疱，新起不断，疱面色红，口舌糜烂，皮损较厚或结痂而不易脱落，疱壁紧张，潮红明显；伴见倦怠乏力，腹胀便溏，或心烦口渴，小便短赤。舌质红，苔黄或黄腻，脉数或濡数。

治法：泻心凉血，清脾除湿。

方药：《医宗金鉴·外科心法》清脾除湿饮（苍术、赤茯苓、白术、黄芩、栀子、泽泻、茵陈、枳壳、连翘、生地黄、麦冬、甘草、元明粉、竹叶、灯芯草）加减。

心火炽盛者，加黄连、莲子心；口腔糜烂者，加金莲花、金雀花、藏青果、金果榄；大便干燥者，加大黄。

成药：导赤丹、二妙丸等。

（3）脾虚湿蕴证

症状：疱壁松弛，潮红不著，皮损较厚或结痂而不易脱落，糜烂面大或湿烂成片；伴口渴不欲饮，或恶心欲吐，倦怠乏力，腹胀便溏。舌质淡胖，苔白腻，脉沉缓。

治法：清热解毒，健脾除湿。

方药：《医宗金鉴·外科心法》除湿胃苓汤（陈皮、赤茯苓、白术、猪苓、苍术、泽泻、厚朴、滑石、防风、栀子、木通、肉桂、甘草、灯芯草）加减。

皮损色红者，加牡丹皮、赤芍；便干者，加大黄；痒甚者，加白鲜皮。

成药：参苓白术丸、四妙丸等。

（4）气阴两伤证

症状：病程日久，已无水疱出现，疱干结痂，干燥脱落，瘙痒入夜尤甚，或遍体层层脱屑，状如落叶；伴口干咽燥，五心烦热，汗出口渴，不欲多饮，神疲无力，气短懒言。舌质淡红，苔少或无苔，脉沉细数。

治法：益气养阴，清解余毒。

方药：《赵炳南临床经验集》解毒养阴汤（南沙参、北沙参、玄参、佛手参、天冬、麦冬、玉竹、金银花、蒲公英、石斛、黄芪、西洋参）加减。

痒甚者，可加刺蒺藜、当归等。

成药：人参健脾丸、六味地黄丸、生脉饮、八珍颗粒等。

2. 外治法

根据不同的皮损情况，选择应用不同的外治法，其总治疗原则为保护创面、收湿敛疮、预防感染。

1. 水疱大且未破溃时宜在消毒情况下抽干疱液，促进愈合。

2. 皮损有糜烂渗液者，可用黄连、黄柏、马齿苋等清热解毒除湿中药煎汤湿敷；较大糜烂面可用邮票贴敷疗法，或用清热解毒之油剂，如甘草油、复方大黄油、紫草油外涂患处。

3. 皮损结痂者，可用除湿解毒中药软膏外敷，脱去厚痂。

4. 口舌糜烂者，用金莲花片口含，或金银花、黄连、淡竹叶、生甘草等煎水含漱，或代茶饮。

（六）注意事项

1. 忌食不易消化的食物，注意避免食用辛辣刺激食物。

2. 注意皮肤清洁，防止破溃处感染。

3. 注意休息，避免精神紧张。

二、火赤疮（疱疹样皮炎）

火赤疮，是一种反复发作为特征的慢性良性复发性大疱性皮肤病。以水疱为主的多形性皮损，常簇集成群或排列呈环形，对称分布，剧烈瘙痒，为特征。相当于现代医学的疱疹样皮炎。

（一）病因病机

总因体内有湿热，外感风湿热毒，内外合邪，蕴积肌肤而成。或心肺内伏火毒，遂致血热生风，外发肌肤。或因脾失健运，水湿内停，复感风邪，风湿相搏，郁久化热，发于肌肤。或因病程迁延，毒热伤津耗血，阴血亏损，化生风燥、血燥，肌肤失润泽而发病。

（二）临床表现

1. 好发于青、中年，偶见儿童和老年患者。

2. 皮损好发于腋后、肩胛、臀部及四肢伸侧，对称分布。皮损呈多形性，常有红斑、丘疹、丘疱疹、风团、水疱等，但多一型为主，水疱常簇集性分布或环形排列及不规则形，大小不一，周围有红晕，水疱紧张饱满，疱壁较厚，不易破裂，尼氏征阴性。以后有色素沉着，偶有瘢痕、萎缩及增生性损害。黏膜部位少见。

3. 自觉瘙痒剧烈，夜晚较重，常于皮损前出现，腰部无全身症状。

4. 大多数患者进食含有谷胶、碘、溴类食物或药物使皮损加重，病程慢性，缓解和恶化交替出现，预后较好。

（三）实验室检查

1. 组织病理：早期真皮乳头顶端见嗜中性粒细胞聚集并形成脓肿。乳头顶端与其上方表皮分离，形成表皮下水疱。真皮血管周围有多数嗜酸性粒细胞及嗜中性粒细胞浸润，偶见血管炎改变。

2. 直接免疫荧光：皮损、皮损周围皮肤和正常皮肤的真皮乳头顶端有 IgA 和 C3 呈颗粒状沉积。偶见 IgM、IgG 沉积。

3. 其他实验室检查

（1）外周血中嗜酸性粒细胞常增高，最高可达 40%。

（2）用 25%～50% 碘化钾软膏做斑贴试验，大多数患者呈阳性反应。

（3）血清学检查：60% 的患者可测得抗谷胶抗体，30% 可测得 IgA 类循环免疫复合物，并有报告可测得循环谷胶。部分患者可测得抗网状纤维抗体和抗甲状腺抗体等。

（四）诊断依据

1. 多形性皮损，对称分布，好发于腋后、肩胛、臀部及四肢伸侧。

2. 皮损呈多形性，常有红斑、丘疹、丘疱疹、风团、水疱等，但多一型为主，水疱常簇集性分布或环形排列及不规则形，大小不一，周围有红晕，水疱紧张饱满，疱壁较厚，不易破裂，尼氏征阴性。以后有色素沉着，偶有瘢痕、萎缩及增生性损害。

3. 病理检查见表皮下水疱，真皮乳头有 IgA 呈颗粒状沉积。

4. 对碘剂、溴剂过敏。

5. 约有 2/3 的患者并发肠病，部分患者可并发恶性肿瘤等。

（五）治疗

1. 内治法

（1）心火炽盛证

症状：发病急，皮损以丘疹、丘疱疹为主，可见血疱，瘙痒剧烈或有烧灼感，皮损此起彼伏；心烦口渴，小便短赤。舌尖边红，苔黄，脉滑数。

治法：清心泻火，祛风止痒。

方药：《肘后备急方》黄连解毒汤（黄连、黄芩、黄柏、栀子）加减。

成药：黄连上清丸。

（2）脾虚湿盛证

症状：皮损以水疱、丘疱疹、脓疱为主，呈聚集倾向，搔破则有滋水浸淫，自觉瘙痒，伴有大便稀溏，纳呆食少。舌淡红，苔薄白或滑腻，脉濡滑。

治法：健脾除湿，疏风止痒。

方药：《太平惠民和剂局方》参苓白术散（人参、白术、茯苓、陈皮、白扁豆、薏苡仁、山药、砂仁、莲子、桔梗）加减。

成药：参苓白术散（丸）。

（3）阴虚血燥证

症状：慢性反复发作，皮损红斑、水疱外，以抓痕、血痂、皮肤肥厚、粗糙、色素沉着为主，伴有头昏乏力，四肢倦怠，消瘦纳少。舌红，苔少，脉细数。

治法：滋阴清热，养血润燥。

方药：《医宗金鉴·外科心法》当归饮子（当归、白芍、熟地黄、川芎、刺蒺藜、防风、荆芥穗、何首乌、黄芪、生甘草）加减。

2. 外治法

（1）无明显渗出者，用三黄洗剂或炉甘石洗剂外搽，日 3～5 次。

（2）有渗出者，用苍肤水洗剂、路路通水洗剂外洗。

（3）水疱、脓疱、渗出较多时，可用石榴皮水洗剂，湿敷，待皮损结痂，干燥后，外涂青黛散、甘草油等。

（六）注意事项

1. 患病期间应卧床休息，进食容易消化食物，注意清洁卫生，防止褥疮发生。

2. 避免进食含有碘和溴剂的药物和食物，如紫草、海带等。

3. 忌食无谷胶（小麦、大麦、燕麦、黑麦等）饮食。

第十二章　结缔组织性皮肤病

一、红蝴蝶疮（红斑狼疮）

红蝴蝶疮，是一种可累及皮肤及全身多脏器、多系统的自身免疫性疾病。因其红斑常出现在面部，呈蝴蝶形状，故称为红蝴蝶疮。一般认为属于鬼脸疮、日晒疮、发斑、痹证、水肿、心悸等病的范畴。为病谱性疾病，临床常见类型为盘状红蝴蝶疮和系统性红蝴蝶疮。盘状红蝴蝶疮好发于面颊部，主要表现为皮肤损害，多为慢性局限性；系统性红蝴蝶疮常累及全身多脏器、多系统，病变呈进行性经过，预后差。男女均可发病，育龄期女性多发。相当于现代医学的红斑狼疮，包括盘状红斑狼疮、亚急性皮肤型红斑狼疮、系统性红斑狼疮。

（一）病因病机

总因先天禀赋不足，气血耗伤，肝肾亏虚，毒邪侵入所致。

多因先天禀赋不足，后天脾胃失调，致使阴阳不调，气血失衡，筋脉阻隔，气血瘀滞；或因情志内伤，劳倦过度，伤及脏腑；或日光曝晒，外感毒邪等，又是发病的主要诱因。

初病在表，四肢脉络痹阻，先表后里，由表入里，由四肢脉络入内而损及脏腑脉络。在内先在上焦，由上而下，渐至中焦，再及下焦。由轻渐重，由浅渐深。在表在上较为轻浅，在里在下较为深重。若表里上下多脏同病，当为重证；如再由下而上弥漫三焦，五脏六腑俱损，上入清窍则最为危重。

下编·第十二章　结缔组织性皮肤病

基本病机是素体虚弱，真阴不足，热毒内盛，痹阻脉络，内侵脏腑。病在经络、血脉，与心、脾、肾密切相关，可累及于肝、肺、脑、皮肤、肌肉、关节等多个脏器。

（二）临床表现

1. 盘状红斑狼疮：表现为覆盖鳞屑的盘状红斑，皮损发生于头发、眉毛等处，会引起永久性毛发脱落；皮损分布于躯干和四肢时，可出现疼痛。

2. 亚急性皮肤红斑狼疮：多见于面与颈部的阳光暴露部位以及胸部、背部的 V 字区及上臂外侧，形如披肩毛巾，而上臂内侧、腋窝、侧腹部与肘部则不受累。皮损主要为屑性丘疹，逐渐变化为银屑病样皮损或者更多见的为多环状皮损，鳞屑较薄容易剥离，毛细血管扩张和色素异常几乎均有发生，毛囊不受累不形成瘢痕。常伴光敏、脱发、雷诺现象、网状青斑等。

3. 系统性红斑狼疮：在鼻梁与双颊部呈蝶形分布的红斑是其特征性改变。皮损连续一至数周，消退不留瘢痕，其他皮肤损害尚有手足及甲周红斑、淤点、丘疹、结节、网状青斑以及浅表溃疡，常无明显瘙痒。在额顶前区会出现非瘢痕性脱发，头发参差不齐、短且易折断，称为狼疮发。黏膜损害见于 25% 患者，可发生结膜炎、鼻腔和外阴溃疡，口腔黏膜出血、糜烂、浅溃疡。可伴心、肾、脑等多脏器损伤表现。

4. 其他：包括新生儿红斑狼疮、疣状狼疮、肿胀性狼疮、冻疮样狼疮。

（三）实验室检查

1. 血清学检查：系统受累者可出现血液异常，可出现血沉加快、贫血、血液白细胞减少等，在泛发性盘状红斑狼疮中较局限性盘状红斑狼疮常见。

2. 血常规检查：部分患者可能会出现白细胞、红细胞、血小板减少，可用于评估患者有无感染或贫血情况。

3. 抗体检测：如抗核抗体（ANA）、抗 SSA 抗体、抗 SSB 抗体、抗双链 DNA、抗 Sm 抗体阳性等。

4. 皮肤狼疮带试验（LBT）：用直接免疫荧光在真皮表皮连接处见到 Ig 和补体的带状沉积，主要为 IgG，其次为 IgM、IgA，LBT 皮损处阳性率在急性皮肤型红斑狼疮、亚急性皮肤型红斑狼疮均为 90% 左右。

5. 尿常规、24 小时尿蛋白定量：明确是否有相关脏器或者是系统的损害，如患者可能会出现血尿、蛋白尿，则可能提示有肾脏的损害。

6. 影像学检查：如超声、CT、MRI、X 线等，用于发现各脏器损害。如超声可以发现红斑狼疮导致的心包积液等并发症，CT 可以发现对脑实质的损害情况等。

7. 病理检查：可辅助诊断皮肤型红斑狼疮，并可指导分类、治疗和预测疾病预后。

（四）诊断依据

红斑狼疮有十一项诊断标准，诊断报告中含有其中的四项即可以确诊为红蝴蝶疮，具体依据如下：

1. 面部蝶形红斑，面颊部及颧部出现的固定性红斑。

2. 盘状红斑。

3. 光敏感。

4. 口腔溃疡。

5. 非侵蚀性关节炎。

6. 浆膜炎：心包炎和（或）胸膜炎。

7. 肾脏病变：包括蛋白尿、管型尿。

8. 神经系统病变：如癫痫发作或精神病。

9. 血液系统受累：有溶血性贫血、白细胞减少、淋巴细胞减少或血小板减少。

10. 免疫学异常：dsDNA 抗体阳性、抗 Sm 抗体阳性、抗磷脂抗体阳性，或梅毒血清实验假阳性。

11. 抗核抗体（ANA）阳性：排除药物性红蝴蝶疮引起。

（五）治疗

1. 内治法

（1）热毒炽盛证

症状：高热，不恶寒，满面红赤，皮肤红斑鲜红，咽干，口渴喜冷饮，尿赤而少，关节疼痛。舌红绛苔黄，脉滑数或洪数。

治法：清热解毒，凉血化斑。

方药：《小品方》犀角地黄汤（水牛角、生地、芍药、丹皮）《东垣试效方》普济消毒饮（黄芩、黄连、生甘草、陈皮、玄参、桔梗、柴胡、牛蒡子、连翘、薄荷、马勃、板蓝根、升麻、僵蚕）加减。

（2）阴虚火旺证

症状：长期低热，手足心热，面色潮红而有暗紫斑片，口干咽痛，渴喜冷饮，目赤齿衄，关节肿痛，烦躁不寐。舌质红少苔，或苔薄黄，脉细数。

治法：养阴清热。

方药：《景岳全书》玉女煎（石膏、熟地、麦冬、知母、牛膝）合《温病条辨》增液汤（玄参、麦冬、生地）加减。

（3）热郁积饮证

症状：胸闷胸痛，心悸怔忡，时有微热，咽干口渴，烦热不安，红斑皮疹。舌红，苔厚腻，脉滑数、濡数，偶有结代。

治法：清热蠲饮。

方药：《金匮要略》葶苈大枣泻肺汤（葶苈子、大枣）合《小儿药证直诀》泻白散（地骨皮、桑白皮、甘草）加减。

中医治疗皮肤病临证用药备要

（4）脾肾两虚证

症状：面色不华，但时有潮红，两手指甲亦无华色，神疲乏力，畏寒肢冷，时而午后烘热，口干，小便短少，两腿浮肿如泥，进而腰股俱肿，腹大如鼓。舌胖，舌偏淡红，苔薄白或薄腻，脉弦细或细弱。

治法：滋肾填精，健脾利水。

方药：《济生方》济生肾气丸（熟地、山药、山茱萸、泽泻、茯苓、丹皮、官桂、炮附子、川牛膝、车前子）加减。

成药：济生肾气丸。

（5）气血两亏证

症状：心悸怔忡，健忘失眠，多梦，面色不华，肢体麻木。舌质淡，苔薄白，脉细缓。

治法：益气养血。

方药：《瑞竹堂经验方》八珍汤（当归、川芎、白芍、熟地、人参、白术、茯苓、甘草）加减。

成药：八珍丸。

（6）脑虚瘀热证

症状：病情危笃，身灼热，肢厥，神昏谵语，或昏愦不语，或痰壅气粗。舌謇，舌色鲜绛，脉细数。

治法：清心开窍。

方药：《温病条辨》清宫汤（玄参心、莲之心、竹叶卷心、连翘心、水牛角、连心麦冬）送服或鼻饲安宫牛黄丸或至宝丹。

（7）瘀热伤肝证

症状：低热绵绵，纳呆，两胁胀痛，月经提前，经血暗紫带块，烦躁易怒，或黄疸，肝脾肿大，皮肤红斑、瘀斑。舌质紫暗或有瘀斑，脉弦。

治法：疏肝清热，凉斑活血。

方药：《伤寒论》茵陈蒿汤（茵陈、栀子、大黄）合《景岳全书》

柴胡疏肝散（陈皮、柴胡、川芎、香附、枳壳、芍药、甘草）加减。

2. 外治法

皮损处可以外涂黄连膏、清凉膏、化毒散。

（六）注意事项

1. 建立战胜疾病的信心，积极进行治疗。
2. 避免强日光照射。
3. 注意加强营养，忌食辛辣刺激食物。
4. 避免劳累，注意保暖，急性期应该卧床休息。

二、皮痹（硬皮病）

皮痹，是以局限性皮肤及各系统内脏器官结缔组织的纤维化或硬化为特征的结缔组织病。以皮肤肿胀、硬化，后期发生萎缩为特征。可局限于某一部位，亦可全身受累。属于痹证、虚劳范畴，多见于女性、青壮年。相当于现代医学的硬皮病。

（一）病因病机

总因平素营卫不足，复受风寒，致血行不畅，血凝肌肤；或因脾肺肾诸脏虚损，卫外不固，腠理不密，复感风寒之邪伤于血分，致荣卫行涩，经络阻隔，气血凝滞二发病。气血不足，外感寒湿风邪，致使寒凝肌腠；日久耗伤精血，脏腑虚损，气血瘀滞。则寒、湿、瘀、痰阻滞脉络为标；以肺、脾、肾之阳虚、气虚为本；本虚标实证候为主要表现。

（二）临床表现

根据病变范围及有无系统受累可分为局限性皮痹和系统性皮痹。

1. 局限性皮痹

主要侵犯皮肤某一局部，病程缓慢，初起呈淡红色略带水肿之斑块，以后逐渐硬化，表面光亮呈蜡样光泽，久之局部发生萎缩，毛发亦脱落，出汗减少，常见以下几种类型。

（1）斑状损害：好发于面部、胸部、四肢，开始为淡红色，水肿性红斑，边缘境界清楚，触之如板硬，以后皮肤逐渐萎缩，呈羊皮纸样，表面可见色素加深或色素脱失夹杂存在。

（2）带状损害：好发于前额、四肢，皮损呈带状。

（3）点状损害：多见于躯干，往往成群分布，呈小点状排列，边缘清楚，表面光滑发亮。

皮肤呈非凹陷性水肿，皱纹消失，紧张变厚，若外邪为寒湿，肤色苍白或淡黄，皮温偏低，若为湿热则见皮肤红肿，皮温较高。

2. 系统性皮痹

此型侵犯全身，除皮肤外常出现内脏损害。多见中青年女性。临床分肢端型和弥漫型两种。前者占95%左右，病程缓慢，预后相对较好；后者占5%，病变急速发展，预后差。

（1）肢端型皮痹

一般先有前驱症状如雷诺现象、关节疼痛、不规则发热、体重减轻等。皮肤硬化以手部和面部为特征。手指手背硬化，僵硬，不能弯曲，形如香肠，指端可有点状坏死，久之手指末节吸收变短，面部皱纹消失，嘴唇变薄，鼻变尖，牙齿外露，口周放射性沟纹，散在点状毛细血管扩张。病变呈向心性发展。面部弥漫性色素沉着，发际处色素减退的基础上有毛囊性色素小岛为特点。口、咽部、外阴等黏膜干燥萎缩。

系统受累多见，可有关节疼痛、骨质破坏、牙齿脱落等。消化道受累可有吞咽困难、吸收不良、脂肪泻等。呼吸系统受累可有间质性肺炎及肺间质纤维化、肺气肿等。心脏受累可有心电图异常、心功能不全等。肾脏受累是可有高血压、蛋白尿、血尿、尿毒症。其他末梢神经炎、多汗、肌肉疼痛、贫血等。

（2）弥漫性皮痹

发病初期即为全身弥漫性硬化。无雷诺现象及肢端硬化。病情进展迅速，常在两年内全身皮肤及内脏广泛硬化，预后差。

大多数无内脏损害，病情进展缓慢，预后较好；若侵及内脏，呈弥漫性分布，则病情进展快，预后差，有生命危险。

（三）实验室检查

1. 抗核抗体（ANA）、抗 Scl-70、抗 UIRNP、抗着丝点等自身抗体阳性，ANA 多为核仁型。

2. γ球蛋白升高，冷球蛋白阳性，补体下降等免疫学异常多见。

3. 贫血、血沉增快、尿蛋白阳性。

（四）诊断依据

1. 发生于任何年龄，多发于青、中年女性，男女发病率比例约 $1:11\sim1:3$。

2. 皮损好发于头面、四肢、躯干。

3. 特征性皮损：局限性皮痹初起皮损为紫红色斑，逐渐扩大，颜色渐变淡，皮肤发硬，毳毛脱落，局部不出汗，后期皮肤萎缩，色素减退；系统系皮痹可分为浮肿期、硬化期、萎缩期。

4. 系统损害：系统损害皮痹可侵犯内脏各器官。但以消化系统、呼吸系统多见；循环、泌尿、神经、内分泌等系统也可以累及。

5. 实验室检查：血沉增快，类风湿因子阳性，有抗 Scl-70 抗体及抗着丝点等自身抗体，丙种球蛋白升高，X 线摄片示指骨末端骨质吸收或软组织钙沉着。

（五）治疗

1. 内治法

（1）寒邪阻络证

症状： 四肢逆冷，手足遇寒变白变紫，颜面或皮肤肿胀无热感，而渐渐变硬，或有咳嗽、发热恶寒，或胸闷气短。舌苔白薄，脉浮无力或涩。

治法： 补气宣肺，通脉散寒。

方药：《金匮要略》黄芪桂枝五物汤（黄芪、芍药、桂枝、生姜、大枣）合《伤寒论》麻黄附子细辛汤（炙麻黄、炮附子、细辛）加减。

皮肤水肿者，加白芥子、土茯苓、浙贝母；皮肤变硬者，加皂角刺、土鳖虫、僵蚕、刺猬皮等。

（2）脾肾阳虚证

症状： 四肢逆冷，手足遇寒皮肤变白变紫，颜面或肢端皮肤变硬、变薄，伴有身倦乏力、头晕腰酸、腹胀或吞咽不利。舌淡，苔白，脉沉细或沉迟。

治法： 温肾散寒，健脾化浊，活血通络。

方药：《外科全生集》阳和汤（熟地、白芥子、鹿角胶、肉桂、炮姜炭、炙麻黄、生甘草）加减。

皮肤变硬者，加水蛭，土鳖虫；皮肤肌肉萎缩者，加黄芪，桂枝，刺猬皮，水蛭。

（3）痰瘀阻络证

症状： 身痛皮硬，肌肤顽厚，麻木不仁，头晕头重，肢酸而沉，面部表情固定，吞咽不利或胸闷咳嗽，或肌肤甲错，指甲凹陷，指端溃疡。舌黯苔腻，脉沉涩或沉滑。

治法： 祛痰活血通络。

方药：《仙授理伤续断秘方》四物汤（当归、川芎、白芍、熟地）合《传信适用方》引皇甫坦导痰汤（半夏、南星、炒枳实、茯苓、橘红、甘草、生姜）加减。

痰浊盛者，加白芥子、水蛭、僵蚕；气虚者，加黄芪、党参、桂枝；血瘀甚者，加桃仁、红花、三棱、莪术。

（4）湿热阻络证

症状：双手近端及掌指关节肿胀，皮色红，呈腊肠样指，伴口苦、口干、欲饮水，恶寒。舌淡苔白或白润，脉缓或濡。

治法：利湿清热，兼以活血。

方药：《温病条辨》宣痹汤（防己、杏仁、滑石、连翘、山栀、薏苡、半夏、蚕沙、赤小豆皮）合《仙授理伤续断秘方》四物汤加减。

关节肿甚者，加土茯苓；痛甚者，加青风藤。

（5）气血两虚，络脉瘀阻证

症状：身痛肌瘦，皮硬皮薄，面部表情丧失，肌肤甲错，毛发脱落，唇薄鼻尖，气短心悸，咳嗽乏力，食少腹胀，神疲肢酸。舌瘦苔少，脉沉细或沉涩。

治法：补气养血通络。

方药：《太平惠民和剂局方》十全大补汤（人参、茯苓、白术、炙甘草、熟地、川芎、当归、白芍、黄芪、肉桂）加减。

关节痛甚者，加鸡血藤。

2. 外治法

（1）外敷黑色拔棍膏、阳和解凝膏等。

（2）取大黄、苏木、红花、细辛、肉桂、艾叶、川芎、伸筋草、透骨草各 20～60 g，选 5～6 味，水煎泡洗或熏蒸患肢手足，每次 20～30 分钟，日 1～2 次。

（六）注意事项

1. 注意营养，避免精神刺激及精神紧张。
2. 注意保暖，预防冻伤。

三、肌痹（皮肌炎）

肌痹，是以红斑、水肿为皮损特点，伴有肌无力和肌肉炎症、变性的疾病，主要累及皮肤和血管，常伴有关节、心肌等多器官损害的结缔组织疾病。属于痹证、痿证，又名肉痹。以皮肤红斑、眼睑紫红色水肿斑、皮肤异色病样改变，可有肌痛、肌无力为特征。严重时可有脏腑病变。成人和儿童均可发病。相当于现代医学的皮肌炎。

（一）病因病机

多因寒湿之邪侵于肌肤，阴寒偏盛，不能温煦肌肤；或因七情内伤，郁久化热生毒，致使阴阳气血失衡，气机不畅，瘀阻经络，正不胜邪，毒邪犯脏而成。本病病程长，病情复杂危重，难以根治，是医学界一大顽疾，目前现代医学尚无理想治疗方法。

络脉是气血运行的通道，也是病邪侵入的通路，各种致病因素最易影响其运行气血的功能而致络病。络脉既有循行于体表的阳络，也有散布于脏腑区域的阴络，形成外（体表阳络）-中（肌肉经脉）-内（脏腑阴络）的分布规律。

因此致病因素通过多种途径伤及络脉导致络病，表现出与络脉生理结构和气血循行特点相适应的病机特点：易滞易瘀、易入难出、易积成形。

（二）临床表现

1. 皮肤损害

（1）眼睑紫红色斑：双上眼睑紫色水肿性红斑（Heliotrope 征），是皮肌炎的特异性表现。

（2）Gottron 丘疹：丘疹指关节、掌指关节伸侧出现扁平紫红色丘疹，多对称分布，表面附着糠状鳞屑。皮损消退后会出现皮肤萎缩、毛细血管扩张、色素减退。

（3）皮肤异色症（Poikeloderma）：面部、颈部、上胸部在红斑鳞屑基础上逐渐出现褐色色素沉着、轻度皮肤萎缩、毛细血管扩张等。个别患者皮损呈鲜红色或棕红色，此类为"恶性红斑"，提示可能伴有恶性肿瘤。

（4）甲周毛细血管扩张：甲周毛细血管扩张导致甲周出现红斑。

（5）技工手：手部出现皮损，皮损沿拇指内侧和手指的外侧对称分布，可伴有鳞屑、皲裂和色素沉着。

2. 肌肉损害

常出现对称性肌无力、疼痛和压痛，急性期可出现肿胀，甚至丧失自主运动能力。严重时还可出现心悸、心律不齐，甚至心力衰竭。

3. 伴随症状

部分患者伴随不规则发热、消瘦、贫血、淋巴结肿大，少数患者可出现关节肿大、疼痛，部分患者可出现广泛血管炎症，部分儿童患者可出现广泛血管炎。

4. 其他症状

部分患者可有网状青斑、坏死性血管炎、脱发、光敏感等，无明显自觉症状，也可有瘙痒，甚至剧烈瘙痒，特别是背部和四肢外侧有红斑鳞屑者。部分儿童患者在皮肤、皮下组织、关节周围，及病变肌肉处可发生钙质沉着症。

5. 并发症

（1）间质性肺病：皮肌炎可引起间质性肺病，表现为干咳和气短。

（2）心血管疾病：少数患有皮肌炎的人会出现充血性心力衰竭和心律失。

（3）恶性肿瘤：成人的皮肌炎与恶性肿瘤的发病率增加有关，特别是鼻咽部、子宫颈、肺、胰腺、乳房、卵巢和胃肠道部位的恶性肿瘤。

（三）实验室检查

1. 血清肌酶：95%以上患者急性期出现肌酸激酶（CK）、醛缩酶（ALD）、乳酸脱氢酶（LDH）、门冬氨酸氨基转移酶（AST）和丙氨酸氨基转移酶（ALT）升高，其中肌酸激酶与醛缩酶特异性较高，乳酸脱氢酶升高持续时间较长，肌酶升高可先于肌炎，有效治疗后慢慢下降。

2. 肌电图：取疼痛及压痛明显的受累肌肉进行检查，表现为肌源性损害而不是神经源性损害。

3. 肌肉活检：取疼痛及压痛最明显或肌力中等减弱的肌肉进行检查，表现为肌肉炎症与间质血管周围淋巴细胞浸润。

4. 肌肉磁共振成像：可观察到局部损害。

5. 心电图：可观察到心肌炎、心律失常。

6. 胸片：可观察到间质性肺炎、胸部肿瘤。

7. 其他：血清肌红蛋白在肌炎患者中将迅速升高，可早于 CK 出现，有利于肌炎的早期诊断；尿肌酸排出增加，经常超过 0.2 g/d；部分患者 ANA 阳性，少数患者抗 Jo-1 抗体、抗 PL-7 抗体和抗肌凝蛋白抗体等阳性。其他尚有血沉加快、贫血、白细胞增多以及 C-反应蛋白阳性等。

（四）诊断依据

1. 对称性近端肌无力，伴或不伴吞咽困难及呼吸肌无力。

2. 血清肌酶升高，尤其是 CK 升高。

3. 肌电图是肌源性损害。

4. 肌活检肌炎病理改变。

5. 特征性的皮肤损害：皮肤红斑、眼睑紫红色水肿斑、皮肤异色病样改变。

符合第 5 条及 1～4 条中的任何三条即可确诊。

（五）治疗

1. 内治法

（1）热毒炽盛证

症状：病情急性发作，皮损成紫红色水肿样；常伴发热，关节、肌肉疼痛无力，胸闷食少，甚则神昏。舌质红绛，舌苔黄厚，脉数。

治法：清热解毒，活血通络。

方药：《东垣试效方》普济消毒饮（黄芩、黄连、生甘草、陈皮、玄参、桔梗、柴胡、牛蒡子、连翘、薄荷、马勃、板蓝根、升麻、僵蚕）或《疫疹一得》清瘟败毒饮（石膏、生地、犀角、黄连、栀子、桔梗、黄芩、知母、赤芍、玄参、连翘、竹叶、甘草、丹皮）加减。

关节疼痛者，加秦艽、忍冬藤、羌活；乏力者，加黄芪、党参。

成药：秦艽丸。

（2）寒湿证

症状：疾病后期，皮损呈暗红色肿胀，全身肌肉疼痛，酸软无力，畏寒肢冷，疲乏气短。舌淡苔薄白，脉细缓。

治法：温经散寒，活血通络。

方药：《简明中医皮肤病学》温经通络汤（鸡血藤、海风藤、全丝瓜、鬼见愁、鬼箭羽、路路通、桂枝、蕲艾、全当归、赤白芍）加减。

肌肉酸痛严重者，加忍冬藤、三七粉；乏力纳呆者，加茯苓、白术。

成药：秦艽丸，雷公藤。

（3）心脾两虚证

症状：病程日久，损及心脾，皮损暗红，进展缓慢，面黄肌瘦，肌痛无力，心悸健忘，眠不安宁，夜间盗汗，头晕目眩，食少懒言，体倦乏力，月经提前或落后。舌质淡红，苔薄白，脉细缓。

治法：补益心脾，活血通络。

方药：《济生方》归脾汤（白术、茯神、黄芪、龙眼肉、酸枣仁、人参、木香、甘草、当归、远志）加减。

食欲下降者，加陈皮、麦芽、山楂。

（4）脾肾阳虚证

症状：病情日久，皮损从颜面延及胸部、四肢，皮损暗红或紫红，质硬，上覆糠状鳞屑，局部肌肉萎缩，关节疼痛，形体消瘦，肢端发绀发凉，纳少乏力，胃寒便溏。舌质淡红胖大，苔薄白，脉细无力。

治法：补肾壮阳，健脾益气，散寒通络。

方药：《金匮要略》金匮肾气丸（汤）（肉桂、炮附子、熟地、山药、丹皮、山茱萸、茯苓、泽泻）加减。

肌肉萎缩者，加黄精、鹿角胶。

成药：金匮肾气丸。

（5）络脉为病证

症状：肌肉如针刺，夜间加重，斑色晦暗，或遗留色素沉着斑，肌肤甲错，关节挛缩僵硬，肢端发绀，肌肉萎缩，触之有柔韧者，或肢体麻木。舌暗或见瘀点瘀斑，脉沉细涩。

治法：益气补血，祛邪通络。

方药：《瑞竹堂经验方》八珍汤（人参、白术、茯苓、甘草、地黄、芍药、当归、川芎）加减。

成药：八珍丸。

2. 外治法

（1）一般皮损不需要特殊用药，只做安抚治疗即可。

（2）用清凉膏、香蜡膏或紫色消肿膏，对10%活血止痛散混匀，局部外敷。

（六）注意事项

1. 急性期注意卧床休息。
2. 注意营养均衡，增强抵抗力。
3. 避免日晒。

四、胎赤（遗传性大疱性表皮松解症）

胎赤，是一组少见的、以皮肤黏膜出现大疱为特征的遗传缺陷性皮肤病。好发于易受摩擦或压迫部位，以轻微外伤引起关节伸侧或手足部皮肤大疱为特征。属胎风、天疱疮范畴，类似现代医学的遗传性大疱性表皮松解症。

（一）病因病机

多因先天素亏，胎元不足，禀赋不充，脾肾阳虚；或遭辛热遗毒，传于胎儿，以致热毒凝结，蕴于胎中，遂令小儿发病。

（二）临床表现

1. 多在出生后不久即可发病。
2. 皮疹好发于四肢伸侧，尤其肘、膝关节附近。
3. 皮损为大小不等水疱或大疱，偶见血疱，疱壁紧张，溃破有脂液外渗，干燥结痂，痂皮脱落容易留下瘢痕，反复发作。
4. 部分患者伴有四肢冰冷、畏寒、羞明，牙齿缺失和毛发脱落等。

（三）实验室检查

组织病理示单纯性大疱性表皮松解症的水疱位于表皮内，营养不良性大疱性表皮松解症的水疱位于致密下层，交界性大疱性表皮松解症的水疱位于透明层。

（四）诊断依据

1. 患儿多在出生后不久即可发病。

2. 皮疹好发于四肢伸侧，尤其肘、膝关节附近。

3. 皮损为大小不等水疱或大疱，偶见血疱，疱壁紧张，溃破有脂液外渗，干燥结痂，痂皮脱落容易留下瘢痕，反复发作。

4. 部分患者伴有四肢冰冷、畏寒、羞明，牙齿缺失和毛发脱落等。

（五）治疗

1. 内治法

（1）脾虚湿盛证

症状： 患儿肥胖，在肘、膝等部位，反复发生水疱，小如黄豆，大如樱桃，疱壁紧张，溃破有脂液溢出，病情时轻时重；伴有纳呆，便溏。舌质淡红胖嫩，苔薄白，脉弦细。

治法： 益气健脾，利水消肿。

方药：《赵炳南临床经验集》健脾除湿汤（薏苡仁、白扁豆、山药、芡实、枳壳、萆薢、黄柏、白术、茯苓、大豆黄卷）加减。

（2）脾肾阳虚证

症状： 病程迁延日久，多见幼儿期，形体消瘦，毛发稀少，牙齿、指（趾）甲缺失，手足不温；伴五更泄，食少纳呆，乏味。舌质淡红或胖嫩，脉沉细。

治法： 温补脾肾，固本益气。

方药：《景岳全书》右归丸（鹿角胶、熟地、山药、山萸肉、杜仲、当归、枸杞子、菟丝子、制附子、肉桂）加减。

成药： 右归丸。

2. 外治法

（1）皮损较少者，外涂各种油剂或糊剂，如紫草油、甘草油等。

（2）皮损泛发者，外用复方黄柏液等湿敷。

（3）结痂干燥后者，外涂软膏或乳膏，如龙珠软膏，冰黄肤乐软膏等。

（六）注意事项

注意保护皮肤，避免摩擦，外伤和感染。

第十三章　皮肤附属器官疾病

一、粉刺

粉刺，是一种好发于青少年面、胸背部的毛囊皮脂腺的慢性炎症性皮肤病。皮疹为粉刺、丘疹、脓疱、结节、囊肿等。相当于现代医学的痤疮。

（一）病因病机

总因内热炽盛，外受风邪所致。肺经感受风邪，或内热炽盛，致肺热熏蒸，蕴阻肌肤而发。或因过食辛辣、油腻之品，生湿生热，结于肠腑，不能下达反蒸于上，阻于肌肤而成。或因年青阳热偏盛，复外感风热毒邪，蕴结于肌肤所致。或因脾虚生痰，郁而化热，阻滞经络，气血运行不畅而成瘀，痰瘀互结，凝滞肌肤所致。

（二）临床表现

多见于 15～30 岁的青年男女。损害主要发生于面部、胸部、背部及肩部等皮脂腺分布较多的部位。常为毛囊口的黑白头粉刺、丘疹、脓疱、囊肿、结节，甚而形成瘢痕。

（三）实验室检查

组织病理：粉刺含有角化细胞、皮脂和某些微生物，阻塞在毛囊口内。丘疹是毛囊周围以淋巴细胞为主的炎症浸润，同时可见一小部分毛囊壁开始碎裂。脓疱是毛囊壁破裂后在毛囊内形成的，内含较多的中性粒细胞。结节发生于毛囊破裂部位，是由皮脂、游离脂肪酸、细菌和角化细胞自毛囊进入真皮而成。毛囊周围的浸润可发展成囊肿，其中有很多中性粒细胞、单核细胞、浆细胞和少数异物巨细胞浸润。在痊愈过程中，炎症浸润被纤维化所取代而形成瘢痕。

（四）诊断依据

1. 患者多为青年男女。
2. 损害主要发生于面部、胸部、背部、肩部等皮脂腺较多的部位。
3. 以粉刺、丘疹、脓疱、结节、囊肿及瘢痕等损害为主要表现，且常伴皮脂溢出。
4. 无自觉症状，或有不同程度痒痛。

（五）治疗

1. 内治法

（1）肺胃湿热证

症状：皮损以粉刺、丘疹为主，丘疹色红，或有痒痛；伴食多，口臭，喜冷饮，大便干燥。舌红，苔薄黄，脉弦滑。

治法：清肺胃热，祛湿解毒。

方药：《医宗金鉴·外科心法》枇杷清肺饮加减（枇杷叶、桑白皮、黄芩、生栀子、黄连、丹参、赤芍、丹皮、生槐花、白茅根、野菊花、苦参）。

皮脂溢出多者，加生薏苡仁、生白术、生枳壳；多脓疱者，加蒲公英、地丁；多囊肿、结节者，加夏枯草、浙贝母。

成药：金花消痤颗粒、连翘败毒丸。

（2）血瘀痰凝证

症状：皮损以结节、囊肿为主，可伴有粉刺、丘疹、脓疱、窦道、瘢痕等多形损害。舌黯红或紫暗，苔薄黄，脉滑。

治法：活血化瘀，化痰散结。

方药：《太平惠民和剂局方》二陈汤合《医宗金鉴·外科心法》桃红四物汤加减（当归尾、赤芍、桃仁、红花、海藻、昆布、炒三棱、炒莪术、夏枯草、陈皮、半夏）。

结节大而坚硬者，加夏枯草、败酱草；伴月经不调者，加白芍、益母草；大便干结者，加大黄。

成药：大黄䗪虫丸、丹参酮胶囊。

2. 外治法

（1）皮损红肿明显者，可外敷金黄膏或玉露膏等。

（2）颠倒散用凉茶水调涂患部，每日1～2次。或用黄柏涂剂等外搽。

（3）新鲜的马齿苋、仙人掌、芦荟、鱼腥草任一种，捣成糊状，敷于患处，每日2次，每次20分钟。

（六）注意事项

1. 应少吃富含脂肪、糖类食物和刺激性饮食，多吃蔬菜水果，多饮水，保持大便通畅。常用温热水洗涤患处，避免挤压。
2. 避免长期服用碘化物、溴化物及糖皮质激素等药物。
3. 保持生活规律，避免精神紧张。

二、酒皶鼻

酒皶鼻，是一种好发于颜面中部的慢性炎症性皮肤病。以面中部弥漫性皮肤红斑，阵发性潮红，可伴发丘疹、脓疱、毛细血管扩张、鼻部增生肥大，可有眼周皮疹为特征。好发于中年人，相当于现代医学的玫瑰痤疮。

（一）病因病机

主因饮食不节，肺胃积热上蒸颜面，而生红斑、丘疹、脓疱。复感风寒，气血瘀滞，阻于肌肤，遂成鼻赘。

（二）临床表现

皮疹好发于面中部，鼻部、面颊、额、颏部多发。常表现为对称分布的红斑、丘疹、脓疱、毛细血管扩张、鼻部增生肥大，甚而形成鼻赘、结节，可有眼周囊肿。伴阵发性潮红，灼热、疼痛。情绪激动及受热后加重。

（三）实验室检查

皮肤镜：红色背景，粗大的多角型血管网为特征性改变，可见小脓疱、红黄色无结构肿物。

（四）诊断依据

1. 多发于中年人。
2. 好发于面中部，尤其是鼻部、面颊、额、颏部多发，多对称分布。
3. 红斑、丘疹、脓疱、毛细血管扩张、鼻部增生肥大，鼻赘、结节，可有眼周囊肿。
4. 阵发性潮红，可伴灼热、疼痛。情绪激动及受热后加重。

（五）治疗

1. 内治法

（1）肺胃热盛证

症状：鼻部、双颊、前额皮肤起轻度红斑，且有淡红色丘疹或伴有少数脓疱，自觉瘙痒。舌质红，苔薄黄，脉滑数。

治法：宣肺清胃。

方药：《医宗金鉴·外科心法》枇杷清肺饮加减（枇杷叶、桑白皮、栀子、黄芩、生槐花、丹皮、白茅根、赤芍、红花、鸡冠花）。

脓疱严重者，加蒲公英、野菊花；有鼻赘者，加夏枯草、连翘、鬼箭羽。

成药：栀子金花丸、连翘败毒丸。

（2）气滞血瘀证

症状：鼻头部增生肥大，形成结节、囊肿、鼻赘，可伴丘疹、脓疱，皮损暗红。舌质暗红，苔薄黄，脉弦。

治法：活血化瘀，理气通窍。

方药：《医林改错》通窍活血汤加减（红花、川芎、赤芍、桃仁、陈皮、当归、枳壳、丹皮、生槐花、黄芩、夏枯草、连翘、鬼箭羽）。

成药：丹参酮胶囊、大黄䗪虫丸。

2. 外治法

（1）鼻部红斑、丘疹为主者，以颠倒散茶水调涂。

（2）鼻部丘疹、脓疱为主者，以四黄膏外涂。

（3）鼻赘形成者，先用三棱针放血后，再用脱色拔膏棍贴敷。

（六）注意事项

避免饮酒及辛辣刺激性食物，调整胃肠功能，通畅二便，避免情绪激动及局部过热过冷刺激。

三、吹花癣

吹花癣，是一种常见的多发于儿童颜面部的表浅性干燥鳞屑性浅色斑。相当于现代医学的单纯糠疹、白色糠疹。

（一）病因病机

1. 由于饮食不洁，脾失健运，虫积内生，虫毒蕴蒸于面，气血不荣而成白斑。
2. 腠理卫外不固，外受风邪侵袭，郁于肌肤，气血失荣而发。

（二）临床表现

皮疹多发于面部，亦可见于颈部及上臂。皮损为一个或多个圆形或椭圆形、钱币状大小的淡白色斑片，表面干燥，上覆少量白色糠状鳞屑，可有轻度瘙痒或无自觉症状。病程较长，损害多可自然消退。由于有虫积而发本病的儿童，常伴有消化不良、纳食少等症状。

（三）实验室检查

无特异性改变。

（四）诊断依据

1. 好发于儿童及少年，冬春季较易发。
2. 多发于面部。
3. 圆形或椭圆形淡色斑，边缘清楚，表面干燥，附有少量细小灰白色糠状鳞屑。
4. 自觉微痒，或无自觉症状。

（五）治疗

1. 内治法

（1）风热袭肺

症状：皮疹色泽微红，重者可有微度肿胀，伴有瘙痒、口渴欲饮。舌质红薄黄，脉数。

治法：疏风清肺。

方药：《温病条辨》桑菊饮加减（桑叶、菊花、薄荷、连翘、牛蒡子、黄芩、赤芍、桔梗、芦根、生甘草）。

口干喜饮者，加石斛、葛根、天花粉。

成药：黄连上清丸。

（2）脾失健运证

症状：皮疹淡白，边缘欠清，面色萎黄，无自觉症状；常伴脐周腹痛、食纳不佳。舌质淡，苔白，脉濡细。

治法：健脾和胃、驱虫。

方药：《古今名医方论》香砂六君子加减（党参、炒白术、茯苓、陈皮、木香、半夏、砂仁、槟榔、使君子、甘草）。

虫扰腹痛者，加川椒、乌梅；食欲不振加焦三仙、鸡内金。

成药：香桔丸。

2. 外治法

用大风子油、黄连膏、普连软膏外涂患处。

（六）注意事项

1. 积极驱虫治疗。
2. 多食水果蔬菜，保持均衡膳食。
3. 注意保持面部清洁，使用温和洁面产品，勿用碱性过强的肥皂等。
4. 避免日光暴晒。

四、面游风

面游风，发于成年人及婴幼儿，多发于头、面、眉、耳及胸、背等皮脂溢出部位的慢性浅表性炎症性皮肤病。以皮肤鲜红色或黄红色斑片，表面覆有油腻性鳞屑或痂皮，常有不同程度的瘙痒为临床特征。临床分油性和干性两种，相当于现代医学的脂溢性皮炎。

（一）病因病机

多因饮食不节，过食肥甘厚腻，肠胃运化失常，湿热内生，蕴结肌肤，而表现以油性皮损为主。或因风热外袭，郁久化燥，耗伤阴血，血虚生风，风燥热邪蕴阻肌肤，肌肤失养，遂致皮肤粗糙、干燥，表现以干性皮损为主。

（二）临床表现

好发于头皮、颜面、胸前、背部、腋部、会阴等皮脂腺较多的部位，也可泛发全身。皮损表现为程度轻重不同的黄红色斑片，上覆油腻性鳞屑或痂皮。头皮损害可分为鳞屑型和结痂型。鳞屑型常表现为小片糠秕状脱屑，较干燥，头皮可有轻度红斑，或有散在针头大小红色毛囊丘疹。结痂型头皮常表现为厚积片状油腻性黄色或棕色结痂，痂下炎症明显，间有不同程度的糜烂、渗出。自觉有不同程度的瘙痒。病程慢性，时轻时重，易反复发生。

（三）实验室检查

1. 血液检查无特殊改变。
2. 直接镜检：鳞屑镜检可见马拉色菌。

（四）诊断依据

1. 好发于成年人及婴幼儿。
2. 常分布于皮脂腺较多的部位。
3. 损害为鲜红色或黄红色斑片，表面有干燥或油腻性鳞屑或结痂，境界清楚，有融合倾向，严重可有渗液、糜烂、结痂等湿疮样改变。
4. 常伴有不同程度的瘙痒。

（五）治疗

1. 内治法

（1）肠胃湿热证

症状：头面红斑，油腻性鳞屑，可有点状糜烂渗液、结痂；大便干，小便黄。舌红，苔黄腻，脉滑数。

治法：清热，利湿，通腑。

方药：《医宗金鉴·外科心法》清热除湿饮加减（茯苓、白术、苍术、生地、黄芩、麦冬、栀子、泽泻、生甘草、连翘、茵陈、玄明粉、灯心草、竹叶、枳壳）。

皮损渗出、糜烂较重者，加马齿苋、车前草、白茅根。

成药：三黄丸、当归苦参丸。

（2）血热风燥证

症状：皮损色红，皮肤干燥，糠秕状鳞屑，自觉瘙痒，抓破出血。舌质红，苔薄黄或薄。

治法：凉血，清热，祛风。

方药：《医宗金鉴·外科心法》当归饮子加减（当归、生地、首乌、川芎、赤芍、白芍、丹皮、天花粉、威灵仙、刺蒺藜）。

皮损颜色红者，加金银花、青蒿；瘙痒重者，加地肤子、白鲜皮。

成药：润肤丸、皮肤病血毒丸。

2. 外治法

（1）头部面游风、油脂分泌多、瘙痒明显者洗头方：以香附、生侧柏叶、苦参、生甘草、蛇床子、花椒复方中药配方颗粒适量，与洗发香波调均溶解洗头，每日 1 次。

（2）湿性皮损有渗出者外洗方：以马齿苋、透骨草、苦参、黄柏、龙葵各 30 g，煎水外洗或冷湿敷。每次 20 分钟，每日 3～4 次。

（3）以鲜山楂及鲜侧柏叶各适量，捣烂后取汁，外涂患处。

（六）注意事项

1. 宜食清淡之品，如多吃水果蔬菜，避免多脂多糖饮食，忌饮酒及辛辣刺激性食物。

2. 保持充足的睡眠，良好的排便习惯，纠正便秘。

3. 避免各种化学性、机械性刺激，忌用刺激强的肥皂洗涤，洗头不宜太勤，不宜搔抓和用力梳头。

中医治疗皮肤病临证用药备要

五、油风

油风，是一种突然发生的头部非炎症性、非瘢痕性的斑状脱发。以突然出现的圆形或椭圆形斑片状脱发，脱发区皮肤正常，无自觉症状为特征。头发全部脱落称全秃，严重者在其他部位如眉毛、睫毛、胡须及全身毫毛均脱落，称普秃。多见于青年人，相当于现代医学的斑秃。

（一）病因病机

肝藏血，发为血之余，肾主骨，其华在发。因腠理不固，风邪乘虚而入，郁久化燥，或饮食不节损伤脾胃，心神失守，心脾气虚，或肝肾不足，精血亏损，或情志不遂，气滞血瘀均可导致发失所养，毛发脱落。

（二）临床表现

头部出现圆形或椭圆形斑状脱发，边界清楚。脱发区皮肤正常，脱发区边缘处头发下段逐渐变细，如惊叹号，毛球显著萎缩，易被拔出。轻者可仅有一片或数小片脱发区，重者继续发展可至大片或全头毛发脱落，称全秃。如眉毛、胡须、腋毛、阴毛、毫毛等均脱落，称普秃。病情的发展可分为三个时期：

①进展期一般为3～4月，秃发范围不断扩大或增多，边缘的头发较松很易拔出。

②稳定期一般为数月至数年，秃发斑不再扩大或增多，边缘头发较紧，不易拔出。

③恢复期，秃发斑内有新发长出，起初细软，后逐渐增多，并变粗变黑，恢复正常，整个病程可持续数月至数年，最长者可10多年始恢复正常。

青壮年大多能自愈，但常反复发作或边长边脱。脱发区逐渐扩大或增多，无自觉症状，常为无意中或被他人发现。

（三）实验室检查

1. 皮肤镜特征：黄点征、黑点征、断发、短毳毛和感叹号发。感叹号发表现为毛发近皮肤处逐渐变细，色素减少，形成上粗下细的感叹号形态，是斑秃的特征性改变，具有诊断意义。

2. 组织病理：早期可见毛囊上皮细胞的变性，毛囊周围有淋巴细胞为主的炎细胞浸润，晚期真皮上部毛囊萎缩，毛乳头变小，其内无毛发，但有时可见一纤细的毛，无炎性浸润。新生毛的毛球位置较正常者为浅。

（四）诊断依据

1. 青壮年多见。
2. 多见于头部，也可泛发。
3. 发病前常有精神过度紧张或精神创伤。
4. 起病急，表现为头皮圆形或椭圆形斑片状脱发，大多钱币大小，境界清楚，脱发区皮肤正常。进展期脱发区边缘头发松动，易于拔下，可见毛发下段逐渐变细，如惊叹号样。
5. 一般无自觉症状，可在无意中或被他人发现。
6. 慢性经过，有自愈倾向。一般在脱发停止后3～6个月内恢复。

（五）治疗

1. 内治法

（1）心脾气虚证
症状：毛发脱落；常伴有头晕目眩、夜寐多梦、失眠。舌淡，苔少，脉细。

治法：补益心脾，养血安神。

方药：《济生方》归脾汤（人参、白术、白茯苓、炒黄芪、龙眼肉、远志、炒酸枣仁、木香、炙甘草、生姜、大枣）加减。

成药：养血生发胶囊、人参养荣丸。

（2）肝肾不足证

症状：毛发脱落；常伴有腰腿酸软、背痛、头眩耳鸣、遗精滑泄、阳痿、口干。舌红，苔薄，脉弦细数或缓弱无力。

治法：滋补肝肾，养血祛风。

方药：《三因极一病证方论》神应养真丹（酒当归、熟地、白芍、天麻、木瓜、熟阿胶）加减。

失眠者，加炒酸枣仁、合欢花；畏寒肢冷者，加肉桂。

成药：神应养真丹、七宝美髯丹、首乌片、六味地黄丸。

（3）气滞血瘀证

症状：毛发脱落，常伴气滞胸闷、肝脾肿大、胸胁胀痛。舌质紫暗或有瘀斑，脉弦细。

治法：疏肝理气，活血化瘀。

方药：《太平惠民和剂局方》四物汤（当归、熟地、芍药、川芎）合《太平惠民和剂局方》逍遥散（柴胡、茯苓、白术、当归、芍药、生姜、薄荷）加减。

痛经者，加香附、益母草。

成药：加味逍遥丸、大黄䗪虫丸。

2. 外治法

（1）取鲜生姜切片，烤热后涂擦患处，每天数次。

（2）取补骨脂 10 g、细辛 10 g、红花 10 g，75% 酒精适量。浸泡 1周，外涂脱发斑处，早晚各 1 次。

（六）注意事项

1. 解除精神顾虑，调整睡眠，坚定治愈信心。
2. 选择适合的洗发水。
3. 补充头发生长所需各种营养及维生素。

六、掌跖多汗

掌跖多汗，是发于手掌、足底发热出汗，情绪激动时加重的皮肤病，往往影响工作。《张氏医通·杂门》手足汗记载："脾胃湿蒸，傍达于四肢，则手足多汗。"相当于现代医学的局限性多汗症。

（一）病因病机

因脾胃湿热，蕴蒸肌肤，迫津外泄；或先天不足，阳气偏虚，腠理不固，津液外溢所致。

（二）临床表现

掌跖潮湿，皮色淡红或正常，触之稍凉，严重者汗水似滴状淌流。

（三）实验室检查

无特异性改变。

（四）诊断依据

1. 多发于手掌、足底。

2. 掌跖潮湿，皮色淡红或正常，触之稍凉，严重者汗水似滴状
淌流。

（五）治疗

1. 内治法

（1）湿热蕴阻型

症状： 皮肤潮湿多汗，口淡乏味而黏，四肢沉重或见有关节疼痛或见有腹胀饱满；小便短少，大便不干，女子带下清稀。舌苔腻，脉弦滑或沉缓。

治法： 清热利湿止汗。

方药： 《外科正宗》清脾除湿饮加减（赤苓皮、生白术、黄芩、生地、生栀子、生枳壳、泽泻、灯心草、竹叶、茵陈、片姜黄、车前子）。

（2）阳气偏虚型

症状： 皮肤潮湿多汗；伴畏寒肢冷、食少、自汗。

治法： 益气固表止汗。

方药： 《丹溪心法》玉屏风散加味（黄芪、防风、白术、党参、茯苓、生薏苡仁、扁豆、当归、白芍、熟地、桂枝）。

成药： 玉屏风丸。

2. 外治法

（1）以生葛根适量水煎取液，趁温泡洗手足，每日 1～2 次，每次泡 30 分钟。

（2）以苍术、地肤子各适量，煎汤泡洗手足，每日 1～2 次，每次泡 30 分钟。

以上只适用于手足多汗证。

（六）注意事项

1. 注意适度运动。
2. 及时清洁汗出部位。
3. 避免辛辣刺激性食物。

七、腋臭

腋臭，青壮年多发，有一定遗传性，好发于腋窝、乳晕、脐部、会阴等处，以腋窝为最常见。因大汗腺分泌物被细菌分解而产生的臭味，又称狐臭，现代医学也称腋臭。

（一）病因病机

多因禀受于父母或因湿热内郁，熏蒸于外，臭汗外溢而成。病机多为血气不和，湿热内郁，浊气热毒随汗孔而出所致。

（二）临床表现

在大汗腺分布区域分泌的汗液有特殊臭味，青壮年多见。

（三）实验室检查

无特异性变化。

（四）诊断依据

1. 青壮年多发。
2. 好发于腋窝、乳晕、脐部、会阴等大汗腺分布之处，以腋窝为最常见。
3. 分泌的汗液有特殊臭味。

（五）治疗

1. 内治法

（1）秽浊内蕴证

症状：多有家族史，青春期开始发病；多见于腋下、乳晕、脐周、阴部，汗液有特殊臭味，夏季出汗时更重。舌红，脉薄白。

治法：清热、利湿、化浊。

方药：《经验方》芳香除湿汤加减（藿香、佩兰、苍术、檀香、当归、白芷、肉豆蔻、香附、槟榔、木香、丁香、桂心）。

（2）湿热熏蒸证

症状：夏季多发，腋下多汗，色黄黏腻，有轻微臭味，洗浴后可稍减轻。舌红，苔白腻或黄腻，脉滑数。

治法：清热燥湿，止汗除臭。

方药：《医方集解》龙胆泻肝汤加减（龙胆草、茵陈蒿、栀子、黄芩、泽泻、车前草、柴胡、黄柏、石菖蒲、木香）。

伴肢体困倦、头重者，加藿香、佩兰、生薏苡仁；心烦者，加白茅根、淡竹叶。

成药：龙胆泻肝丸、四妙丸。

2. 外治法

（1）以皮肤康洗液、甘霖洗液按说明外洗患处。

（2）取枯矾30 g，蛤蜊壳粉、樟脑各15 g，共研细末，外搽臭味处，早晚各一次。

（3）取石菖蒲、白芷、佩兰、丁香、枯矾各20 g，水煎后温洗局部，早晚各一次。

（六）注意事项

1. 注意穿宽松透气的衣物，及时清洁汗出部位。
2. 避免辛辣刺激性食物。

八、唇风（剥脱性唇炎）

唇风，是一种唇部黏膜慢性脱屑性炎症。以唇部肿胀、有裂纹、痂皮、脱屑，反复剥脱、日久破裂流水伴瘙痒疼痛为特征。又名紧唇、潘唇等，相当于现代西医学的剥脱性唇炎。

（一）病因病机

多因过食辛辣厚味，脾胃湿热内生，复受风邪外袭，以致风热相搏，引动湿热之邪，循经上蒸，结于唇部，气血凝滞而成病。

（二）临床表现

1. 儿童和青年女性多见。
2. 病变先从下唇中部开始，逐渐延及上下唇。

3. 唇部发痒，色红肿胀，日久破裂流水，伴剧烈瘙痒、疼痛。

（三）实验室检查

无特异性改变。

（四）诊断依据

唇部肿胀、有裂纹、痂皮、脱屑，反复剥脱、日久破裂流水伴瘙痒、疼痛。

（五）治疗

1. 内治法

（1）脾胃湿热证

症状：唇部色红肿胀，日久破裂流水，瘙痒、疼痛较剧，伴口渴喜饮，大便干。舌红，苔薄黄，脉滑数。

治法：健脾和胃，清热除湿。

方药：《赵炳南临床经验集》健脾除湿汤（茯苓、白术、芡实、山药、枳壳、薏苡仁、生扁豆、大豆黄卷、萆薢、黄柏、金莲花）加减。

成药：除湿丸、二妙丸。

（2）血虚风燥证

症状：唇部肿胀，口腔觉热，口甜黏浊，小便黄赤短涩。舌干无津，脉数。

治法：养血，凉血，润燥。

方药：《外科证治全书》四物消风饮（生地黄、当归身、赤芍、荆芥、防风、薄荷、蝉蜕、柴胡、川芎、黄芩、生甘草）加减。

2. 外治法

黄连膏、紫草油或甘草油等搽患处，以清热解毒。

（六）注意事项

1. 减少烟酒刺激，少食辛辣刺激厚味食物。
2. 注意均衡饮食。

第十四章　色素性障碍性皮肤病

一、白癜风

白癜风，是一种原发性的局限性或泛发性色素脱失性皮肤病。以境界清楚的皮肤色素减退性白斑，无自觉症状为临床特征。可发生于任何年龄，男女发病率大致相等，但以青年人多见。又称白癜、白驳风，相当于现代医学的白癜风。

（一）病因病机

总因气血失和，瘀血阻络而致。

1. 七情内伤，肝气郁结，气机不畅，致气血失和，表脉络瘀阻而发。

2. 素体肝肾不足或久病损及肝肾。肝肾亏虚，复受风邪，搏于肌肤，气血失和，肌肤失养而发。

3. 跌仆损伤，或久病因循失治，均可导致气滞血瘀，脉络阻滞，肌肤失养而发。

（二）临床表现

全身任何部位的皮肤均可发生，但多见于颜面、颈部、前臂和手背、躯干及外生殖器等处。可孤立存在或对称分布，可沿神经分布，个别泛发全身。皮损为局部色素脱失斑，呈乳白色斑点或斑片，皮损区内毛发可变白或正常，但无皮肤萎缩、硬化及脱屑。若经暴晒后可引起红斑或水疱。在进展期，白斑扩大、增多，有时机械刺激，如压力、摩擦，其他如烧伤、外伤后也可继发白癜风皮损（同形反应）；在稳定期，皮损停止发展，形成境界清楚的色素脱失斑，损害边缘的色素增加，在有的皮损中可出现散在的毛孔周围岛状色素区。无自觉症状。本病病程不定，有少部分白癜风患者可自愈。可并发甲状腺疾患、糖尿病、支气管哮喘、特应性皮炎及斑秃等疾病。

（三）实验室检查

组织病理：表皮黑素细胞及黑素颗粒明显减少，基底层多巴染色阳性的黑素细胞缺失。

（四）诊断依据

1. 任何年龄均可发病。
2. 可发生于任何部位，暴露及摩擦部位多见。对称或单侧分布，甚至沿神经节呈带状分布，常见于颜面、颈部、前臂、手背等处。

3. 皮损为大小不等的圆形或不规则形色素脱失斑，呈乳白色，境界清楚，边缘可有色素沉着带，可局限或泛发，患处毛发亦可变白。
4. 无自觉症状，进展期可有轻微瘙痒。
5. 病情慢性。常在暴晒、精神创伤、手术等应激状态下扩展。

（五）治疗

1. 内治法

（1）肝郁气滞证

症状：皮损白斑，发病前常有郁闷不适、心情不畅，胸闷气短，可有胁肋胀痛，女性多伴有月经不调。舌质红，苔白，脉弦滑或弦细。

治法： 疏肝理气，调和气血。

方药：《太平惠民和剂局方》逍遥散加减（当归、白芍、柴胡、枳壳、香附、郁金、白术、黑桑椹、刺蒺藜、白芷、丹参、益母草、浮萍）。

成药： 逍遥丸。

（2）肝肾不足证

症状： 发病时间长，或有家族史，皮损呈乳白色，局限或泛发，皮损区毛发变白。舌质淡或有齿痕，舌苔白，脉细无力。

治法： 滋补肝肾，养血活血。

方药：《经验方》（当归、生熟地、女贞子、菟丝子、枸杞子、首乌藤、白术、赤芍、白芍、红花、川芎、丹参、补骨脂、黑桑椹、桂枝）。

成药： 六味地黄丸、左归丸、五子衍宗丸。

（3）瘀血阻络证

症状： 病程日久，皮损局限于一处或泛发全身，但已停止扩展，亦可发生于外伤部位。舌质暗红，有斑点或瘀斑，脉象涩滞。

治法： 活血化瘀，通经活络。

方药：《经验方》（桃仁、红花、赤芍、川芎、白芷、生黄芪、刺蒺藜、何首乌、补骨脂、枸杞子、菟丝子、女贞子）。

外伤后发病局部刺痛者，加乳香、没药。

成药： 白灵片。

2. 外治法

（1）外搽方：以补骨脂 15 g、菟丝子 15 g、山栀 10 g、白芷 10 g、红花 10 g，共研粗末，浸泡入白酒中 1～2 周后制，取液外搽，早晚各 1 次。涂药后适量多晒太阳。

（2）北京京城皮肤医院外洗方：以补骨脂、白芷、决明子、盐蒺藜、沙苑子、太子参、熟地黄、黄芪、虎杖、酒女贞子各 15 g，水煎汤液外洗，1 日 1 次。

(3) 以30%补骨脂酊外搽。

（六）注意事项

1. 避免滥用刺激性强的外用药物，以防损伤体肤。
2. 适当进行日光浴，有助于白癜风恢复。
3. 多食动物内脏，如肝、肾等。

二、黧黑斑

黧黑斑，主要发生于面部，偶见于上胸部、臂部，为灰褐色网状排列的色素沉着斑片，弥漫分布，边缘不清，表面有可有微细的粉状鳞屑，外观呈特征性的"粉尘"，时有痒感为特征。可发生于任何年龄，男女均可发病，但多见于中年妇女，相当于西医的黑变病。

（一）病因病机

因情志不遂，肝气郁结，则气机紊乱，血弱失华，气血不能荣润肌肤，则生黑斑。或脾虚湿盛：脾脏虚弱，生化之源不足，气血亏虚，肌肤失养而变生黑斑。或禀赋不足，素体虚弱，或房劳过度，损伤肾精，或热病伤灼真阴，水亏火滞，外发为黑斑。

（二）临床表现

皮损好发于面部，尤以前额、颞及颧部明显，也可扩展到颈部、上胸、前臂及手背等处。皮损初起轻微发红，日光照射后加重。病变缓慢进展，数月后渐渐在面部、颈部等日光暴露部位出现红褐色斑，弥漫分布，与周围正常皮肤境界不清。随后变为灰褐色、深褐色斑片，毛孔及毛孔周围呈点状色素沉着，使皮损呈网状。有时伴轻度毛细血管扩张，毛囊口角化及糠状鳞屑。一般无明显自觉症状。初起时有瘙痒或烧灼感。病程慢性，皮损发展到一定程度后即稳定不变，日久可有颜色逐渐变淡。

（三）实验室检查

组织病理：病变部位基底细胞液化变性，真皮浅层血管周围有淋巴细胞及组织细胞浸润，真皮乳头及浅层血管周围有嗜黑素细胞及游离的黑素颗粒。

（四）诊断依据

1. 多见于中年女性。
2. 皮损好发于面部，尤以前额、颞及颧部明显。
3. 为灰褐色到深褐色斑，初呈网状分布，后融合成片，其边界不清，伴毛细血管扩张，毛囊口角化及糠状鳞屑，呈"粉尘"样外观。
4. 无明显自觉症状。

（五）治疗

1. 内治法

（1）肝郁血瘀证

症状：红褐色斑片，分布于前额、面颊、颞部、颈部、四肢等处，上覆细薄鳞屑，略有瘙痒，伴有胸胁满闷，烦躁易怒，喜太息，食欲不振，痛经。舌暗红，苔薄白或薄黄，脉弦数或弦涩。

治法：疏肝理气，活血消斑。

方药：《内科摘要》丹栀逍遥散加减（丹皮、丹参、柴胡、栀子、当归、赤芍、白芍、炒白术、生姜、薄荷、甘草）。

忧郁者，加郁金、香附；两胁胀痛者，加佛手、青皮；头晕者，加川芎、菊花。

（2）脾虚湿盛证

症状：面色灰暗无华，面部弥漫性褐色斑片，伴食少纳差，腹胀，疲乏无力，倦怠，便溏。舌淡胖，舌边有齿痕，苔白，脉沉细或缓。

治法：健脾除湿，调和气血。

方药：《脾胃论》补中益气汤加减（柴胡、升麻、郁金、白芍、远志、当归、陈皮、生黄芪、茯苓、夜交藤、薏苡仁、合欢皮）。

（3）肾虚血瘀证

症状：面、颈部、上肢黑色或黑褐色斑片，颜色较深，伴眩晕耳鸣，失眠健忘，腰膝酸软，遗精早泄，五心烦热。舌红少苔，脉细数。

治法：滋阴补肾，活血消斑。

方药：《小儿药证直诀》六味地黄丸加减（熟地、山茱萸、怀山药、茯苓、泽泻、丹皮、桃仁、红花、白僵蚕、泽兰）。

黑斑日久难消者，加莪术；抑郁不舒者，加佛手、青皮；纳差、腹胀者，加焦三仙、鸡内金；乏力较甚者，加黄芪、党参；心悸失眠者，加珍珠母、合欢皮、炒枣仁；瘙痒较重者，加白鲜皮、刺蒺藜。

成药：六味地黄丸。

2. 外治法

中药面膜外敷：取白芷、白及、当归、茯苓、玫瑰花各30g，研细末，过120筛，每次取10g于容器里，加入软膜粉15g，再加适量蒸馏水调成糊状。洁面后，敷于面部，避开眉毛、眼睛处，20分钟后洗掉。3日1次，4次1疗程。

（六）注意事项

1. 避免日光暴晒。

2. 避免接触石油类化学物质。

3. 补充富含维生素 A、维生素 D 及烟酸的饮食。

三、黄褐斑

黄褐斑，是一种颜面部局限性对称性黄褐色、黑淡褐色皮肤色素沉着性皮肤病，男女均可发病，常见于中青年女性，又称肝斑、黧黑斑、面尘，相当于现代医学的黄褐斑。

（一）病因病机

总由气机不畅、腠理受风，忧思抑郁、肝脾肾功能失调所致。病机为肝郁气滞、气滞血瘀、脾胃虚弱、肝肾不足。

（二）临床表现

皮损常分布于面颊、前额、口鼻四周等处，以颧部、前额、双颊最为明显，为对称性的不规则的黄褐色、黑褐色斑片。日晒后加重。无自觉症状。

（三）实验室检查

无特异性改变。

（四）诊断依据

1. 多发于中青年女性。

2. 好发于颜面部，尤以颧颊部、前额多见。

3. 皮损为淡褐色至深褐色斑片，形状不规则，边缘清楚，表面光滑，色素随季节、内分泌、日晒等因素变化而变化。

（五）治疗

1. 内治法

（1）肝郁气滞证

症状： 面部青褐色斑片，或深或浅，边界清楚，对称分布于两颧周围，急躁或抑郁，喜嗳气；女子或有月经不调、乳房胀痛；失眠多梦。舌质红，脉弦。

治法： 舒肝解郁，调理气血。

方药：《内科摘要》加味逍遥散［丹参、当归、芍药、茯苓、白术(炒)、柴胡、牡丹皮、山栀(炒)、甘草(炙)］加减。

乳胀、胸闷者，加郁金、香附、川楝子；月经不调者，加益母草；经来痛经较重，有血块者，加红花、桃仁。

成药： 加味逍遥丸、逍遥丸。

（2）气滞血瘀证

症状： 颜面出现黄褐色斑片，颜色较深；急躁易怒，胸胁胀痛。舌质暗，苔薄白，脉沉细。

治法： 疏肝理气，化瘀通络。

方药：《医林改错》血府逐瘀汤加减（生地黄、当归、赤芍、川芎、桃仁、红花、枳壳、牛膝、白芷、冬瓜子、益母草、女贞子、甘草）。

肝郁不舒者，加柴胡、郁金；痛经、经行血块较重者，加地鳖虫；心烦失眠者，加柏子仁、夜交藤；脾虚泄泻者，加党参、白术。

成药： 大黄䗪虫丸。

（3）脾虚湿阻证

症状： 颜面淡褐色斑片如尘土，或灰褐色，边界不清，分布于鼻翼，前额及口周；面色萎黄，神疲乏力，少气懒言，大便溏薄，脘腹胀痛。舌淡苔薄微腻，脉濡细缓。

治法：健脾理气，祛湿通络。

方药：《太平惠民和剂局方》参苓白术散（人参、茯苓、白术、陈皮、山药、炙甘草、炒扁豆、莲子肉、砂仁、薏苡仁、炒桔梗）加减。

腹胀纳差者加炒山药、陈皮。

成药：参苓白术散。

（4）肝肾阴虚证

症状：面部黑褐色斑片，大小不等，形状不规则，分布于两颧、耳前及颞部，伴有腰膝酸软、头晕目眩、耳鸣眼涩、五心烦热、月经不调。舌淡红，少苔，脉沉细。

治法：补益肝肾。

方药：《小儿药证直诀》六味地黄丸（熟地黄、山茱萸、山药、茯苓、泽泻、丹皮、桃仁、泽兰）或《医方考》知柏地黄丸（知母、黄柏、熟地黄、泽泻、山茱萸、山药、丹皮、茯苓）加减。

成药：六味地黄丸、知柏地黄丸。

2. 外治法

（1）中药面膜外敷方：以白芷、白及、当归、茯苓各30g、红花6g研极细末，每次取10g于容器里，加入美白溶斑型软膜粉15g，适量蒸馏水调成糊状。洁面后敷面部，30分钟后洗掉。

（2）验方：茉莉花子粉外擦，每日1~2次。

（六）注意事项

防长期在日光下照射。注意劳逸结合，心情舒畅。

第十五章　代谢障碍性疾病

一、睑黄疣

睑黄疣，是双侧上睑内眦对称性淡黄色丘疹或扁平柔软的黄色斑块。长期存在而无自觉症状。多见于中年及老年妇女。

（一）病因病机

多因平素体弱，或过食肥甘，痰湿蕴阻肌肤所致。

（二）临床表现

双侧上睑内侧针尖大的淡黄色小点，逐渐变大增厚而成为扁平柔软的黄色斑块，稍高起于皮肤表面，呈圆形、椭圆形或不规则形，大小如黄豆或瓜子大，长期存在，无自觉症状。

（三）实验室检查

无特异性改变。

（四）诊断依据

1. 多见于中老年女性。

2. 好发于双侧上睑内眦皮肤，常为对称性。

3. 皮损为淡黄色丘疹或扁平柔软的黄色斑块，稍高起于皮肤表面。

（五）治疗

1. 内治法

一般不需内服药。

2. 外治法

皮损可贴敷脱色拔膏棍，使之软化吸收。

（六）注意事项

少食肥甘厚味等食物。

二、松皮癣（皮肤淀粉样变）

松皮癣，是一种由于淀粉样蛋白局限沉积于皮肤所致而不累积其他器官的慢性皮肤病。多发于背部及小腿伸侧。以密集成片，呈念珠状排列的黄褐色质硬、粗糙的圆锥形丘疹，伴剧烈瘙痒为特征。相当于现代医学的皮肤淀粉样变病。

（一）病因病机

因情志内伤、饮食不节，机体内蕴湿邪，复感风热，风湿结聚，气血运行失畅，客于肌肤凝滞而成。或年老体虚，血行乏力而瘀滞，血虚不能濡养肌肤，肌肤失养，生风化燥而致。

（二）临床表现

皮损好发于小腿伸侧、上背部，多对称分布。皮损早期为针头大小褐色斑点，逐渐增大为球形、半球形、圆锥形或多角形皮色或褐色的坚实的小丘疹，小米或绿豆大小，角化、粗糙、密集排列成念珠状，或融合成网状或波纹状的灰褐色斑片。伴剧烈瘙痒。病程慢性。

（三）实验室检查

组织病理：可有表皮角化过度，棘层肥厚。真皮乳头及真皮上部局灶性无定形淀粉样蛋白团块沉积。刚果红染色阳性。结晶紫染色阳性。

（四）诊断依据

1. 多发于中老年男性。
2. 好发于双小腿伸侧、臂外侧、上背部，对称分布，经过缓慢。
3. 皮损为球形、半球形、圆锥形或多角形的皮色或褐色的坚实的小丘疹，小米或绿豆大小，角化、粗糙、密集排列成念珠状，或融合成网状或波纹状的灰褐色斑片。
4. 瘙痒剧烈，反复发作。

（五）治疗

1. 内治法

（1）风湿结聚证

症状： 双小腿伸侧局部皮肤肥厚、粗糙，形成局限性苔藓样变，颜色淡褐色，剧痒。舌质淡红，苔薄白，脉濡数。

治法： 祛风利湿，养血润肤。

方药：《仙授理伤续断秘方》四物汤加减（当归、川芎、熟地、白芍、全虫、皂刺、防风、苦参、白鲜皮、刺蒺藜、丹参、鸡血藤、首乌藤等）。

（2）阴血亏虚证

症状： 皮疹呈泛发倾向，成暗褐色网状斑丘疹；皮肤干燥、粗糙、皲裂、鳞屑，剧痒，久病不愈。舌质淡红，少苔，脉细数。

治法： 养血润肤，滋阴止痒。

方药：《丹溪心法》大补阴丸（熟地、黄柏、知母、龟甲、猪脊髓、蜂蜜）合《内外伤辨惑论》当归补血汤（当归、黄芪）加减。

2. 外治法

以枫油膏外用加热烘疗法。稀释新拔膏贴敷。烟熏疗法。

（六）注意事项

忌过度搔抓及烫洗。

第十六章　皮肤肿瘤

一、血瘤（血管瘤）

血瘤，是起源于中胚叶的血管组织增生所致的充血斑或肿物。多见于婴幼儿，在出生时或出生后不久即出现。并可随着身体生长而增大，有一定的自愈性。又称赤疵、血痣，现代医学称血管瘤。

（一）病因病机

多因先天不足，脏腑功能失调，气血运行紊乱，络脉瘀阻所致。

（二）临床表现

鲜红或红紫色充血斑或肿瘤，触之柔软，境界清楚。全身各处皮肤均可出现。如若颜面部发病，多可严重影响美观。常分为鲜红斑痣、单纯性血管瘤及海绵状血管瘤。

鲜红斑痣：出生既有或生后不久发生。大小不一的鲜红或暗红色斑片，压之褪色，一般不自行消退。

单纯性血管瘤：又叫草莓状血管瘤，常发生于出生后不久的婴儿，好发于头、面部，大小不一。圆形或不规则形。鲜红色或紫红色，境界明显，略高出皮面如草莓，压之褪色，无自觉症状。部分可自行消退或缩小。

海绵状血管瘤：为错杂增殖的毛细血管丛组成。常于出生后或不久后出现，圆形或半球形或扁平状的隆起的肿物，鲜红或暗红色，境界清楚，质软，触之如海绵状，压之可缩小或消失，去压后可恢复。常随年龄增长而变大，无自觉症状。

（三）实验室检查

可通过影像学（B超、CT、核磁）检查明确病灶范围及侵犯深度。

（四）诊断依据

1. 好发于头颈部，出生时或生后不久即发，可随年龄增长而扩大。部分可自行缩小或消退。

2. 皮损为一个或数个淡红色或紫红色斑片或肿物，压之褪色，外形圆形或不规则，界线清楚。

（五）治疗

1. 内治法

（1）血热瘀滞证

症状： 皮损在头颈区或枕部有鲜红色或紫红色斑片，表面光滑，或皮损如草莓状突起，压之褪色，出生或生后不久即发，或有便干。舌质红或正常，苔少，脉细数。

治法： 凉血活血，消斑通络。

方药：《医宗金鉴·妇科心法》桃红四物汤（桃仁、红花、熟地、当归、川芎、白芍）加减。

成药： 血府逐瘀口服液。

（2）气虚血瘀证

症状： 皮损初起为球形或半球形隆起，质软如绵，压之变小，表面见脉络错杂交织如网，色泽淡红或暗红。舌质淡红，苔少。

治法：益气通络，活血化瘀。

方药：《医林改错》补阳还五汤（黄芪、当归尾、川芎、赤芍、桃仁、红花、地龙）加减。

2. 外治法

（1）血瘤触碰出血者，外敷花蕊石散：以花蕊石 15 g，南星、白芷、厚朴、羌活、没药、紫苏、轻粉、煅龙骨、细辛、檀香、乳香、苏木、当归等各 6 g，麝香 1 g，共研细末，外涂患处。

（2）直径小的血管瘤用火针法：取大小适宜的针灸针消毒后在酒精灯上烧红针尖，快速垂直插入瘤体中央突出部位 0.1～0.2 cm，随即拔针，外盖消毒敷料。一般小者 1 次即愈，不留瘢痕；大者每次 2～3 针，每周 2 次。

（六）注意事项

未治疗前保护瘤体，防止碰伤出现。尽量避免患儿剧烈哭闹，防止瘤体充血增大。

二、脂瘤（皮脂腺囊肿）

脂瘤，是皮肤皮脂分泌物储留郁积性疾病。以好发于皮脂腺丰富的部位的球状囊肿，边界清楚，中央可见黑头粉刺，易反复感染为特征。青年人多见，又称粉瘤，相当于现代医学的皮脂腺囊肿。

（一）病因病机

因素湿盛之体，过食肥甘厚味，脾虚不运，湿浊内生，痰湿凝聚，蕴阻肌肤之间，日久聚而成瘤；若搔抓染毒，痰湿化热，热盛肉腐成脓，则脂瘤红肿热痛，化脓、溃破形成溃疡。

（二）临床表现

病损好发于头面、项背、阴囊、臀部等皮脂腺丰富之处，表面常与皮肤有粘连，基底可推动。表面皮肤上有时可查到一个开口小孔，挤压时有少许白色粉状物被挤出。囊肿可存在多年而没有自觉症状。

（三）实验室检查

组织病理可明确诊断。

（四）诊断依据

1. 好发头面、耳后、颈、背、臀部等皮脂腺丰富的部位。
2. 损害为大小不等、质软圆形肿物。
3. 肿块与皮肤粘连，肿块中央有一针头大小凹陷性的皮脂腺开孔，灰黑色，用力挤压有白色粉渣样腥臭内容物从孔中挤出。
4. 肿块发展缓慢、一般无自觉症状，若感受热毒，可化脓，局部出现红、肿、热、痛，可反复发作。

（五）治疗

1. 内治法

（1）痰湿凝结证

症状：肿块圆形，色白而肿，不痛不痒，生长缓慢。舌质淡，苔薄腻，脉弦滑。

治法：化痰利湿散结。

方药：《太平惠民和剂局方》二陈汤（橘红、半夏、茯苓、甘草、生姜、乌梅）和《外科正宗》海藻玉壶汤（海藻、贝母、连翘、陈皮、川芎、当归、昆布、青皮、独活、海带、甘草节）加减。

（2）湿热毒结证

症状：肿块红肿热痛，化脓。舌红，苔黄腻，脉滑数。

治法：清热解毒化湿。

方药：《医宗金鉴·外科心法》五味消毒饮（蒲公英、野菊花、紫花地丁、天葵子、金银花）加减。

2. 外治法

（1）无感染时，单个较小的脂瘤，可用五妙水仙膏点破瘤体顶部皮肤，将脂瘤挤出。

（2）继发感染时，切开引流须作十字形切口排脓，用八二丹棉嵌，外敷金黄散；待囊壁完全腐蚀后改用生肌散棉嵌，外敷白玉膏。

（六）注意事项

1. 忌食辛辣刺激、肥甘厚味、甜腻等食物。
2. 肿块处不宜挤压，以避免感染化脓。

三、肉龟疮（瘢痕疙瘩）

肉龟疮，是一种多发生于前胸、项后、后枕部、背部的皮肤结缔组织增生性皮肤病。多发生于皮肤外伤，或炎症后皮肤结缔组织大量增生而形成的坚硬、不规则的肿物。又称蟹足肿、肉蜈蚣，相当于现代医学的瘢痕疙瘩。

（一）病因病机

先天禀赋不足，素体特异，金刃、水火外伤或痈、疽、疔、疮愈后，余毒未尽，复感外邪，湿热火毒搏结，气滞血瘀而成。或先天营卫失和，各种外伤或外邪侵袭，造成局部的气虚血滞，痰瘀互结，积聚肌肤而生。

（二）临床表现

瘢痕疙瘩主要是皮肤结缔组织大量增生而形成的圆形或卵圆形的、不规则的、坚硬的肿物。并逐渐缓慢向四周扩张，早期红色、日久变为暗红色。

（三）实验室检查

组织病理可见真皮内大量胶原纤维增生。

（四）诊断依据

1. 常继发于手术、烧伤、创伤、种痘等部位，亦有在健康皮肤上，突然发生的多见于胸部、肩部、四肢等。

2. 发病多在皮肤外伤后 3～6 月间发生，亦有更早些发生，初起局部轻度瘙痒，继而疤痕渐渐高出皮肤，状如蟹足，大小不一、色淡红，或暗红，表面光亮，可见毛细血管扩张，上无毛发。发生在关节处可引起关节功能障碍。

3. 自觉轻微瘙痒或刺痛感。

4. 组织病理检查多见结缔组织增生，弹力纤维减少，附件被挤压而萎缩。

（五）治疗

1. 内治法

（1）毒蕴阻络证
症状：本病初起，肿块高突，状如蟹足，其色淡红或鲜红，时有瘙痒或触痛。舌红，苔白，脉弦滑。
治法：解毒散结，活血通络。
方药：解毒通络饮加减（丹参、赤芍、桃仁、川牛膝、莪术、白芥子、留行子、延胡索、青皮）。
成药：大黄䗪虫丸。

（2）气虚血瘀证。
症状：病程较久，肿块超出创口范围，质地硬韧，状如树根，边缘不规则向外扩展，其色紫暗，时有刺痛，或伴有少气乏力，面色无华。舌暗有瘀斑，脉象滞涩。
治法：益气活血，软坚散结。
方药：《医学发明》复原活血汤加减（大黄、桃仁、红花、当归、炮山甲、柴胡、瓜蒌根、甘草）。

2. 外治法

（1）四肢外洗方：以石榴皮30g、五倍子15g、积雪草30g、嫩桑枝15g、白芷15g，煎汤熏患处，每次20分钟，每日1次。

（2）黑布膏外敷，或加用热烘疗法效更好：以黑布膏涂患处，用电吹风热风吹患处10分钟左右，然后用软纸擦尽药膏，每日1次，10次为1疗程。

（六）注意事项

避免外伤、搔抓等刺激。少食辛辣刺激性食物。

四、多发性神经纤维瘤

多发性神经纤维瘤，是一种少见的遗传性全身性神经外胚叶异常性疾病。以散发全身的多发性皮色或褐色结节，无自觉症状，质地柔软，压之既无，离手复原为特征。病变常累及中枢神经系统，多伴发皮肤咖啡斑、雀斑、内脏和结缔组织等多种病变，临床上男性较女性多见。中医学文献中无本病的记载。可将其归属于中医学筋瘤、瘤赘等，现代医学称多发性神经纤维瘤。

（一）病因病机

因先天禀赋不足，脏腑功能失常，气机失调所致。病机为日久痰瘀阻于经络，壅塞脉道，终气结痰瘀互阻成核。

（二）临床表现

皮损多为米粒、豌豆、至鸽卵大小或更大的皮下柔软结节，皮色或褐色，数目不定，可遍布全身。约90%的病人有一处或多处皮肤伴发浅棕色或咖啡色斑，斑片边缘规则，好发于躯干不暴露的部位。常伴有发育迟缓，智力低下等。多发神经纤维瘤病是一种常染色体显性遗传疾病，25%～50%有阳性家族史。

（三）实验室检查

通过影像学资料观察瘤体变化情况最为客观。

（四）诊断依据

1. 多发生于男性。
2. 一种常染色体显性遗传疾病，常有阳性家族史。
3. 以皮肤色素斑和多发性结节为特征性表现。

（五）治疗

内治法

（1）肝郁脾虚，痰瘀互阻证。

症状：若患者皮肤神经纤维瘤的大小多少随情志波动有所变化，质地柔软，伴性格急躁、口苦咽干或口黏无味、腹胀便溏。舌红，苔薄白，脉弦细。

治法：疏肝健脾，化痰活血。

方药：《太平惠民和剂局方》逍遥散（柴胡、芍药、当归、白术、茯苓、生姜、炙甘草、薄荷）加减。

（2）气血不足，痰瘀互阻证。

症状：皮肤神经纤维瘤结节数目较多，质稍韧，皮损色泽较为晦暗。舌淡，苔白腻或滑，脉沉滑或弦滑。

治法：涤痰散结为主，兼以健脾活血。

方药：《济生方》归脾汤（龙眼肉、酸枣仁、茯苓、白术、炙甘草、黄芪、人参、木香、生姜、大枣、当归、远志）加减。

（六）注意事项

观察瘤体变化，定期进行神经系统检查。

五、乳疳（乳房湿疹样癌）

乳疳，是一种表现为乳头湿疹样病变的特殊类型乳腺癌。以常侵犯女性单侧乳头和乳晕部皮肤，呈慢性湿疮样改变，顽固不愈为特征。40～60 岁女性多见。易误诊。相当于现代医学的乳房湿疹样癌，又名乳房 Paget 病。

（一）病因病机

因情致内伤，肝气郁结；饮食不节，脾失健运，湿邪内生，蕴湿化热，湿热内蕴，外溢肌肤。或因情志内伤，肝郁气滞，气滞血瘀，脾虚生痰，痰瘀阻络。或因肿块破溃，脓腐排泄，日久肝肾脾胃均损，气血衰败，以致局部溃烂，肉芽不鲜，全身消瘦、低热。

（二）临床表现

常见于 40～60 岁女性，偶可见于男性。患者初起可无任何自觉症状，部分患者仅出现乳头瘙痒、烧灼感。查体多见乳头表皮脱屑，乳头有少量分泌物并结痂，揭去痂皮，可见鲜红的糜烂面，创面经久不愈，糜烂逐渐向四周蔓延，可侵及乳晕、乳房等。乳头可以发生回缩，随着病情加重，乳头部可形成溃疡。

（三）实验室检查

1. 血常规：急性期可有白细胞增高。
2. 组织病理：表皮内有单个或呈巢状排列的 Paget 细胞，其体积大，圆形或椭圆形，无细胞间桥，胞核大，胞核丰富淡染或呈空泡状。该细胞 PAS 反应阳性。大量 Paget 细胞可将周围表皮细胞挤成网状，表皮基底细胞可被挤成细带状。真皮内可有炎细胞浸润。

（四）诊断依据

1. 常见于 40～60 岁女性。
2. 单侧乳头、乳晕及周围多见。
3. 初起发红、糜烂、渗出，后发展为局限性的深红色浸润性斑块，境界清楚，呈湿疮样外观。有黄褐色痂皮或角化脱屑。乳头内陷，触之坚硬。病情发展，部分形成溃疡，无自愈倾向。可有乳头瘤样增值样皮损。
4. 约有 2/3 的患者可在乳晕附近或乳腺的其他部位摸到肿块。
5. 部分患者可在腋窝触及肿大、坚硬、较固定的淋巴结。

（五）治疗

1. 内治法

（1）肝脾湿热证
症状： 局部红斑、糜烂、渗出、结痂、瘙痒相兼；伴胁胀，腹胀，口苦微干，恶心，大便不畅。舌红，苔黄腻，脉弦滑数。
治法： 清热利湿解毒。
方药：《医方集解》龙胆泻肝汤（龙胆草、柴胡、黄芩、栀子、木通、泽泻、车前子、生地、当归尾、甘草）加减。

成药：龙胆泻肝丸。

（2）痰瘀阻络证

症状：局部结块明显，色泽暗褐，自觉疼痛；伴头昏肢软，腋窝、股内淋巴结肿胀。舌暗红或有瘀斑、瘀点，苔黄腻，脉滑数或涩。

治法：补益气血，解毒化瘀。

方药：《济生方》归脾汤（龙眼肉、酸枣仁、茯苓、白术、炙甘草、黄芪、人参、木香、生姜、大枣、当归、远志）加减。

成药：归脾丸。

2. 外治法

（1）渗出少者，可用藜芦膏、黑布膏外涂。

（2）糜烂、渗出较多者，可选用苦参、黄柏、苍术、枯矾、野菊花等煎汤外洗或湿敷。

（六）注意事项

1. 注意皮肤清洁，及时清理创面。
2. 早发现、早治疗。
3. 忌食辛辣鱼腥等发物。

六、翻花疮（鳞状细胞癌）

翻花疮，是一种发生于皮肤、皮肤附属器或黏膜上形成的恶性肿瘤。以其病损部位溃破之后，持久不愈，胬肉突出疮口外翻似花蕊，头大根小，可流血不止为特征。多见于50岁以上的老年男性。相当于现代医学的鳞状细胞癌。

（一）病因病机

因疮疡溃后，日久不愈，风邪外袭，复感风毒所致。或情志内伤，肝郁气滞，化火耗血，血虚肝风内动而成。或肝郁脾虚，湿毒聚结肌肤而成。病久气血耗伤，肝肾亏损，元气虚弱，阴阳两虚。

（二）临床表现

临床好发于老年人，通常为浸润性小斑块或结节，淡红色或浅褐色，边界不清，表面可有鳞屑，缓慢生长。中央渗出糜烂或形成溃疡，溃疡基底颗粒状或肉芽状，易于出血和覆盖血痂，溃疡周边隆起，形成的侵蚀性溃疡向周边发展破坏周边组织。

（三）实验室检查

组织病理：癌肿表现为不规则的鳞状细胞浸润性生长，侵入真皮较深的地方，并可侵犯皮肤附属器、血管及神经。癌团主要由异型鳞状细胞或间变的鳞状细胞组成。

（四）诊断依据

1. 好发于老年男性，常见于头皮、鼻部、颊部、眼睑皮肤等长期暴露于阳光的部位。

2. 疣状角化的斑片，或淡红或淡黄色局限性结节，结节中央角化，破溃形成溃疡，其基底坚硬，边缘高起，表面呈乳头状或菜花状，多覆有黑色痂皮。

（五）治疗

1. 内治法

（1）疮感风毒证

症状：疮疡日久不愈，胬肉外翻，头大蒂小形如菌状，色泽晦暗，时流腥臭脓水，易出血。舌质淡，苔黄，脉弦数。

治法：清肝解郁，熄风化毒。

方药：《太平惠民和剂局方》逍遥散（柴胡、芍药、当归、白术、茯苓、生姜、炙甘草、薄荷）加减。

成药：逍遥丸。

（2）肝火血燥证

症状：疮形干枯，痂皮固着难脱，疮面高低不平，形如堆粟，稍有触动则渗血不止，其色鲜红；伴两胁胀痛，灼热，烦躁易怒；每遇情绪波动则病情明显加重或恶化，口干咽燥，夜卧不宁。舌质暗红，苔少或无苔，脉弦数。

治法：清肝热，养肝血。

方药：《景岳全书》柴胡疏肝散（柴胡、芍药、陈皮、香附、川芎、枳壳、炙甘草）加减。

出血不止者，加蒲黄、地榆、仙鹤草；胸闷者，加厚朴、郁金。

（3）湿毒聚结证

症状：皮肤肿块破溃，溃疡表面污秽，湿烂流水，恶臭；伴身热口渴，四肢困倦，大便溏。舌红，苔黄腻，脉滑数。

治法：清热利湿，解毒散结。

方药：《赵炳南临床经验集》除湿解毒汤（白鲜皮、生薏苡仁、土茯苓、白花蛇舌草、仙鹤草、栀子、丹皮、连翘、地丁、金银花、半枝莲、生甘草）加减。

肿块坚硬者，加牡蛎、丹参、昆布；发热者，加柴胡、地骨皮；疼痛者，加延胡索、乳香、没药。

（4）脾肾亏虚证

症状：疮面板滞，疮色灰褐或灰黑，疮顶腐溃，自觉疼痛剧烈；伴食少腹胀，便溏耳鸣，腰酸痛，面目浮肿。舌淡，少苔，脉细弱。

治法：补益脾肾，固本托毒。

方药：《瑞竹堂经验方》八珍汤（人参、白术、白茯苓、甘草、熟地、当归、川芎、白芍、生姜、大枣）加减。

淋巴结转移者，加昆布、海藻。

2. 外治法

以五虎丹、信枣散、藜芦膏、五烟丹等外用，具有促进解毒、溃疡腐肉脱落、破坏瘤体、病变范围缩小等作用。

（六）注意事项

避免过度暴露于日光是降低皮肤癌发病的主要方法。

第十七章 其他

一、恶核肿（结节性脂膜炎）

结节性脂膜炎，是一种原发于脂肪小叶的非化脓性炎症，好发于女性，临床上为反复发作的皮下结节，直径 2～3 cm，表面红，有压痛，以下肢多见。可伴有低热、乏力、食欲减退、肌肉酸痛和关节酸痛等。因多发于腿胫，流行不定，故称恶核肿。

（一）病因病机

因内有蕴热，外感风热之邪，煎灼津液为痰浊，痰湿热毒互为相搏成结。或内有寒湿或湿热，加之外感湿浊，湿性趋下，聚痰湿成结。或先天禀赋不足，体质亏虚，腠理空疏，寒邪内客，凝滞气血而成结块。

（二）临床表现

以淡红色至棕褐色的皮下结节或斑块为多见，大小、数目不定，自觉疼痛或压痛。以下肢及臀部较为多见。病程大多慢性，愈后可遗留色素沉着及程度不同的萎缩。

（三）实验室检查

皮肤结节活检可明确诊断。

（四）诊断依据

1. 好发于青壮年女性。
2. 以反复发作与成批出现的皮下结节为特征，结节消退后局部皮肤出现程度不同的凹陷并有色素沉着。
3. 常伴有低热、乏力、食欲减退、肌肉酸痛和关节酸痛等。
4. 偶有少数结节，脂肪坏死时其上皮肤也被累及而发生坏死破溃，并有黄棕色油状液体流出。

（五）治疗

1. 内治法

（1）寒热结表证
症状： 发热，恶寒，全身肌肉疼痛，骤起皮下结节，发于四肢或躯干，结节表面嫩红，按之疼痛，二便正常，舌质红，苔薄白，脉浮紧显数。
治法： 疏表清热，散结活血。
方药： 启表汤。（麻黄、羌活、荆芥、银花、连翘、牛蒡子、浙贝母、陈皮、僵蚕、川芎、郁金、天花粉、竹叶、生甘草等）。

（2）风热袭表证
症状： 发热较重，恶寒轻，关节疼痛，口干，结节发于躯干或四肢，结节表面红润，按之疼痛，小便黄。舌红尖红甚，苔薄黄，脉浮数。
治法： 辛凉清解，散结活血。
方药： 银翘清解汤（银花、连翘、荆芥、牛蒡子、栀子、丹皮、丹参、僵蚕、蝉衣、浙贝母、竹叶、射干、天花粉、生甘草等）。

（3）痰湿阻络证
症状： 下肢浮肿。舌苔黄腻，脉弦细。

治法：清热解毒，化湿通络。

方药：《太平惠民和剂局方》二陈汤（半夏、陈皮、白茯苓、甘草、生姜、乌梅）和《医宗金鉴·外科心法》海藻玉壶汤（海藻、连翘、川芎、当归、昆布、贝母、青皮、独活、海带、陈皮）加减。

2. 外治法

艾叶、三七、透骨草、海桐皮等，研成细末，与醋、酒或凡士林调成糊状外敷于患处。

（六）注意事项

少食肥甘厚味，适当锻炼身体。

二、狐惑（白塞病）

狐惑病，是一种复发性的慢性进行性多组织系统损害疾病。以口腔溃疡、眼部病变、生殖器溃疡为主要特征的综合征，可出现结节性红斑等皮肤病变，同时可累及心、肺、胃肠道等内脏器官。相当于现代医学的学的白塞病，即白塞氏综合征，又称口、眼、生殖器综合征。

（一）病因病机

因肝火、心火、脾湿或肾阴不足导致机体热毒内攻，湿热蕴积，熏蒸气血，脏器肌肤受损所致。

（二）临床表现

1. 常见于 30～40 岁的成年人，也可见于儿童。

2. 口、眼、生殖器、皮肤为好发部位。

3. 皮损特征

（1）反复发作的口腔溃疡，主要在颊黏膜、舌部，也可累及咽、扁桃体、硬腭、喉、鼻腔、食管。

（2）眼部病变有虹膜炎、视网膜血管炎等。

（3）反复发作的外生殖器溃疡，单发或多发，伴疼痛。

（4）其他皮肤损害：可有结节性红斑、痤疮、毛囊炎样丘疹脓疱样皮疹。

4. 其他系统表现：可出现关节、胃肠道、肺、心、肾、附睾及中枢神经系统等病变。

（三）实验室检查

无特异性改变。

（四）诊断依据

反复发作的口腔溃疡、生殖器疼痛性溃疡、眼部的虹膜睫状体炎，皮肤的结节性红斑。可累及神经、消化道、血管、关节、心、肺、肾、附睾等全身多个组织、脏器。

（五）治疗

1. 内治法

（1）肝脾湿热证

症状：疾病初期，起病急，口腔黏膜、眼、外阴等部位溃烂色红、灼热疼痛；可伴见发热身重、关节肿痛、纳差腹胀、小便黄赤、大便秘结或便溏不爽。舌质红，舌苔黄腻，脉弦滑数。

治法：疏肝理脾，清热利湿。

方药：《医方集解》龙胆泻肝汤（龙胆草、柴胡、黄芩、栀子、木通、泽泻、车前子、生地、泽泻、当归尾、甘草）合《小儿药证直诀》导赤散（生地、木通、竹叶、甘草梢）加减。

目赤肿痛者，加菊花、千里光；口腔溃疡较重者，加穿心莲；阴部溃疡者，加黄柏、土茯苓。

成药：黄连上清丸。

（2）脾肾阳虚证

症状：病程较长，反复发作，口腔、眼、外阴部溃疡色淡，呈平塌凹陷状，久不敛口，倦怠纳差，干呕便溏，腰酸畏寒。舌质淡红，苔白，脉濡或弦滑。

治法：扶脾补肾，益气温阳。

方药：《太平惠民和剂局方》四君子汤（人参、茯苓、白术、生甘草）合《金匮要略》金匮肾气丸（熟地黄、附子、肉桂、山药、茯苓、泽泻、丹皮）加减。

（3）肝肾阴虚证

症状：病程日久，口腔、眼、外阴溃疡反复发作，长期不愈，溃疡暗红，糜烂灼痛；目赤肿痛，畏光羞明，午后低热，五心烦热，口干口渴，失眠多梦，腰膝酸痛，倦怠乏力。舌质红绛或无苔，脉弦细数。

治法：滋补肝肾，滋阴清热。

方药：《小儿药证直诀》知柏地黄丸加减（熟地、山药、山茱萸、丹皮、茯苓、泽泻、知母、黄柏、生地、女贞子、墨旱莲、枸杞子）。

成药：知柏地黄丸、杞菊地黄丸。

2. 外治法

（1）口腔溃疡者，可予六神丸、锡类散、冰硼散研末，用吹药器喷入患处。若久不愈者可予银花甘草汤煎汤漱口。

（2）阴部溃疡久不收口者，可予三黄洗剂外洗，或以苦参、黄柏、蛇床子、白鲜皮、冰片煎汤外洗或坐浴。

（3）眼部病变者，可以木贼、菊花、薄荷煎汤熏洗眼部。

（六）注意事项

1. 注意保持口腔、眼、外阴的清洁。
2. 饮食宜清淡，忌辛辣刺激食物。
3. 规律作息，适度锻炼，保持良好情绪。

附 录

一、疾病正名、别名、习用名索引

六　画

二、常用皮肤病验方索引

将文中所列的内、外用验方，按笔画顺序排列如下，以备查检。

附录·二、常用皮肤病验方索引

三、常用外用中药索引

将书中所列常用外用中药，按笔画顺序排列于下，以备检。

四、主要参考书目

［1］尚志钧，翟双庆，等. 中医八大经典全注［M］. 北京：华夏出版社，1994.

［2］李恩. 中国中西医结合临床全书：皮肤科学［M］. 北京：中医古籍出版社，1999.

［3］赵炳南，张志礼. 简明中医皮肤病学［M］. 北京：中国中医药出版社，2014.

［4］吴谦，等. 医宗金鉴［M］. 北京：人民卫生出版社，1979.

［5］北京中医医院. 赵炳南临床经验集［M］. 北京：人民卫生出版社，2006.

［6］白彦萍，周冬梅. 中医皮肤病临证心得［M］. 北京：人民卫生出版社，2016.

［7］瞿辛. 中医皮肤性病学［M］. 北京：中国中医药出版社，2009.

［8］陈学荣. 中医疾病病症处方手册［M］. 北京：化学工业出版社，2014.

［9］常章富. 颜正华中药歌诀500首白话解读本［M］. 北京：中国中医药出版社，2019.

［10］彭怀仁. 中医方剂大辞典［M］. 北京：人民卫生出版社，1993.

［11］高文铸. 外台秘要方［M］. 北京：华夏出版社，1993.

［12］严健民. 五十二病方注补译. 北京：中医古籍出版社，2002.

编 后 语

十八年华，被保送入湖南中医药大学成为首届中西医结合临床专业的学生，始识岐黄之术，初启中西医结合的思考。后入部队医院从事皮肤科临床20余年，又深造于第四军医大学皮肤性病学专业，精研西医皮肤之疾，感西医之精细与标准化。今西医进步日新月异，诊断先进，治疗可期，已从化学药物时代步入生物制剂时代，激光等许多新科技也被广泛应用，很多皮科疾病都取得了前所未有的疗效和进展。然仍有很多疾病尚未攻克，某些疾病复发也未彻底解决。面对疾病治疗的困境和患者的需求，一些西医也开放接纳，采用中医的哲学思维及多样的治疗手段，终致许多皮肤病患者得以改善，有的治愈。我在20余年的皮科临床中也选用中、西医药取得了一些经验。为使更多的中西医生更好地服务患者，精准治疗，提高治愈率，遂组织皮肤科同仁有此志者编写此书，恳望对发展中医皮肤病学、汇通中西医皮肤病学尽绵薄之力。

感谢首届国医大师颜正华教授传人、北京中医药大学临床中药系原主任、我的授业之师、本书的主审常章富教授。他指导本书，撰写前言，亲著篇章，倾其精道，徒增书值，倾注了大量的心血。感谢空军总医院皮肤医院原院长刘玮教授为本书提出宝贵意见，予以肯定和惠序。感谢天津市中西医结合医院南开医院皮肤科主任李红教授为此书的编写付出努力。感谢北京京城皮肤医院的王连祥副主任医师、陈海敏博士和医院众多同仁及编委们的辛勤劳作。感谢中国中医科学院中医门诊部杜文明医师。感谢京城皮肤医院集团的各位领导与北京广济中医院王志华院长对本书出版的大力支持。致谢对本书出版、校对和帮助的辛勤劳作者。

特别感谢首届国医大师颜正华教授向书友隆重推荐本书。

周澜华

2022 年 9 月 28 日